小儿物理治疗学：
特殊儿童专业服务与职能

廖华芳　王俪颖　刘文瑜　陈丽秋　黄霭雯　编著

赵聪敏　审校

重庆大学出版社

小儿物理治疗学/Pediatric Physical Therapy–Health Promotion, Habilitation and Rehabilitation/廖华芳(Hua Fang Liao)、王俪颖、刘文瑜、陈丽秋、黄霭雯编著。由禾枫书局有限公司同意授权在2020年。

图书在版编目（CIP）数据

小儿物理治疗学：特殊儿童专业服务与职能 / 廖华芳等编著. --重庆：重庆大学出版社，2022.4

（特殊儿童教育康复指导手册）

ISBN 978-7-5689-3178-6

Ⅰ. ①小… Ⅱ.①廖… Ⅲ.①小儿疾病—物理疗法—手册 Ⅳ.①R720.5-62

中国版本图书馆CIP数据核字（2022）第041906号

版贸核渝字（2020）第125号

小儿物理治疗学：特殊儿童专业服务与职能

廖华芳 王俪颖 刘文瑜 陈丽秋 黄霭雯 编著

策划编辑：陈 曦

责任编辑：陈 曦　　版式设计：张 晗

责任校对：王 倩　　责任印制：张 策

*

重庆大学出版社出版发行

出版人：饶帮华

社址：重庆市沙坪坝区大学城西路21号

邮编：401331

电话：（023）88617190　88617185（中小学）

传真：（023）88617186　88617166

网址：http://www.cqup.com.cn

邮箱：fxk@cqup.com.cn（营销中心）

重庆华林天美印务有限公司印刷

*

开本：787mm×1092mm　1/16　印张：20　字数：383千

2022年4月第1版　　2022年4月第1次印刷

ISBN 978-7-5689-3178-6　　定价：98.00元

推荐序

魏国荣

资深物理治疗师

河北医科大学教授/儿童康复学科带头人

中华康复治疗师协会副会长

国际残疾儿童学术联盟（IAACD）教育委员会委员

儿童的成长是一件很奇妙的事情，他们一天天长大，发展出不同的个性。而那些出于各种原因不能像普通儿童一样顺利成长的特殊儿童，他们同样渴望被爱，渴望与同伴游戏，更渴望上学、接受教育。能够使他们如愿以偿，正是儿童物理治疗追求的终极目标。

廖华芳教授有多年儿童物理治疗的工作经验，同时也广泛参考不同国家和地区的文献及经验，特别是世界卫生组织（WHO）颁布的国际功能分类青少年版（ICF-CY）。廖教授及其团队不断践行其在儿童康复中的应用，为华人儿童康复界做了非常重要的引领。尽管每个孩子都是与众不同的，但本书介绍的物理治疗理论知识和实践指导可以帮助从业人员进行儿童期的各种情形的评估、测量。它不只是一线治疗师的重要参考书，也可以使儿童物理治疗的研究人员、特殊儿童的家长从中受到启发。

感谢重庆大学出版社以及赵聪敏教授的辛勤付出，使得本书能够以简体中文出版，承蒙受邀为此著作作序，荣幸之至并诚意推荐，希望此书惠及众多！

2021 年 2 月 15 日于石家庄

审校序

赵聪敏

中国残联"康复评定专委会"副主委

重庆市妇幼卫生学会"儿童心理与行为专委会"主委

重庆鸿敏生命健康研究院暨智星康儿童医院专家

原陆军军医大学新桥医院儿科主任医师、教授

《小儿物理治疗学》是台湾大学物理治疗学系暨研究所廖华芳教授团队的著作。该书高屋建瓴、提纲挈领，在 WHO-ICF-CY 理论框架下，从生物、社会、心理学和认知、环境与社会情绪、教育学领域诠释了医教结合与教康结合的理念；它立足于疾病与健康、结构与功能、活动与参与、个人与环境因素，从生物学基础至临床症状学，对相关知识体系与服务技能进行了较为详细的阐述，逐渐成为小儿物理治疗师的培训教材和同人们实际工作中的参考用书。

我作为廖华芳教授的老朋友，曾是本书第一、二版的忠实读者和受益者。在得到廖教授馈赠的《小儿物理治疗学》第三版之后，我更加感悟到该书的内涵丰富、经验宝贵。在学习和应用的过程中，针对书中的许多热点问题，我和廖教授的团队成员自发地成立了一个学习小组，坚持利用互联网会议平台，每周或每月进行一次学术沙龙，极大地提升了参与该小组的物理康复治疗师的服务技能。我们还依照中国医疗与残联康复服务的地方标准，参考该书的相关特色与经验，依托重庆市残疾人联合会儿童联合评估中心，打造了五位一体管理系统，整合个体基本信息、医生诊疗、生物学标记和影像学检查、筛查与诊断性评估、ICF-CY 框架下的医康教策略与实施方案、个体训练内容和时间监管、技术人员的工作内容与服务成效、相关人员在岗职责体现、工作室利用率与设备运行情况、医康教托家联合体的效果等信息，连接医院与机构，方便政府相关职能部门提取信息。医院与机构、医院与社区或家庭互联，目前已经初具规模且初见服务成效。

　　简体中文版《小儿物理治疗学》共分三册：第一册介绍小儿物理康复的基础理论与评估；第二册介绍特殊儿童常见疾病的专业性服务；第三册介绍特殊教育融合与辅助科技。这三册书相对独立又相互关联，体现了医教结合、教康结合、教育融合、以家庭为中心的个性化服务理念，提供了实用的具有循证依据的方法和技术，真正做到了跨专业、跨学科、跨行业整合，是从事医学、康复、教育的工作者们不可或缺、值得珍藏的教科书和参考书。我深感这三本书值得向儿科、儿童保健科、发育行为科医生，小儿物理治疗师和特殊教育教师诚挚推荐，以提升同人们的个体化支持服务能力，造福更多的特殊儿童。

2021 年 2 月 16 日于重庆

目　录

第一章

具特殊需求儿童

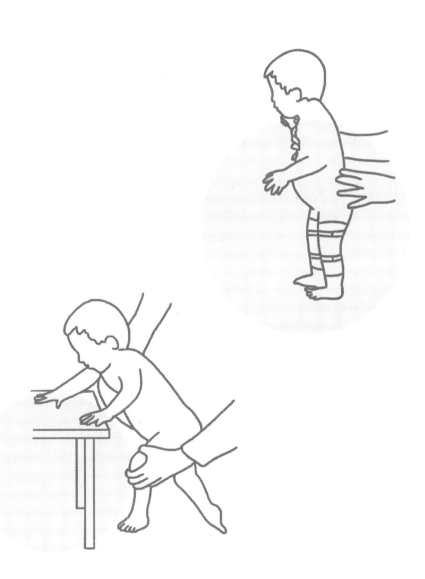

第一节　前言

一、特殊需求儿童定义与分类

在医学上，特殊需求儿童意为有高风险或已具慢性身体、发展、行为、情绪等障碍或疾病需特别医疗照护者；又称特殊健康照护需求儿童（Newacheck et al., 2006; Grossman, 2011）。美国 1994 年的统计显示，18 岁以下儿童中有特殊健康照护需求的儿童占 18%（Grossman, 2011）。在教育上，特殊需求儿童意为特殊教育法适用的对象，为在普通教育情境中无法顺利学习，而需要特殊教育和相关专业服务者，可分为身心障碍与天赋优异两类。有关特殊健康照护需求的儿童于医疗、社会与教育服务相关议题可参考格罗斯曼的文章（Grossman, 2011）。

身心障碍鉴定以健康与社会福利观点为考量，特殊教育学生鉴定则从教育观点着手；换言之，当障碍程度还不是非常严重，但会影响学习时，就需要特殊教育。基于这种理念，特殊教育儿童的鉴定标准与身心障碍等级标准不同（张蓓莉，1999）。

本章偏向于介绍身体各系统所导致的知觉动作障碍，所介绍的特殊儿童疾病包含有头部外伤伴随多重障碍、脊柱裂、发展性协调障碍、小儿麻痹、自闭症、体弱及呼吸循环系统障碍等。其余多重障碍与脑性瘫痪、智能障碍类别与发展迟缓、神经肌肉障碍、小儿肌肉骨骼障碍相关议题在本书其他章节均有详细介绍。

二、小儿疾病的医学评估与检查

除了小儿物理治疗的评估与检查之外，常见的小儿医学评估与检查如下：

（一）神经学的评估

神经学评估包括疾病变化过程的病史、疾病的特征及家族史。注意去区分这些异常是进行性的、间歇性的、静态性的，还是跳跃性的。进行性的疾病需考虑退化性中枢神经病变。但若异常又恢复到正常的神经功能则为间歇性，也就是阵发性疾病，如癫痫。静态性的异常若出现于出生头几个月，考虑由先天性畸形或围产期的脑伤引起。跳跃性疾病的特点是恶化又部分恢复，可见于去髓鞘疾病以及血管性疾病（沈渊瑶，1999）。

（二）特殊的诊断程序

1. 脑电波

脑电波（electroencephalography，EEG）是记录大脑皮质所产生的电位活动。脑波的律动性在童年时期逐渐成熟。早产儿的脑波是不连续的波形且以低频率（2 ~ 4 Hz）的慢波为主，直到妊娠周数满 36 周时，脑波记录中的清醒部分才有连续波出现，称为交替波型。到了儿童后期，枕叶区的脑波频率会以 8 ~ 12 Hz(称为 α 波)为主，前颅部分的脑波则可见到更快的波（13 ~ 30 Hz，称为 β 波），而穿插其中的是 4 ~ 7 Hz 的 θ 波。若有固定区域出现了慢波（1 ~ 3 Hz，称为 δ 波），表示有潜在的结构性异常。若是广泛地出现了 δ 波，则要怀疑是脑压升高或是其他脑病变。若出现棘波（spike）、多重棘波、棘和慢波等异常，都表示有潜在性的抽搐痉挛（seizure）倾向（沈渊瑶，1999）。

2. 诱发反应

诱发反应是以计算机分析中枢神经系统对于传入的刺激所作出的各种反应。所用刺激包括以滴答声作听觉测验，以闪光或花样格子的刺激作视觉测试，以震动刺激作体感觉测试。而中枢神经对刺激的反应也都反应于连接头皮的记录器且显示出来。对重复刺激的反应，可用计算机将其平均化或用程式分析而得到一组反应常模，若有不正常迹象，则推论是中枢神经系统中的某一特殊区域的损伤。体感觉的反应可用来评估周边神经、脊髓与大脑半球的功能；视觉及听觉的反应则用来评估听力、中枢性的听觉功能及视力与视觉传导路径是否正常。听觉诱发电位反应也被用作脑干的诱发反应，因为它是检查脑干中的听觉传导路径。诱发反应应用于婴儿与意识状态障碍的病人，有其特别的价值（沈渊瑶，1999）。

3. 肌电图

肌电图（electromyography，EMG）主要是用以检验下运动神经元与肌肉的异常。当前角细胞或周边神经产生病变时，探针一旦插入肌肉，便呈现去神经支配的形态。在休息状况下，正常的肌肉电位是平静的，若运动单位出现自发性电波释放而产生纤维颤动波，或于肌肉束出现电波释放而产生局部肌肉抽动，都是去神经支配的现象。在肌肉收缩的状况下，不正常的运动电位形态可见于去神经支配肌肉与原发性肌肉疾病。肌电图检查，加上以肌肉切片进行肌肉组织生化和电子显微镜检查，为进行神经肌肉疾病的特殊诊断的必要步骤（沈渊瑶，1999）。

4. 神经放射诊断

脑部及脊髓的影像学，可以应用计算机断层摄影（CT）、脊髓 X 光摄影术、脑血管摄影术及核磁共振成像（Magnetic Resonance Imaging，MRI）。使用核磁共振成像可详细地比较早产儿与足月新生儿缺氧脑病变发生的解剖部位的不同，早产儿易发生脑室周围白质软化症，而足月新生儿易发生皮质下白质软化症，研究结果显示，核磁共振成像比超声和计算机断层摄影更容易检测到脑缺氧的病变位置（Shen et al.,1992）。正电子断层显像（Positron Emission Tomography，PET）以分子细胞学为基础，将带有特殊标记的葡萄糖合成药剂注入受检者体内，利用 PET 扫描仪的高解析度与灵敏度作全身的扫描，因癌细胞分裂迅速，新陈代谢特别旺盛，摄取葡萄糖达到正常细胞的二至十倍，造成扫描图像上出现明显的"光点"，不必等到组织结构改变，即能早期判定癌细胞或其他病变。功能性磁振成像（functional Magnetic Resonance Imaging，fMRI）是以脑部神经活动产生的局部血流量变化为基础的造影技术，借此观察进行认知任务时活化的脑部区域。

5. 超声

婴幼儿颅部超声的检查起始于 1970 年代末期，尤其是扇形超声的发展，使小儿神经科医师能以前囟门为"窗户"进行颅内病变的检验。超声摄影术可用来评估脊髓；对于前囟门未闭合的婴幼儿，可用来检查其大脑皮质与脑室系统（沈渊瑶，2003）。早期的超声，以检查早产儿的颅内出血为主，后来逐渐扩及中枢神经的先天性异常，如水脑、脑水肿、脑膜炎并发症、脑室周围白质软化症、硬脑膜下积水等。近年来多普勒超声的发展，可检验颅内血液的动态生理状况，使脑内循环状况可以在第一时间显现，提供紧急照护、充分监视的功能（沈渊瑶，1999）。

第二节　头部外伤

一、定义

头部外伤（Traumatic Brain Injury，TBI）定义为外力或机械力撞击头部所产生的大脑伤害（Both, 2008）。其常见的 ICD-10 位码为：P10（生产伤害所致的颅内裂伤及出血）、P11（中枢神经系统其他生产伤害）、S06（颅内损伤）、T90.5（颅内损伤的后遗症）。其 APTA 较佳执业指引形态主要为 5C 或 5D（Westcott & Goulet, 2005）。

二、造成原因

坠落、车祸、枪伤、殴打、虐待等暴力因素，或从事运动或休闲活动时的头部意外撞击，可能造成大脑伤害。怀疑因照顾者剧烈摇晃婴儿头部导致婴儿摇晃综合征也是关注的重点（Squier, 2008）。脑伤类别包括弥漫性脑伤和局部脑伤，局部脑伤包括脑挫伤与脑内出血（Vavilala et al., 2011）。除了大脑直接受撞击而造成脑伤外，撞击后的后续症状的演变，如脑水肿，也可能会使大脑组织造成次级伤害，说明如下（Both，2008）：

1.外伤造成的初级大脑伤害

（1）立即性撞击、挫伤。

（2）头颅骨骨折。

（3）大脑挫伤。

（4）颅内出血：硬膜外出血、硬膜下出血。

（5）广泛性轴索伤害。

2.外伤造成的次级大脑伤害

（1）大脑水肿。

（2）颅内压上升。

（3）脱垂综合征。

（4）缺血 / 缺氧性伤害。

（5）神经化学性伤害。

3.外伤造成的其他后果

（1）水脑。

（2）抽搐痉挛。

（3）感染。

（4）内分泌失调。

三、发生率

在美国，急诊处每年约有 43 万名 0 ～ 14 岁儿童发生头部外伤，其中因此住院者大约占 8%，男童占 65%（Schutzman，2011），儿童头部外伤中

75% ~ 98% 属轻度（Schutzman，2011; Hamilton & Keller，2010）。跌倒是造成儿童轻度脑外伤的最常见原因。除车祸意外，受虐也是儿童重度脑外伤原因之一（Vavilala & Waitayawinyu，2011）。

在脑伤后 30 分钟评估，根据格拉斯哥昏迷指数（Glasgow Coma Scale，GCS）可将头部外伤分为轻度、中度、重度。重度 GCS ≤ 8 分；中度 GCS 为 9 ~ 12 分；轻度 GCS 为 13 ~ 15 分（Schutzman，2011; Rivara，1994; Zimmerman & Bilaniuk，1994）。对 2 岁以上儿童，美国小儿科医学会定义轻度脑外伤为：初期评估认知正常、无异常神经症状、无头骨骨折，通常 GCS 为 15 分（Schutzman，2011）。而 ICD 对轻度脑外伤定义则是失去意识或失忆的时间少于 30 分钟（Hamilton & Keller，2010）。

四、临床表征与症状

（一）身体功能损伤

TBI 儿童常见身体功能损伤项目包括：认知损伤、意识丧失、头痛、失忆、行为状态改变、癫痫、视知觉缺损、肌肉张力缺损、肌力减弱、关节活动度受限、协调不良、平衡缺损、步态异常、姿势不对称及动作计划不良（Both，2008; Kerkering，2006; Schutzman，2011）。

TBI 儿童通常有动作计划不良的问题，运动不能便是其中之一。运动不能指当被要求执行动作时，无法完成，但是在平常状态下可以主动完成动作，如无法依指令抬脚，但若有球滚向他时，他可以将腿抬起来踢球。

（二）身体构造损伤

身体构造损伤包括头骨骨折、大脑水肿、头皮血肿、颅内高压（Schutzman，2011; Vavilala & Waitayawinyu，2011），重度头部外伤者要筛检其有无颈部损伤（Vavilala & Waitayawinyu，2011）。

（三）活动与参与受限

活动与参与受限为：听从指令的能力不佳、对于环境的注意力下降、粗大动作与运动功能下降、活动力下降、学校课业活动表现较差（Kerkering，2006）。因此，儿童移动或生活自理需要协助、有社会孤立现象，以及参与同伴游戏活动受限（Kerkering，2006）。常见临床症状见表 1-1。

表 1-1　头部外伤儿童常见临床症状

领域	症状
生理	头痛／晕眩／视觉障碍／听力丧失／感觉丧失、颅神经受损／痉挛／运动不能／平衡障碍／容易疲劳／睡眠障碍／癫痫
情绪	情绪不稳定／否认／焦虑／沮丧／躁动不安／罪恶感、自责、自尊低下／冷漠、不具同情心／情绪不稳定／以自我为中心／善变
认知／行为	警觉、清醒程度下降／失去定向能力／易分心／注意力不集中／意识错乱／易被激怒／记忆受损／执行任务顺序困难／信息处理缓慢／判断力缺损／解决能力缺损／语言障碍／学校课业技巧不佳／遵从指令缺损
功能	移位／转位／坐站平衡／步态／手步操作等功能障碍
参与	移动／生活自理（卫生盥洗／更衣／进食／家务）／社会互动／与同伴游戏等参与受限

（整理自 Both，2008；Kerkering，2006）

五、评估

除了 MRI、fMRI、CT、EEG，以及视觉诱发反应（Visual Evoked Response，VER）等检查之外，以下也是常用的评估与检查方法。

1. 昏迷指数

昏迷是指个案处于完全无意识的状态，对于疼痛刺激、语言或指令等刺激不会睁开眼睛，无适当的反应（Teasdale & Jennett，1974）。在成人群体中用来表示昏迷情况严重程度的是"格拉斯哥昏迷指数"（GCS），在儿童群体中则使用"儿童昏迷指数"（Children's Coma Scale，CCS）（Hahn et al.，1988；Hamilton & Keller，2010）与"阿德雷德儿童昏迷指数"（Adelaide Pediatric Coma Scale，PCS）（Reilly et al.，1988）两个版本；主要根据其睁眼、运动与语言反应给分。三种昏迷指数的内容、计分方式见表 1-2（沈渊瑶，1999；Both，2008；Wade，1992；Hahn et al.，1988；Hamilton & Keller，2010）。CCS 对 0～36 个月儿童的预后具预测力（Hahn et al.，1988）。PCS 用于 0～72 个月儿童。PCS 提供不同年龄层的切截分数，如 0～6 月儿童为 9 分，6～12 月为 11 分，12～24 月为 12 分，2～5 岁为 13 分，5 岁为 14 分，得分越低，预后越差（Both，2008）。然而仅用 GCS 一项指标对预后的预测会有限制（Zafonte et al.，1996）。专家建议，使用 GCS 总分应以满分 15 分为基准（National Collaborating Centre for Acute Care，2007）。

表 1-2   "格拉斯哥昏迷指数""阿德雷德儿童昏迷指数"与"儿童昏迷指数"计分项目的比较

格拉斯哥昏迷指数（成人）（GCS）		阿德雷德儿童昏迷指数（PCS）		儿童昏迷指数（CCS）		
睁眼反应	分数		分数			分数
·自发性睁眼	4	·自发性睁眼	4	·自发性睁眼		4
·对说话声有反应	3	·对说话声有反应	3	·对说话声有反应		3
·对痛刺激有反应	2	·对痛刺激有反应	2	·对痛刺激有反应		2
·无	1	·无	1	·无		1
运动反应						
·服从指示	6			·服从指示		6
·对痛处定位	5	·服从指示	5	·对痛处定位		5
·缩回	4	·对痛处定位	4	·对痛刺激有缩回反应		4
·异常弯曲	3	·对痛异常弯曲	3	·对痛异常弯曲反应（去皮质姿势）		3
·伸张反应	2	·对痛伸张反应	2	·对痛伸张反应(去大脑姿势）		2
·无（瘫软）	1	·无（瘫软）	1	·无反应		1
最佳语言反应				无口语者	有口语者	
·清楚流利的谈话	5	·适合年龄的语言能力	5	·微笑、追视、听觉定位、适当互动	定向与沟通	5
·对话混乱	4	·有意义口语	4	·哭泣可安抚，不适当互动	对话混乱	4
·不适当的字词	3	·发出声音	3	·哭泣有时可安抚、呻吟反应	不适当的字词	3
·无法理解的声音	2	·哭泣	2	·哭泣不可安抚、躁动不安	无法理解的声音	2
·无	1	·无	1	·无反应	无反应	1
总分	15		14			15

（整理自 沈渊瑶，1999；Both，2008；Wade，1992；Hahnet al.，1988；Hamilton & Keller，2010）

2. 瑞秋认知量表

"瑞秋认知量表"（Rancho Los Amigos Levels of Cognitive Function Scale，简称Rancho Scale）是用来描述病人认知与行为功能的量表，用于住院病人。从成人版修改而成的"儿童瑞秋量表"（Pediatric Rancho Scale）主要用于0~7岁儿童，共分为5个阶段（Both，2008），在复原过程中，可根据儿童认知的发展阶段选择适当的刺激与训练方法（Staff from Denver Child's Hospital，1989）。目前认为依儿童的阶段可了解其恢复状况，然而儿童复原变异性高，复原次序不一定按此次序（Kade & Fletcher-Janzen，2009）。

"瑞秋认知量表"8个阶段根据复原次序叙述如下：

阶段Ⅰ，无反应：对视觉、听觉或痛觉刺激完全没有反应。

阶段Ⅱ，全身性反应：对刺激无特定行为反应，反应不稳定且形式有限，包括生理的改变、粗大动作、发声。不管刺激为何，反应通常一致且反应慢。第一个全身性反应通常是痛刺激引起的。

阶段Ⅲ，局部性反应：对刺激有特定反应但不一致。如对强光会眨眼，对视野内移动的物体会追视，转向/转离声源，或对痛刺激有退缩动作。反应可能不一致且反应时间慢。有时会听从简单指令，如闭眼、动手。会以拉扯身上的管子或限制物来显现出自我的模糊知觉。对家人或其他人反应或许有差别。

阶段Ⅳ，混淆/躁动：儿童活动性高，但多处于无目的性的躁动状态。无法分辨亲朋，与医护人员合作度低，语音不明，往往答非所问，对环境的注意力低。

阶段Ⅴ，混淆/不适当：尚有躁动状态，在结构化的环境下可遵循简单指示、回答简单问题，但回答较复杂的问题或交谈仍有困难，开始注意环境，但容易分心。记忆力差，分不清过去与现在。

阶段Ⅵ，混淆/适当：行为较不怪异，已经可以执行有目标或有意义的行为，懂得执行简单的命令，可学习新的事物，但可能很快忘记习得的新事物。

阶段Ⅶ，自动/适当：可以自动自发完成日常生活活动，但在不熟悉的情境中需人监督。记忆的精确度也很好，很少混淆，也知道将学习到的动作应用于日常生活，但学习慢。问题解决能力与规划能力有问题。

阶段Ⅷ，有目的/适当：有与同龄儿童相似的能力，但抽象、推理能力仍然很差，思考速度较慢，抗压性也不好，容易焦虑，适应力差。

"儿童瑞秋量表"前3个阶段与成人相同，后2个阶段"对环境有反应"与"自我与周围环境有定向感"则接近"瑞秋认知量表"后面5个阶段的状况。

3. 物理治疗评估（Both，2008）

（1）头部外伤儿童常见的临床机能损伤与功能限制。

（2）详细的病史。

（3）心理社会层面状态。

（4）认知与行为状态。

（5）基本的感觉动作状态。

（6）功能状态：有关脑伤儿童的功能状况评估，可以使用"儿童功能障碍评估量表"（Pediatric Evaluation of Disability Inventory, PEDI）（Haley et al., 1992）或"儿童功能独立量表"（Functional Independence Measure for Children, WeeFIM）（Granger et al., 1989; Msall et al., 1992）。WeeFIM 是"功能独立量表"（FIM）的儿童版，主要评估儿童日常生活自理、大小便控制、移位、转位移动、沟通以及社会性认知等领域的独立性，测试需 20 ～ 30 分钟。

（7）生活质量：生活质量是目前疗效评估的重要指标之一。根据 Dijkers 整理，生活质量的评估指标可分为五大类：成就性生活质量、主观舒适感生活质量、效用性生活质量、经验性生活品质以及标准化的生活质量评估量表（Dijkers, 2004）。

我国台湾地区使用"健康相关生活质量问卷"以了解 TBI 患者在使用颅内压监视系统及控制之后，其生活质量是否有改善（邱文达等，2003）。国际性任务小组推荐以下 6 种 TBI 儿童的生活质量评估工具：

"儿童健康问卷"（Child Health Questionnaire, CHQ）（Landgraf et al., 1997）；

"TACQOL 问卷"（Verrips et al., 1997）；

"您好问卷"（How are you？ Questionnaire, HAY）（Bruil et al., 1996）；

"健康相关的生活质量问卷"（Health-Related Quality of the Life Questionnaire）（Simeoni et al., 1998）；

"儿童健康与疾病档案—青少年版"（Child Health and Illness Profile-Adolescent Edition, CHIP-AE）（Starfield & Riley, 1998）；

"儿童与青少年的问卷"（Questionnaire to Assess QoL in Children and Adolescents）（Ravens-Sieberer & Bullinger, 1998）。

以上 6 种评估工具符合大多数心理计量学标准，建议可用于临床与研究（Ravens-Sieberer et al., 2002）。

Dijkers 文献回顾结果显示，TBI 成人在"成就性生活质量"的得分比受伤前或一般人低。患者"主观舒适感生活质量"比一般人低，但与脑伤的严重度不呈直线相关（Dijkers，2004）。对于 TBI 儿童来说，其父母的生活质量也是早疗人员应关注之处。

六、预后

由于紧急医疗、加护病房的进步，近年来，TBI 病患的存活率大大提升，然而存活个案的长期障碍问题值得关注（Salmond & Sahakian，2005）。虽然大部分 TBI 儿童平均于三周内可恢复至接近受伤前的功能动作状态（Chaplin et al.，1993），但是中重度 TBI 儿童，在受伤 8 ~ 14 周，其粗大动作与精细动作仍显著比一般儿童差，精细动作的恢复又更较粗大动作慢（Chaplin et al.，1993；Kuhtz-Buschbeck et al.，2003）；认知、情绪与行为之后遗症通常又较多（Westcott & Goulet，2005），即使非常轻度不需住院的 TBI 儿童，日后与执行功能相关的活动与参与，如交友、社会互动与学业等，可能会有问题（Kade & Fletcher-Janzen，2009）。

受伤的年龄、严重度、复原的速度以及家庭、学校、社会的支持程度会影响 TBI 儿童的预后（沈渊瑶，1999；Kade & Fletcher-Janzen，2009），且其不确定性相当高（Savage et al.，2005）。TBI 儿童历经急性大脑水肿后仍存活者，有些迅速恢复，有些慢慢康复，有些则处在植物人状态。在受伤后数日内就开始恢复的儿童，通常都能痊愈。部分病童则要花上数周、数月，甚至一年时间才能恢复到最好的程度（沈渊瑶，1999）。

头部外伤对于发展中的大脑所造成的认知损害会高于成熟的大脑（Finger，1991），年龄较小的儿童，尤其 5 岁前，其后遗症较大（Kaufman & Dacay，1994；Rivara，1994；Kade & Fletcher-Janzen，2009），主要因儿童缺乏脑部分化所需的基板，所以受伤后，大脑重塑功能较差（Kade & Fletcher-Janzen，2009）。

昏迷持续时间中位数为 5 ~ 6 周的 TBI 儿童，其日后能独立行走与日常生活的概率为 73%（Brink et al.，1980）。TBI 儿童 GCS7 分以上的预后良好（Hahn et al.，1988）。脑伤后植物人状况持续大于 12 个月，则之后改善概率小（Thompson & Williams，2011）。

创伤后失忆症（Posttraumatic Amnesia，PTA）比 GCS 对于 TBI 儿童未来的记忆功能更具预测力（Ewing-Cobbs et al.，1990）。PTA 的时间小于 1 小时，为轻度；1 ~ 2 小时为中度；大于 1 天则为重度。

七、干预方法

TBI 康复干预可分生物医疗取向、神经心理取向（Kade & Fletcher-Janzen，2009），或 ICF-CY 的生物心理社会模式。后两者都强调个案与家庭主动参与，专业人员为咨询者的角色（Kade & Fletcher-Janzen，2009）。此外，因儿童的发展尚未完成，干预须考虑其发展阶段。受虐而导致头部外伤应该通报儿童保护系统（Proctor，2011）。主要干预目标是重回游戏或学校活动（Kade & Fletcher-Janzen，2009），而心理社会功能与其重回学校有密切关联。6 个认知调整阶段主要针对心理社会功能的促进，以帮助儿童重回学校，被认可为团队的成员，即参与、觉察、精熟、控制、接受、自我认同（Kade & Fletcher-Janzen，2009）。

一般建议 GCS < 8 分或 GCS < 12 分合并其他重大伤害或临床症状有恶化者，要由一般医院转到小儿创伤中心，可有较好的疗效（Vavilala & Waitayawinyu，2011）。

TBI 儿童的治疗应以自然场域为中心已逐渐被重视，提供对家庭成员的支持与教育，注意儿童在家庭与学校的表现与需求，其干预效果才会良好（Savage et al.，2005）。针对 TBI 认知与精神障碍较有效的康复策略包括密集型神经心理干预、电子器具的运用，以及精神药物的使用，然而其实证强度尚不足（Salmond & Sahakian，2005）。

密集型心理康复是一个非常结构化及具整合性的团体混合个别化训练计划，为期 6 个月，一周 4 天，每天 5 小时。以增进个人自我知觉及对认知障碍的补偿方法为主要目的，内容有促进人际互动与沟通语用的技巧、个别性及团体性的心理治疗、家庭支持、教育及职业准备的治疗性干预，感觉动作异常者会接受物理治疗与职能治疗（Cicerone et al.，2004）。

为协助 TBI 病患克服记忆障碍、增进生活功能，可利用手机的显示与提示系统帮助日常生活功能执行的完成（Kirsch et al.，2004）。

脑部挫伤儿童何时可重回游戏或休闲运动场域？由于游戏或休闲运动是儿童主要的生活活动，因此临床指导将脑部受伤分为三级，第一级为无丧失意识，创伤后失忆或其他症状持续时间小于 30 分钟，儿童如果 1 周内没有症状就可以回到运动场；第二级为失去意识少于 1 分钟或创伤后失忆或有其他症状在 30 分钟到 24 小时之间，儿童在休息 1 周及活动 1 周内都没有症状就可在第 2 周回到运动场；第三级丧失意识超过 1 分钟或受伤后失忆超过 24 小时，则儿童必须在休息 1 周及活动 1 周内都没有症状才可在 1 个月后回到运动场（Evans，2011）。

（一）急性期处理

在 TBI 急性期，医疗处理主要是救活生命，决定受伤的严重度以及避免次级脑部伤害。1995 年美国发表的 TBI 处理指南，主张除了对严重病患颅内压监测与控制外，更着重脑灌流压的维持，以避免脑部缺血造成脑细胞的坏死（邱文达等，2003）。应避免使用急性期皮质类固醇（New Zealand Guidelines Group，2006）。

（二）物理治疗干预方法

1. 急性期物理治疗处理

在急性期物理治疗的目标，主要是避免在低认知状况之下，由于长期的不活动以及感觉剥夺产生并发症，包括褥疮、呼吸感染及挛缩。干预方法以摆位、被动关节运动与搭支架为主。

2. 低认知程度 TBI 儿童的物理治疗处理

相当于"瑞秋认知量表"阶段 I ～ III，儿童生命迹象稳定。"昏迷刺激计划"是基于给予具结构性、系统性的刺激，可以避免 TBI 儿童早期的感觉剥夺，因而促进其脑部恢复的假设而形成的干预方法。进行"昏迷刺激计划"是给予 TBI 儿童各类感觉刺激，包含听觉刺激（清楚流利的话语、音乐、钟声、熟悉的声音、拍手声）、视觉刺激（照片、手电筒、熟悉的物品、脸孔、教学卡片、图画书）、嗅觉刺激（醋、香水、橙子或柠檬等气味刺激的水果）、触觉刺激（握住儿童的手、擦乳液、给予冷热刺激、给予粗糙的平面、给予熟悉的物体）、前庭觉刺激（翻身、坐在椅子上、站在倾斜床）与本体觉刺激（关节活动）（National Head Injury Foundation，1990；Sosnowski & Ustik，1994）。

治疗师可根据反应调整感觉刺激的种类、强度及频率。但也有学者提醒在急性期感觉刺激的安全与有效性（Kade & Fletcher-Janzen，2009），因此应避免过分刺激及注意对刺激的不良反应，如癫痫发作，持续性的心跳增加、血压增加以及呼吸速度增加（Giles，1994；Sosnowski & Ustik，1994）。

3. 中等认知程度 TBI 儿童的物理治疗处理

相当于"瑞秋认知量表"阶段 IV ～ VI。当儿童从昏迷中慢慢恢复，开始会有一些功能性活动，也开始显露认知缺损。治疗师必须了解 TBI 儿童的认知与动作恢复的速度可能不一致，干预除了根据身体动作需求外，还要考虑认知能力（Both，2008）。此阶段儿童程序性记忆优于陈述性记忆，知觉动作的学习成果较单纯的口头认知学习好（Kade & Fletcher-Janzen，2009）。

以下描述不同儿童行为症状的处理要点：

（1）躁动不安。

①减少引起躁动的刺激。

②提供高结构性与减少致使分心的环境。

③当儿童躁动时，给予安抚并提供熟悉的活动（Both，2008；New Zealand Guidelines Group，2006）。

（2）混淆不清。

混淆不清是对人、时、地、物的定向缺陷，因此应注意：

①提供结构性的环境与命令。

②减少造成儿童分心的因子。

③加强儿童注意与信息处理技巧。

④使用外物提示增强其记忆力（New Zealand Guidelines Group，2006）。

4. 高认知程度 TBI 儿童的物理治疗处理

相当于"瑞秋认知量表"阶段Ⅶ～Ⅷ。如前所提，TBI 儿童的认知与动作恢复的速度可能不一致，当儿童恢复至高认知功能阶段时并不表示其身体机能也都完全恢复，在此阶段应该做好儿童回到家中、学校及社区的准备。对于有身体机能后遗症者，物理治疗师根据其身体残存的问题给予一些功能性动作、运动能力与体适能方面的训练与准备，如行走、生活自理、球类、平衡功能等活动（Both，2008）。可考虑：跑步机加上部分体重支撑的悬吊系统、肌力训练、步态再训练与运动训练（New Zealand Guidelines Group，2006）或限制导引的动作治疗。

另外，也需要重新让儿童参与家、学校与社区的活动。儿童的执行功能训练与自尊、自我形象和自我认同等问题的处理是此段的重点（Kade & Fletcher-Janzen，2009）。Telzrow 提供了一些有用的特殊教育方法，可以改善中重度 TBI 儿童特教的成果，这些改变方法包括从特殊班到普通班的逐渐回归主流、行为改变技术、治疗与教育的整合、低师生比、课业活动的指导、反复性同时输入多重感觉、给予适当提示、技巧性类化，以及学校与家庭多联系（Telzrow，1987）。

八、疗效

TBI 儿童的疗效是多样化的，依初级伤害的严重程度、其他伤害持续的时间以及次级伤害的多少来决定。最重要的疗效评估因素是生活质量（Salmond & Sahakian，2005）。头部外伤的严重度是最常被提及的疗效影响因子，轻度 TBI

儿童有 3% 在出院时仍有神经学后遗症，中度儿童达 94%，重度儿童达 100%（Kraus et al.，1990）。脑脊髓液与髓鞘的内含物、大脑及大脑皮质发展的程度以及神经化学性物质都会影响大脑塑化以及功能恢复（Kerkering，2006）。

在 2002 年 Beaulieu 回溯了 TBI 儿童的康复疗效，认为长期疗效要根据其持续发展与成熟度的情境而定。脑部神经的可塑性提供了儿童大脑神经重新组织的潜能，针对环境所产生的行为要求，会让儿童发挥潜能使复原达到最好效果，因此 TBI 儿童的康复主要是提供儿童神经重新组织时所需要的经验与刺激。神经重新组织需要一段长时间的发展，TBI 儿童的复原程度与受伤后儿童可达成的发展里程碑的能力有关。虽然伤害及治疗相关因素在脑伤早期非常重要，然而其他因素，例如受伤时的年龄与既有的发展、成熟度、家人的干预程度及资源，对后期的恢复都有很大的影响。脑伤康复应针对儿童所需与现实生活状况，提供丰富且充满刺激的环境，并教导家长如何为儿童长期的复原过程与发展做准备。及早让家长干预并及早训练家长是产生长期疗效的重要因素。因此，儿童康复是促进 TBI 儿童长期功能疗效的必要因素（Beaulieu，2002）。

对在住院时接受认知康复计划的个案进行 3 年的追踪，结果显示，出院后 3 年，97% 的病患其主要的行为障碍并没有恶化，50% 的病患至少都有兼职的工作，69% 的病患回到受伤前的社区安置，因此对于有严重的神经行为障碍的 TBI 病患，其认知康复计划成效可以维持 3 年以上（Murrey & Starzinski，2004）。

虽然对于脑部受伤后极度昏迷状况的病患给予感觉刺激的做法，从 1980 年代之后就相当普遍，然而在 2002 年的一篇系统性文献中，显示感觉刺激疗效的实证强度并不高，因此仍需进一步探讨（Lombardi et al.，2002）。Cochrane 进行了系统性回顾，欲探讨体适能训练计划对于 TBI 者在心肺体适能、身体及认知活动与参与方面的疗效（Hassett et al.，2006）。

第三节　发展协调不良

于 1937 年开始就有探讨动作笨拙儿童的文献，直到 1994 年"发展协调不良"（Developmental Coordination Disorder，DCD）这个名词才被用来描述有动作协调问题的儿童（Barnhart et al.，2003）。而 1992 年 ICD-10 也添加了 F82 "特定运动功能发展障碍"（Specific Developmental Disorder of Motor Function，SDDMF）诊断类别（Wilson，2005）。其 APTA 较佳执业指引形态主要为 5C（David，2006）。

一、定义

在美国心理学会"精神障碍诊断与统计手册第四版"（Diagnostic and Statistical Manual of Mental Disorders- Ⅳ，DSM- Ⅳ）中发展协调不良被定义为在需要动作协调的日常活动中，表现显著低于其生理年龄及测量所得智能预期水平（孔繁钟与孔繁锦，1996），动作里程碑（如走、爬、坐）显著延迟、拿不牢东西、做事笨拙、运动竞赛表现差或书写不佳等，且显著妨碍其学业成就或日常生活活动。但是发展协调不良并非医学状况（如脑性瘫痪、半瘫或肌肉失养症）所造成，也不符合广泛性发展疾病的诊断准则（孔繁钟与孔繁锦，1996）。"发展协调不良"又名为"发展性笨拙""笨拙儿童""发展性失用症""发展性感觉动作失调"或"知觉动作失调"等（Cermak et al.，2002；David，2006；Geuze et al.，2001）。Geuze 建议需标准化动作发展测验低于 15%ile，且智商高于 69 以上的儿童才能够诊断为 DCD（Gueze et al.，2001）。在 ICD 方面则建议在具常模的标准测试中分数低于 2 个标准差，也就是低于 2.5%ile，且符合其他诊断条件，才诊断为 DCD（Wilson，2005）。

二、发生原因

至今其成因不明，有些学者认为与产期及出生时缺氧有关（David，2006），如：

（1）出生时伤害：出生期间的并发症、低出生体重、低出生周数。

（2）脑部细微伤害：脑室周围白质软化症。

（3）大脑不成熟化：脑室扩张、皮质萎缩以及去髓鞘化。

三、流行率

DCD 学龄前的流行率为 4% ~ 10%（Ratliffe，1998），学龄期的流行率 5% ~ 8%（Barnhart et al.，2003）。DSM- Ⅳ估计在 5 ~ 11 岁儿童中的流行率为 6%（孔繁钟与孔繁锦，1996）。

四、类别

DCD 儿童异质性相当高，目前分类系统尚不一致，主要是因为不同的面向、研究方法与动作测试工具（Dewey，2002）。一个长期追踪研究结果显示，不同类别的 DCD 儿童症状不同且预后也不同（Dewey，2002）。Dewey 认为根据是否合并有注意力缺陷多动症（ADHD）或/及学习障碍（LD），或许可作为一个分类方法（Dewey，2002）。根据知觉动作表现，有学者提出 DCD 儿童可分为五类：

第一类，只有跑的速度及跑的灵活度有障碍，其他表现尚可；第二类，仅有动作觉及视觉问题，大部分的动作表现尚可；第三类，动作觉以及平衡有问题，而在上肢的速度及灵巧度，视知觉正常；第四类，视觉及上肢灵巧度动作技巧有问题，但需要动作觉的动作没问题；第五类，粗大动作及精细动作都低于常模，精细动作较差，站立平衡及视知觉在正常范围（Barnhart et al.，2003）。因此 DCD 儿童的动作问题差异大，宜于初期给予完整评估。

五、临床表征与症状

一般以系统模式与爱德曼氏神经群选择理论（Edelman's Theory of Neuronal Group Selection）解释 DCD 儿童的动作症状（Barnhart et al.，2003）。DCD 儿童通常入学后，经由与其他同学比较，动作不协调才被发现（Fox & Lent，1996）。他们在新的情境下平衡和协调表现会更差（Geuze，2003；Missiuna & Mandich，2002）。大部分 DCD 儿童外表与同伴无异，但除动作不协调外，在拼字、阅读及文字使用方面的能力也常低于一般儿童（Dewey et al.，2002）。DCD 儿童的手部操控等相关活动特别差，如画图、涂鸦、写字、剪纸（Fox & Lent，1996；Cheng et al.，2012）。

大部分 DCD 儿童有生活自理方面问题，如不太会穿衣服、扣扣子、绑鞋带或是使用汤匙、筷子吃饭；在参与团体活动时，可能不会接躲避球、不会跳绳、跑步常会跌倒等（Fox & Lent，1996），这些障碍间接地影响到儿童的自信心、自我概念，甚至可能会忧郁，因此越来越不喜欢活动，而活动量的减少，也就使得他们产生健康与体适能问题（Henderson & Sugden，1992）。

此外，DCD 也被发现和注意力缺陷多动症（Attention Deficit Hyperactive Disorder，ADHD）相关，研究指出 47% 的中重度 DCD 儿童合并有中重度的 ADHD（Kadesjö & Gillberg，1999），对同时有 DCD 与 ADHD 的儿童，Gillberg 提出一个新的诊断名称：注意力／动作控制／知觉障碍（Deficits in Attention，Motor Control and Perception，DAMP）（Gillberg，2003）。Dewey 研究发现 28% 的 DCD 儿童和 19.6% 疑似的 DCD 儿童曾经服药治疗 ADHD（Dewey et al.，2002）。此外，DCD 儿童 30% ~ 60% 有学习障碍（Learning Disability，LD）（Cermak et al.，2002）。

以下简介 DCD 儿童各方面可能的障碍（David，2006；Barnhart et al.，2003）：

1. 机能损伤

肌力不足或用力控制不佳、低肌张力、关节过于松弛、平衡反应不足、协调性不足、跳跃动作不平顺、视觉知觉不足、视觉整合不良、信息处理不良、模仿动作能力差、动作顺序不佳、前馈性与反馈性动作控制缺损、短期与长期记忆不良、动作反应时间长（Henderson & Rose, 1992; Lord & Hulme, 1987; David, 2006），无氧运动的表现差（O'Beirne et al., 1994），此外，因为其节奏与行动抑制控制缺损，所以精细动作、粗大动作或口腔动作会受限（Willoughby & Polatajko, 1995）。他们在双脚对称站的姿势下，不管视觉状况如何，其身体摇晃程度跟一般儿童并没有什么不同。然而在比较难的静态平衡动作下，如单脚站、闭眼单脚站时，姿势稳定度就较差，主要因为胫前肌及腓骨肌对控制侧边平衡有障碍，导致肌肉活化的时间点推迟或是反应时间较慢。其姿势控制的问题被认为与小脑损伤有关（Geuze, 2005）。而我国台湾地区的研究也发现 DCD 儿童的体适能在低年龄层（7～8岁）相对于教育部门体适能常模，仅有身体柔软度及肌力两个项目较差（吴升光等，2004），但是 9～10 岁的 DCD 儿童与一般儿童比较时，在身体柔软度、肌力及心肺耐力方面均较差（Lin et al., 2003）。此外，尚有口腔动作技巧缓慢、自尊低落、容易分心等问题。

2. 功能障碍

功能障碍包括动作发展迟缓、无法执行连续两个以上指令、执行灵巧的协调性动作有困难、自理能力需依赖他人、沟通不良、社会互动不佳。

3. 社会参与受限

DCD 儿童与同伴一起进行的室内外活动（包括参与体育或律动活动）受限、社交孤立、亲子关系受限、课业表现不良、工作无时间概念、就业受限（David, 2006）。DCD 儿童在日常生活中的活动项目与活动形态选择上比较偏向静态，不敢参与一些需要冒险的活动与运动（Watkinson et al., 2001），因而造成身体基本健康、体适能以及动作协调能力较差。此外，因为在动作上容易出错，失去自信心，因而造成在活动上的参与意愿降低，故减少了学习与练习的机会，而越是不练习越容易出错，如此恶性循环下，DCD 儿童运动机会便减少（Macintyre, 2001）。

六、评估与检查

应在自然场域中由团队成员一起评量 DCD 问题。DCD 评估与干预的理论与架构可分两个取向与五个类别（见表1-3）。Barnhart 等人将干预分两大类：由下而上取向、由上而下取向（Barnhart et al., 2003）。五个类别则为：动态系统、认知神经科学、常模功能性技巧、一般能力、神经发展理论（Wilson, 2005）。一般而言，动态系统与认知神经科学偏由上而下取向，而其他三类偏由下而上取向，然而有些模式可能整合不同取向，因此并非绝对的分类，这是读者要注意的。

表 1-3 发展协调不良的评估与干预取向

	概念	评估方法	干预方法
由上而下取向			
动态系统	动态系统理论、知觉理论	动作形态观察分析 生物力学系统分析 特定性任务分析	特定性任务训练
认知神经科学	动作控制与学习的脑－行为模式	动作筛选与处理为导向	过程为导向训练：动作知觉训练、动作意象训练
综合两取向			日常职能表现的认知定向（CO-OP）*
由下而上取向			
常模功能性技巧	传统发展理论、皮亚杰认知理论	具常模的标准化发展诊断测试，如 M－ABC、BOTMP、BSID-Ⅱ、PDMS-2 等	
一般能力	感觉整合理论	感觉整合及运用测验等	感觉整合训练、知觉动作训练
神经发展理论	神经发展理论	神经发展评估	神经发展诱发

（整理自 Barnhart et al.，2003；Wilson，2005）

*CO-OP 为综合常模取向、动作学习、动作控制与认知建构论的干预方法。

认知神经科学主要根据实证的动作控制与学习研究所得的脑－行为模式，在评估上着重动作与处理为导向，如动作内模式，即动作意象与动作时机控制（Wilson，2005）。由于 DCD 儿童造成障碍的原因及理论尚无定论，因此建议在评估时采用多种取向的方法，以对儿童进行全面了解并据以选择有效的干预方式（Wilson，2005）。

由上而下取向是从儿童主要行动目标着手，在评估方面，分析儿童及家长的需求，以及在所处情况下儿童的行动与任务，评估为了达到行动目标儿童所用的探索及学习方法的优势及阻碍（Campbell，1991）；在干预方面，干预目标为训练儿童发展出自己的认知及问题解决能力，来得到动作行为自我调解的能力，并成功因应环境生活的需求（Barnhart et al.，2003；Wilson，2005）。由下而上取向强调评估与治疗造成动作障碍的机能损伤，如感觉整合障碍、知觉动作障碍等（Barnhart et al.，2003）。

一般能力类别认为儿童日后的动作与认知发展根基于早期的感觉整合与知觉动作的一般能力，因此着重评估与治疗一般能力（Wilson，2005）。

DCD 以成果为导向的标准化评估工具包括："动作 ABC"（Movement ABC）、"布鲁茵克斯－欧西瑞斯基动作精熟度测试"（Bruininks-Oseretsky Test of Motor Proficiency，BOTMP）、"皮巴迪动作发展量表"或其第二版（Folio & Fewell，1983，2000）、"古培动作精熟度测试"（Gubbay Tests of Motor Proficiency）或"儿童功能障碍评估量表"（Feldman，1990）等。"古培动作精熟度测试"是针对 8 ~ 12 岁儿童所设计的标准化测试（Gubbay，1975）。动作 ABC 与 BOTMP 是测试 DCD 儿童最常使用的工具，这两种工具区辨儿童是否患有 DCD 的一致性为 67% ~ 82%，属尚可至佳的程度（Barnhart et al.，2003）。

特定性任务分析由 Burton 等人提出，又称为生态任务分析，分三个步骤：第一步先选取主要任务，即个案在他所处情境下与动作有关的任务，比如说行进中解决前有障碍物所采取的行动，比如跳过或绕过等；第二步为个案所使用的动作技巧及形态，跳过是两脚同时先蹲后跳或是两脚分开用一脚跨步跳过去；第三步为分析动作技巧的神经动作成分，如平衡性、肌力、柔软度及动机等。第二及第三步只有在个案执行任务不足时才要进一步分析（Wilson，2005）。这三个步骤可称为任务－动作－神经动作三阶段。此模式亦可用来作为干预的参考，比如行进中处理障碍物任务有困难，如果因个案身体功能因素的限制，且该限制为永久性的，则补偿方式与策略为主要干预方式；若身体功能的限制因素为暂时的，且动作效率可改进，则用训练方式，如因障碍物太高，儿童肌力不足，而显示出个案的动作笨拙，可先将障碍物降低，在儿童反复练习，呈现较协调动作后，再增加障碍物高度（Wilson，2005）。

七、预后

DCD 儿童的预后有两派看法，乐观派认为随年龄长大会有改善，悲观派则认为至成人期仍有动作协调问题（Cantell & Kooistra，2002）。对 DCD 儿童的长期追踪研究显示，近一半的 DCD 儿童在长大后动作笨拙现象不会消失，其动作及相关障碍会持续到成人阶段（Wilson，2005）。轻微的 DCD 儿童预后较佳（Cantell & Kooistra，2002）；有合并疾患者预后较差，如 DAMP 者预后比单纯 DCD 者差（Gillberg，2003）。DCD 儿童将来长大后职业的选择，根据詹蒂莱氏分类，建议选行动情境稳定且身体不动的职业较佳（David，2006）。

八、治疗与干预方法

治疗与干预采用以家庭为中心的基本原则，干预方法可参考表1-3。认知神经科学是以处理为导向的训练，包括动作知觉训练与意象训练。如同评估，综合各种取向的干预方式是比较推荐的（Wilson，2005）；然而目前"一般能力"与"神经发展理论"较无实证支持（Wilson，2005）。Geuze的文献综述中DCD儿童干预方式包括：物理治疗、感觉统合治疗、知觉动作训练、动作知觉训练、特定性任务训练、职能治疗、居家指导活动团体活动和体育等（Geuze et al.，2001）。Pless以"动作ABC"为评估工具，发现处于临界线的DCD儿童的确能由团体治疗获得进步，但动作问题较严重的个案仍需要个别的训练（Pless et al.，2000）。由于部分DCD儿童合并有ADHD问题，根据ADHD的临床指导，需从社会心理层面干预来治疗多样性行为问题；此外，ADHD儿童的康复需要家长、医疗与教育人员充分合作，采取一致的干预方式，所以教导家长行为处理技巧是很重要的（Edinburgh Scottish Intercollegiate Guideline Network，2009）。因DCD儿童问题涵盖动作、认知心理、社交等方面，故应由团队依据评估结果共同制订干预目标，再根据目标进行干预并检测成果。

（一）特定性任务训练

Revie等人提出以特定性任务或任务为导向的干预方式能直接改善动作功能甚至参与活动的动机。特定性任务训练主要根据动态系统理论，由Revie等人提出，与Burton等人的特定性任务分析类似。从文化、场域与发展角度由儿童选取主要动作任务，鼓励儿童努力去完成该任务，指导者在一旁根据儿童的学习阶段，以肢体、口语、视觉提示，或儿童口语自我引导，提示任务的动作成分（如丢球的手抬高、后甩等）或任务的动力学（如动作力量、幅度、方向、时序等）（Wilson，2005）。特定性任务训练认为如果一个儿童的成熟度及生物力学系统方面都已经达到某种程度，只要在对的任务及环境的安排下，反复练习某一项任务或动作技巧，就会发展出协调及稳定的动作形态（Wilson，2005）。这些特定性任务如丢掷球、踢球、跳跃等动作，为其他技巧性活动的基础，比较容易在学校中由老师来训练（Revie & Larkin，1993）。

（二）日常职能表现的认知定向

日常职能表现的认知定向（Cognitive Orientation to Daily Occupational Performance，CO-OP）是Mandich等人提出的以儿童为中心的治疗方法，由职能治疗领域发展出来，主要针对与儿童年龄（或发展年龄）相关的功能技巧，属于认知（动作）训练方法之一（Wilom，2005）；虽综合两种取向，但较偏向由上而下的取向，是一种整合了"常模功能技巧取向"、认知建构、动作学习、动作控制理论而成的一种干预方法。其主要问题解决策略包含提出目标（Goal）、计划（Plan）、执行（Do）、检验（Check）四个步骤，又称 GPDC 模式，协助儿童找出行动目标，发展出要达到此目标的动作计划，施行动作计划并检验动作成果。训练过程中，训练者是儿童与目标的桥梁，经由环境与任务安排，使儿童在其能力范围之内达成目标，并应用到日常生活中。训练方法有如用口语提示，让儿童反思自己的动作表现、思考计划及方法，比如问："那里错了？""什么要先做？"Miller 等人也建议治疗师在 DCD 儿童的动作学习过程中，尽量协助儿童从环境和动作过程中撷取重要的感觉线索进行修正或做动作（Miller et al.，2001）。由 Mandich 等人所提出的 12 节训练计划，显示疗效良好。此训练方法也教导父母在家协助儿童练习，使其能力技巧能概化到所有场域，且终生维持（Wilson，2005；Missiuna & Mandich，2002）。

（三）其他干预方法

意象训练即以想象配合练习来增进动作技巧，动作意象即在脑中有动作的心理图像。因脑部处理语言与非语言信息的是不同系统，图像属非语言信息，动作与非语言信息及脑中图像的关联较强，因此使用意象训练可加强动作学习效果。以投篮动作的学习为例，经过指导，可加上录像的外在意像加强，于平常练习投篮前，先专心想象正确投篮动作，出现投篮心理图像，再投出。指导者可与儿童一起观看录像，指出投篮过程的动作错误，然后再配合意象重复实际练习，就能提高投篮命中率。

动作知觉训练又称动作知觉敏感度训练，由 Laszlo 等人（1985）提出（Wilson，2005），尤其强调本体觉对动作控制与动作发展的重要性。因此其训练课程以增强动作知觉敏感度为主，包括主动与被动动作知觉、知觉敏感度、知觉记忆等。

知觉动作训练针对个案的知觉动作问题设计，一般包括平衡功能训练、肌力训练、动作技巧促进训练、手眼协调活动、双侧协调活动、顺序性动作计划。黄霭雯等人曾给予 DCD 儿童训练，如表 1-4 所示（黄霭雯等，2002）。在平衡功能和动作技巧活动部分，应配合适当节奏和韵律进行。至于对称性动作的整合、加强左右边的辨别、增加手眼协调能力及脚眼协调能力则应针对个案的需求考量（廖华芳，2004）。

表 1-4　三个发展协调不良个案治疗时间及治疗内容

	个案一	个案二	个案三
治疗时间	3 个月 （3 岁 3 个月～3 岁 6 个月）	2 个月 （4 岁 7 个月～4 岁 9 个月）	2 个月 （4 岁 7 个月～4 岁 9 个月）
治疗内容	1. 团体训练 2. 平衡功能训练包括平衡木上、单脚平衡的游戏 3. 丢接物训练包括单手过肩投球套目标（2 米远）、手肘弯曲接球 4. 手眼协调训练包括剪刀剪直线、黏贴色纸及画画。 5. 跑步机训练（跑步及双臂随着音乐或节奏做动作） 6. 双脚往前跳 50 厘米、从 30 厘米高的木箱上往下跳 7. 下肢肌力训练包括上下楼梯	1. 团体训练 2. 两下肢的肌力训练（上下踏板训练及蹲跳训练） 3. 平衡训练（单脚跳、张眼闭眼单脚站、单脚及双脚站在软垫上 / 前 / 侧及后走平衡木） 4. 上下楼梯的训练 5. 跑步机训练（跑步及双臂摆动的训练） 6. 向前滚翻的训练 7. 走跳和滑步训练 8. 丢接球训练（大于 3 米），及踢球训练	1. 团体训练 2. 两下肢的肌力训练（上下踏板训练及蹲跳训练） 3. 平衡训练（单脚跳、张眼闭眼单脚站、单脚及双脚站在软垫上 / 前 / 侧及后走平衡木） 4. 上下楼梯的训练 5. 协调性动作训练配合上摆动的训练 6. 向前滚翻的训练 7. 走跳和滑步训练 8. 丢接球训练 9. 从 35～45 厘米高的箱子跳下

（摘自黄霭雯等，2002）

Ratliffe（1998）及 Lansdown（1988）归纳出 DCD 儿童课程设计原则如下：

（1）在课程中让其他儿童一起加入，以增加同伴的支持。

（2）活动应以合作性取代竞争性。

（3）课程加入与韵律有关的活动。

（4）选择适合年龄的活动，但游戏规则可以根据儿童的能力加以改变。

（5）除了让儿童练习不会做的项目外，也必须练习已经会做的活动以增加自信心。

（6）训练时间不宜过长。

（7）将活动分成小步骤，分段练习。

（8）让儿童以自己的速度练习，不要在一旁催促。

（9）针对特定的功能目标进行练习，如穿脱衣物、丢接球等。

虽然目前的实证还无法了解何种训练方式使动作技巧的概化成效较好，但 Wilson 综合文献回顾，相信后设认知的学习方式，即动作计划、动作问题解决能力、自我检验等方法会让儿童的学习效果持久且可概化到不同的场域中（Wilson，2005）。良好的动作训练可以提升儿童的自信及自我效能，强化应付后续动作挑战的能力，所以 Wilson 推荐的干预方式包括特定性任务训练，着重儿童、任务与情境三系统间的互动，以环境与认知促进儿童动机，以解决问题为取向（Wilson，2005）。总而言之，不同取向的干预方法各有优缺点，在临床上应灵活运用并加以整合。

九、疗效

1993 年 Revie 及 Larkin 将 21 位 DCD 儿童分为两组，均给予 9 周的个别特定工作干预。第一组的特定工作包括过肩丢球、单脚跳；第二组则为踢球至目标、丢球弹地再接住。结果显示 DCD 儿童仅能在特定工作达到明显进步，如第一组儿童在丢球与单脚跳方面有进步，但在踢球及接弹跳球方面则无明显进步（Revie & Larkin，1993）。

1998 年 Lee 及 Smith 亦对 60 位 DCD 儿童进行近两个月的动作训练，包括躯干屈曲及伸直、两侧整合、骨盆控制、手眼协调及空间觉察等，经治疗后显示训练过的动作均呈现 72% 的进步幅度（Lee & Smith，1998）。

1994 年 Schoemaker 等人以"动作损伤测试"（Test of Motor Impairment，TOMI）及"全身协调测验"（General Coordination Test）评估了 17 位接受 3 个月感觉动作训练、知觉动作训练及部分玻巴斯训练的 DCD 儿童，TOMI 分数显示 1 位 DCD 儿童由临界变为正常，4 位由异常变为正常，4 位由异常变为临界，其余仍维持在异常范围，"全身协调测验"分数也呈现显著进步。Schoemaker 认为，这些治疗的内容帮助儿童增加做动作时的信心及意愿，可能是进步的原因之一（Schoemaker et al.，1994）。

1995 年 Polatajko 的研究以 TOMI 及"动作知觉敏感度测验"（Kinaesthetic Sensitivity Test）、"视动整合"（Visual-Motor Integration）测验及"南加州感觉统合测验"（Southern California Sensory Integration Test）中的本体感觉及手指辨识测验为评估工具，发现传统的感觉动作及本体感觉训练对 DCD 儿童均有帮助，但两种方法的改善程度并没有达到统计上的显著差异（Polatajko et al.，1995）。

在西方相关文献中，对于 DCD 儿童干预的年龄层为 4 ~ 13 岁（Lee & Smith，1998；Polatajko & Macnab，1995；Revie & Larkin，1993；Schoemaker et al.，1994），在黄霭雯等人的个案报告中的个案干预年龄层较低（3 ~ 5 岁），但经早期干预后在动作、社交等方面呈现显著进步（黄霭雯等，2002）。Revie 提出经过一连串的训练，DCD 儿童参与一些体能活动时不再感到沮丧（Revie & Larkin，1993）。因此，物理治疗除了增加动作的能力，也能为这些儿童带来生活上及社会适应上的正面效果。然而，有关于 DCD 儿童的物理治疗与职能治疗成效，目前还没有一致的结论（Lipson et al.，2003）。

综合以上的文献，动作的经验及动作的训练能增加 DCD 儿童的动作能力，此类儿童接受物理治疗的时间为 2 ~ 3 个月，接受治疗的方式以游戏性质及团体方式为主，大部分的文献均认为除了短期内动作功能增加外，还能增加儿童做动作的信心及参与感。Wilson 根据五大干预类型比较不同类型对 DCD 的疗效，整体而言，由上而下取向的干预方式优于由下而上取向的（Wilson，2005），然而实证强度仍不足。

第四节　脊柱裂

脊柱裂又称脊髓发育不良。脊髓发育不良为神经管缺陷中最常见的，是脊髓的任何部分在发育时有缺陷 （Hinderer et al.，2006）。在一出生时，婴儿背上突出的囊状物中包含有脊髓膜与脊髓即可被诊断，通常发生于腰椎（廖华芳，2004）。常见的 ICD-10 编码为：Q05、Q76.0。其 APTA 较佳执业指引形态主要为 5C，而脊髓脊膜膨出等会混合上神经元与下神经元损伤症状（Westcott & Goulet，2005），因此较佳执业指引形态会加上 5F。

一、病因

脊柱裂为先天性发育畸形，即包围与保护脊髓的脊柱在胚胎发育过程中没有发育完成，因此脊柱后部中线骨头出现缺损（Tappit-Emas，2008）。一些基因、环境与营养因素被认为与脊椎裂的发生有关（Tappit-Emas，2008；McLone & Bowman，2011a）。

二、发生率

神经管缺陷发生率在活产儿中为 0.1% ~ 0.7 %（McLone & Bowman，2011a），不同种族的发生率不同。α 胎儿蛋白筛检技术使近年来的发生率降低（McLone & Bowman，2011a）。

三、分类与临床表征

（一）脊柱裂类型

根据其骨头缺损与脊髓损伤的严重度，可分为下列几种类型：

（1）隐性脊柱裂，仅是脊柱骨后中线没有闭合，缺损处皮肤或许会有凹洞，外面有毛发覆盖。大部分发生在第5腰椎与第1荐椎，大都没有神经异常症状。

（2）脑脊髓膜膨出，脑脊髓膜由脊柱中隔缺线处凸出外面，形成一个囊状物，但内部的脊髓液与外部没有相通，脊髓没跑入囊中（图1-1A），因此通常无神经损伤症状（Westcott & Goulet，2005）。

（3）脊髓脊膜膨出，除了如脑脊髓膜膨出的囊状物外，其脊髓往外凸出包在囊中（图1-1B）。

（4）脊髓囊肿，即其脊髓中的中央管与外囊相通（图1-1C）。

（5）脊髓裂，凸出的囊裂开，因此脊髓完全暴露在外面（图1-1D）（Hinderer et al.，2006；Hochberg & Stone，2011）。

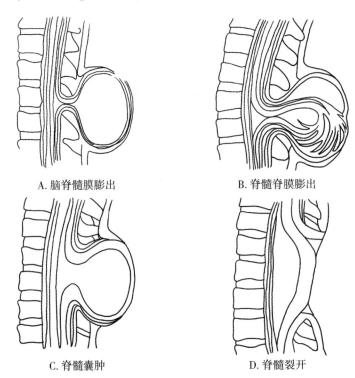

A. 脑脊髓膜膨出　　　　　　　　　B. 脊髓脊膜膨出

C. 脊髓囊肿　　　　　　　　　　　D. 脊髓裂开

图1-1　脊柱裂缺损的种类

（二）临床表征

（1）动作障碍：依脊柱缺损位置及神经和脊髓受损范围，而有动作障碍程度上的差异（黄佳琦与张梅兰，1999），可能完全瘫痪，也可能缺损处附近瘫痪。出生时即存在的肌无力是永久性的，通常不会恶化，若在成长过程中下肢动作能力恶化、大小便功能退步、有退行性脊柱侧弯或疼痛，必须尽快检查与干预，可能是脊髓系链的先兆（McLone & Bowman，2011b）。脊髓系链是指脊柱裂儿童脊柱生长快速，但是脊髓无法如普通儿童一般向上滑动，会在受损处粘连固定，因此拉扯脊髓，造成脊髓神经细胞新陈代谢改变及缺氧，进而产生神经肌肉病变。倘若未在早期治疗，会造成永久性的神经损伤，大多建议以手术处理（Tappit-Emas，2008）。

脊柱裂发生位置及其造成的机能损伤如下，功能限制叙述于后（Tappit-Emas，2008）：

①胸椎：常见的畸形有驼背、脊柱侧弯、髋关节脱臼、膝关节挛缩及杵状足。

②上腰椎部：常见的畸形有髋关节脱臼、膝关节挛缩及杵状足。

③中腰椎部：常见的畸形有髋部屈曲挛缩、髋部脱臼、杵状足和空凹足。

④下腰椎及荐椎部：常见的畸形有杵状足及脚趾畸形。

（2）脊柱变形：脊柱裂所在的脊柱骨分裂，因此脊柱不稳定，加上肌肉无力及两侧肌力不平衡会造成脊柱变形。通常 L2 以上损伤较易有脊柱变形（McLone & Bowman，2011b）。3 种主要的脊柱变形为：脊椎后凸、脊椎侧弯、脊柱前凸（见图 1-2）（黄佳琦与张梅兰，1999）。

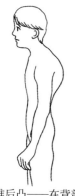 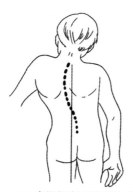 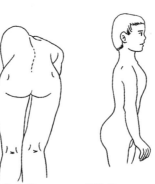

A. 脊椎后凸——在背部　　B. 脊椎侧弯且旋转造成单边的肉峰，　　C. 脊椎前凸——腰椎向
　 向外突形成肉峰　　　　　 当儿童身体前弯时更明显　　　　　　　　前弯曲

图 1-2　主要的脊柱变形

（3）肢体变形及骨质疏松：有些关节畸形或挛缩现象出生时已有，然而大部分畸形因肌力的不平衡而产生。腿部常见的畸形有髋关节脱臼、杵状足、膝关节过直、双边脚踝畸形、混合型畸形（见图 1-3）。下肢可能有骨质疏松，是由于儿童下肢无法正常载重造成，容易导致骨折。若有以下症状则必须进一步检查否有骨折：腿部水肿、下肢畸形、腿部红热。

（4）异常肌肉张力：可能软瘫或高张力（Hinderer et al.，2006）。

（5）感觉异常或丧失：依神经损伤的部位与严重度会感觉异常，有些感觉完全丧失，有些则只有部分缺损。

（6）压疮：图 1-4 所标示的区域是常见压疮发生区。压疮发生的信号是：皮肤发红、有水泡或伤口。

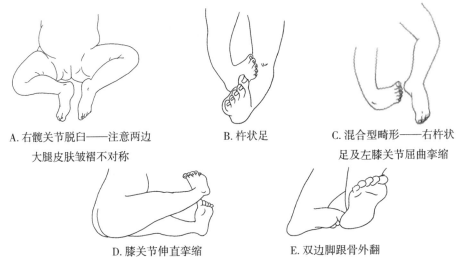

A. 右髋关节脱臼——注意两边　　B. 杵状足　　C. 混合型畸形——右杵状
大腿皮肤皱褶不对称　　　　　　　　　　　　　　足及左膝关节屈曲挛缩

D. 膝关节伸直挛缩　　　　　E. 双边脚跟骨外翻

图 1-3　脊柱裂儿童常见的下肢畸形

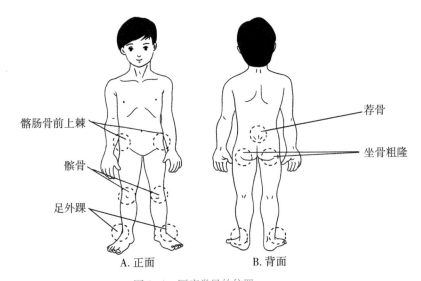

髂肠骨前上棘

髌骨

足外踝

荐骨

坐骨粗隆

A. 正面　　　　　　　　B. 背面

图 1-4　压疮常见的位置

（7）排泄问题：控制大小便的神经节在荐椎第 2 ～ 4 节（Hinderer et al.，2006）。95% 以上脊髓发育不良儿童有大小便控制障碍（Reigel，1993）。胸椎第 12 节以上的脊柱裂者容易有痉挛型膀胱症状；若是荐椎第 2 ～ 4 节的脊柱裂者，容易有软瘫性膀胱症状。若余尿多会引起发炎而伤害肾脏。膀胱问题警示如下：发烧、胃痛、尿液味道较平时浓、血尿等。大便失禁是由于肛门区没有肌肉控制及感觉丧失所造成的。儿童无法察觉粪便已到达直肠及肛门动作即将发生，所以无法收紧括约肌预防粪便排出。

（8）水脑与 Chiari Ⅱ 畸形：水脑的形成是因为脑脊髓液（Cerebro-Spinal

Fluid, CSF）循环不良且无法排出，进而堆积在脑室使脑部变大、脑部组织受压迫且变薄（见图1-5）。Chiari Ⅱ畸形位于小脑、延脑以及颈部脊神经，小脑后侧向下脱垂至枕骨大孔处，使脑干向下位移，导致 CSF 循环问题，而产生水脑（Tappit-Emas，2008）。大部分脊髓膜膨出儿童有 Chiari Ⅱ畸形（McLone & Bowman，2011a）。水脑会造成学习困难、视力困难与癫痫。许多水脑症儿童还可能有斜视。

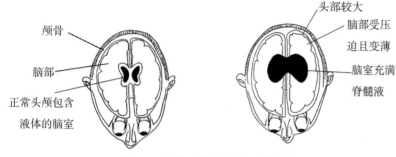

图 1-5　比较正常头颅与水脑的脑室

（9）智能障碍或学习障碍：单纯脊柱裂儿童应无智力上的问题，但若合并有水脑、Chiari Ⅱ畸形或脑炎，则会有智能障碍（Hinderer et al.，2006；McLone & Bowman，2011b），有些或许智力在正常范围，但有学习障碍（McLone & Bowman，2011b）。

（10）行为问题：由于先天障碍，在成长过程中被过度保护或弃之不顾，该类儿童可能产生偏差行为。

（11）乳胶过敏：脊椎裂是乳胶过敏的高危险因素（Swaroop & Dias，2011）。

四、评估与检查

计算机断层（CT）、脊椎 MRI 及肌力测试是每个脊椎裂婴儿初期都应有的检查，早期检查到退化现象可及时加以治疗（McLone & Bowman，2011b）。脊椎裂的筛检包括孕妇超声与羊膜穿刺，预防主要是补充叶酸（Hochberg & Stone，2011）。一般在怀孕 15 ~ 20 周通过抽取孕妇的血清和羊水样本测量 α 胎儿蛋白来诊断胎儿是否有神经中枢管缺陷。

（一）评估儿童

（1）发展评估：完整的发展评估可了解脊柱裂婴儿各方面发展问题而进行早期干预。可先用发展筛检量表，找出可能有问题的发展领域，再进一步使用诊断量表（Shepherd，1991）。

（2）肌力与动作：肌力评估必须观察婴儿是否存在肢体动作，观察着眼于各个关节动作大小与抗重力有否；也可用触摸方式，了解肌肉是否收缩。

肌力可参考成人分级：0为无收缩；1为收缩但无动作；2为不抗重力的动作；3为抗重力的动作但不抗阻力；4为抗重力的动作并抗阻力；5为正常肌力（Hislop & Montgomery，1995），但婴儿只记0～4级。因为需观察婴儿自主的动作，所以最好在婴儿清醒时，逗他以引发动作；或在婴儿哭泣时观察其动作。由于两侧下肢损伤不同，因此两侧下肢应分别纪录。此外，也可参考"主动动作量表"（表1-5）计分。如何根据肌力检查结果判断动作层级可参考"国际脊髓发育不良动作层级标准"（Hinderer et al.，2006）。

（3）感觉：评估脊柱裂婴儿的下肢感觉丧失程度需仔细观察，在碰触皮肤的同时观察其脸部表情及呼吸，以了解有无感觉。最好的方法是轻捏或用针刺脚趾、足部及腿部。可在人体图上注明无感觉区域（黄佳琦与张梅兰，1999）。

（4）挛缩和畸形。

（5）骨折：脊椎裂儿童由于关节挛缩以及骨密度降低，为病理性骨折的高危险群（Swaroop & Dias，2011）。

（6）功能性移动计分表（Functional Mobility Score，FMS）：评估儿童在三种场所的移动能力（室内步行走5米，学校或游乐场行走50米，户外活动或逛街500米），每一个场所分别给予1～6分，总分越高越好。

（7）其他评估，包括：

①婴儿的清醒及灵活程度。

②婴儿的移动方式。

③婴儿的哭泣量。

④亲子互动。

⑤父母对婴儿的疑虑。

（二）定期评估

在成长过程中必须定期评估（至少每3个月一次），以保证儿童的治疗计划是合适且有效的。必须记录的项目有儿童的发展进度、动作和下肢感觉的改变、畸形或挛缩的发展、可能造成水脑的问题、大小便问题、家长对儿童的疑虑。支架与辅具评估对脊柱裂儿童非常重要（Hinderer et al.，2006），此外，在儿童成长过程中应注意水脑、引流管、脊髓系链等问题造成的症状。典型的引流管功能失常的症状包括头痛、呕吐、嗜睡、视乳突水肿、脊椎裂缝合处疼痛等（McLone & Bowman，2011b）。

五、预后与疗效

随着医疗进步，此类儿童的存活率高达90%。高腰椎程度受损的儿童其预后与胸椎程度受损儿童相似，近50%可以达到独立生活，但在职场上有极大变异性，除神经损伤程度外，其认知功能、社会性发展与支持等皆是影响因素（Hinderer et al., 2006）。

除了肌力会影响个人功能表现外，年龄、身材比例、体重、BMI、感觉、骨骼变形程度、关节挛缩程度、痉挛程度、上肢功能以及认知能力皆会影响儿童日后的发展（Swaroop & Dias, 2011）。至成人能否维持行走功能以股四头肌、后腱肌肌力的预测力较高（Swaroop & Dias, 2011）。针对不同程度的神经损伤，其后续移动功能发展结果如下所述（Hinderer et al., 2006）：

1. 胸椎损伤

头部、上半身的动作功能正常，但无下肢主动动作。动作层级为胸椎第10节以上者，儿童躯干下半身的肌力较弱，较难达到独立的坐姿平衡，也可能呼吸功能较差。在轮椅转位时需要提供滑行板，因为这类儿童缺乏良好的躯干控制与上肢协调度。动作层级位于胸椎第12节者，拥有强壮的躯干肌力以及良好的坐姿平衡，但是骨盆的提高动作会受限；在家里或社区的移动皆需使用轮椅。行走支架或许可用于运动性行走。

2. 高腰椎损伤（L1～L2）

通常这类儿童的髋关节动作较弱：动作层级位于腰椎第1节者其髋屈曲肌肌力弱；位于腰椎第2节者其髋屈曲、髋内收与髋旋转肌群皆在MMT分级3（可）或以上的程度。根据Schafer和Dias在1983年的研究，动作功能位于腰椎第2节者比较容易有髋屈曲与内收的挛缩，肌力的不平衡容易造成髋关节脱臼（Schafer & Dias, 1983）。高腰椎程度损伤的儿童，当其身材比例较小时，可借由辅具或上肢支撑，在家中步行；在社区仍需以轮椅作为代步工具。当年龄越大，身材比例也越大时，以轮椅代步就变成了主要的移动方式。

3. 腰椎第3节损伤

这类儿童具有强壮的髋屈曲肌及髋内收肌，但是其髋旋转肌力较弱而且其膝伸直肌只能抗重力。所以这类儿童在家进行短距离行走时，需要膝踝足支架与前臂式拐杖的协助。腰椎损伤在第3节或更高者通常只能在家中短距离行走，无法在社区功能性行走（Swaroop & Dias, 2011）。有60%儿童能够独立生活，但仅有少部分（大概20%）能够进入一般职场工作（Hinderer et al., 1988）。

4. 腰椎第 4 节损伤

此类儿童应有可抗重力的膝屈曲肌以及肌力分级为 4 的踝背屈肌与内翻肌。在此程度的儿童最常见的是跟骨脚变形，其原因是胫骨前肌所造成的肌力不平衡。因为具有强壮的膝伸直肌，所以儿童只要使用踝足支架以及前臂式拐杖便可进行功能性步行。但是研究显示，这类儿童在成人时期仅有 20% 继续步行，其余皆在青春期之后停止步行（Hinderer et al.，1988）。这是因为足部、脚踝与膝盖关节处会有外翻变形，而且肘关节与腕关节长期在不良姿势下承重会产生疼痛。其独立生活与职场工作的比例和腰椎第 3 节损伤者类似。

5. 腰椎第 5 节损伤

被分类为腰椎第 5 节损伤的条件为腘旁肌外侧的肌力至少分级为 3，臀小肌与臀中肌肌力至少分级为 2，胫骨后肌肌力分级为 4。所以此类儿童至少要有强壮的踝背曲肌、抗重力的膝屈曲肌、弱髋伸直肌、弱髋外展肌以及弱踝跖曲肌。因为肌肉不平衡会导致后足外翻或跟骨脚。此类儿童不需要支架便可以行走，属于社区功能性行走者（Swaroop & Dias，2011），支架可以提供正确的姿势位置并可以代替缺少的前推力。近 80% 可以独立生活，近 30% 可全职工作，20% 可以进行兼职工作（Hinderer et al.，1988）。

6. 荐椎以下的损伤

除了荐椎第 1 节损伤的儿童在腓长肌、臀中肌与臀大肌肌力较差之外，其他肌力均可，因此不用穿戴支架便可以步行。常出现不正常步态，例如前推较差、步长较短等。虽然足部变形少见，但是仍需穿戴足部装具，以保持骨骼正确排列和促使肌肉在理想的长度下执行动作。

六、治疗与干预方法

（一）手术

（1）需手术的儿童，在出生后 72 小时内需立即消毒并缝合背部伤口。

（2）进行水脑的处理：放置引流管（见图 1-6）。

（二）处理膀胱及肛门问题

大部分脊柱裂儿童有某些膀胱和肛门问题，程度不一。妥善处理不但有益健康，对其社会功能也有帮助。小便功能失常儿童，应早期开始间歇性导尿，并密切追踪膀胱功能的改变（McLone & Bowman，2011b）。

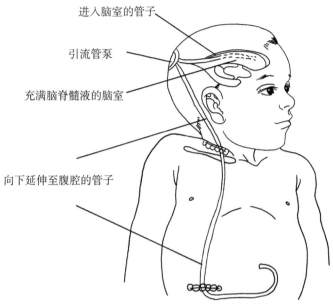

进入脑室的管子

引流管泵

充满脑脊髓液的脑室

向下延伸至腹腔的管子

图 1-6　水脑的脑室扩大与引流管放置图

1. 膀胱问题

鼓励儿童多喝水，保持膀胱和肾脏的良好功能，避免发炎。

（1）痉挛型膀胱：此型膀胱随时在渗尿，因此这类儿童常需换洗衣物及保持皮肤干燥，需穿尿布。

（2）软瘫型膀胱：无法排空尿液，膀胱撑大后，尿液才会流出，应间歇性导尿。幼儿期由父母帮助导尿，上学后鼓励病童自己导尿。

2. 排便问题

大部分的排便问题能利用饮食调节并通过固定排便时间来处理。大便失禁经保守疗法无效者，需咨询相关医护人员，使用"经阑尾造瘘顺行可控性结肠灌洗术"的个案 80% 排便功能可改善（McLone & Bowman，2011b）。

（1）饮食：食物纤维含量能影响粪便的软硬度。视需要调整纤维含量，含量较高的食物可当作轻泻剂；较低者可当作致便秘的药剂。日常饮食中纤维不足时，可以锭剂或饮用方式补充纤维素。高膳食纤维的食物包括：全谷或全麦面包、干果、坚果或椰子果、阔叶蔬菜（如甘蓝菜、花椰菜、菠菜、生菜）、胡萝卜、豆类、含皮及种子的蔬菜（如黄瓜、西红柿）、有皮水果（如梨子、杏、草莓）、糙米。

（2）排便时间：指儿童最想排便的时间，通常是用餐后1小时内或起床之后。若儿童能在学校时间之外，并在居家时间排便会较理想。排便时间一旦建立应保持一段时间不予改变。儿童坐在马桶上至少 2～3 分钟，鼓励他施压尝试使粪便排出，打喷嚏、咳嗽或大笑都能协助。只要儿童尝试去做，就应奖励他。

（3）软便：经常性的软便表示无法耐受饮食中的某种食物，常见的是纯果汁中添加的香料。在饮食中减少香料至少 3 个星期，若粪便变得坚实，表示已找到原因。有些儿童甚至在便秘时也会排出软便，可在饮食中增加膳食纤维治疗便秘。

（三）压疮的处理

压疮需数周或数月的时间才能康复，常发生于身体无感觉处，应每天定时检查皮肤（例如洗澡时）。促进压疮康复的建议：在压疮愈合前完全避免承重；每天清理干净；若压疮太深，需手术缝合；鼓励儿童活动，如趴式手推车动作。

避免压疮的方法为：定时改变姿势，如坐在轮椅上应定期做减压动作，用手臂扶住轮椅或轮胎将自己撑起，每小时重复 10 次；在轮椅上身体向前或向侧倾斜，以减轻臀部压力；另外，可在轮椅上放置帮助减轻压力的坐垫。若因不适当的衣服或支架使皮肤发红或摩擦，必须立即更换。

（四）物理治疗方法

对这类儿童进行物理治疗，应定期评估肌力、感觉与功能，教导家属正确地摆位以防止变形，建议使用辅具，促进移动与生活功能或训练使用轮椅的能力。同时治疗师与家长应随时留意儿童脊髓系链的先兆（廖华芳，2004）。

1. 促进发展

脊柱裂和水脑的婴儿自出生时就可能存在或日后出现发展迟缓，治疗活动可减少发展迟缓症状，以长大后能在社区中独立为主要目标。治疗活动最好在家中进行，需教导家人特殊的运动与活动以协助婴儿发展。这些运动包括携抱、摆位及和他玩耍。动作训练的进程可依据其损伤神经的节数与部位所判断的预后而进行。脊椎裂新生儿在早期最好放在俯卧或侧卧的姿势，以避免压到伤口（McLone & Bowman，2011b）。

（1）头和身体控制：头部控制的发展是很重要的，它使婴儿能观察并学习周围的环境，对于沟通、手及抓取的技巧、玩耍的发展都是必要的。合并有水脑的儿童因为头部过重，以致头部控制困难，置婴儿于支持性直立姿势，会比让其平躺更能发展出头部控制。

（2）坐姿：坐姿较易引起儿童对周围环境的兴趣，使儿童的手能自由玩耍，也更容易看到周围环境并和其他人沟通。开始学坐时，儿童需要一些支撑，可以利用摆位椅，或让他靠着墙壁或箱子坐。

（3）移位：可利用活动设计与协助手法或爬行器协助其练习转位与移位技巧。一旦儿童有足够的头部控制及躯干控制，就能练习站立及行走。

（4）行走：站立能促进身体伸直肌收缩，避免挛缩并强化下肢骨骼。儿童应每天站立一些时间并逐渐增加。对于某些儿童来说，若独立行走能量消耗太高或太危险，需由治疗师告知家长此事且不必强迫儿童行走，儿童可大部分时间使用轮椅或其他移位辅具移动，行走可以当运动性治疗。

（5）增加身体活动量：使用结构性的运动计划可有效增加儿童的自我概念、肌力与心肺耐力（Andrade et al., 1991）。

2. 治疗挛缩及畸形

保持肌肉完整长度的治疗计划能避免挛缩与畸形，应一出生即开始这类治疗，并持续一生。治疗计划包括活动下肢关节、牵拉下肢肌肉及摆位以避免挛缩。年幼时由家属帮助进行运动或摆位，一旦儿童长大些，应鼓励其自己进行这些活动。

（1）牵拉：若未达完整的关节活动度，家属必须每天牵拉，帮助增加活动范围。关节应尽可能活动到最大，并保持 20 秒不动，重复 10 次，缓慢并轻轻地牵拉，注意不要太用力拉动。在婴儿高兴时牵拉他的关节效果最好。对较大的儿童先解释你在做什么，并取得他的合作。最常见的挛缩发生在髋部及脚踝。牵拉脚踝以便有较好的站立和行走姿势。牵拉髋部有助于获得站立和行走以及与其他日常生活所需的活动度。

（2）摆位：摆位可帮助矫正挛缩及畸形，但不应固定在同一位置过久。每天趴卧可避免髋部挛缩。

3. 活动时使用的支架及辅具

病童一生中会使用不同形式的支架，支架应和儿童的发展时期相配合。若病童的水脑未处理，其头部可能很大而需要特别的辅具来保持头部的直立，如特制座椅椅背要够高，以支持其头部及肩膀。

许多辅具可帮助儿童学习站立和行走，所需的辅具形式取决于肌力，儿童不断成长发展，可能随着需要支持的多少而改变辅具，所以必须定期地检查。详细的支架检查与训练原则请参考 Hinderer & Hinderer（2006）及 Tappit-Emas（2008）的建议。

4. 自我照顾技巧

应鼓励病童学习自己洗澡、吃、喝、穿衣和如厕。依肌肉瘫痪程度，病童有不同的预后及可能需要帮助的程度，必须练习和鼓励这些技巧，尽可能地帮助病童保持其姿势平衡并感到安全。有关各动作层级脊柱裂儿童日常生活自理各项目的发展可参考 Hinderer 等人引用的 Shurtleff 的资料，如"独立脱袜子"达成年龄的 50% 位数对荐椎儿童来说为 2 岁，对胸椎的或第 1、2 腰椎儿童来说则为 4 岁（Hinderer et al.，2006）。

5. 行为改变技术

一位 4 岁半患有先天性脊髓脊膜膨出症女童的个案报告如下。个案在接受行为计划前，曾接受过 6 个月的物理治疗，虽具有某些基本动作能力，但仍不会行走，只能爬行或者利用滑行板四处活动。同时，她非常不喜欢接受物理治疗，常常心不在焉或是大发脾气，即使在家里她也会因为被要求练习站立和行走而大发雷霆，让家人束手无策。后来，治疗策略加入行为改变技术，先将治疗室中的玩具藏起来，只放她喜欢的玩具，她一有站立及行走行为，立即给予赞美并且准许她玩数分钟玩具，再继续训练。经此方式训练，只花 2 周她就立即学会了"站起来"和"站正"。她变得喜欢到物理治疗机构，喜欢学习走路，且她也以自己为荣，一年后她已可使用膝踝支撑鞋独立走 100 米到幼儿园上课，并且可以参与所有的学校活动（Manella & Varni，1981）。

第五节　新生儿臂神经丛受损

一、定义

新生儿臂神经丛损伤（Birth Brachial Plexus Injury，BBPI），指因生产过程困难而导致手臂的神经丛拉伤（Shepherd，1995），又称为分娩性臂神经丛麻痹。常见的 ICD-10 位码为：G54.0、P14；其 APTA 较佳执业指引形态主要为 5F。

二、造成原因

大致因胎儿过大、臀位产，以至于在出生过程中拉伤臂神经丛，造成一侧上肢无力（Linden & Norton，2006），尤以右侧居多。

三、流行率

流行率为 0.38‰ ～ 5.1‰（Shepherd，1991；Waters，2005；Linden & Norton，2006）。

四、分类与症状

可依根据受损神经节部位、严重度分类（Waters，2005）。

1. 根据受损神经节部位分类

一般可分为欧勃氏麻痹（Erb's palsy，C_5-C_6）、克兰氏麻痹（Klumpke's palsy，C_8-T_1）与全臂型（whole arm type，C_5-T_1）（Adler，1967），然而克兰氏麻痹非常少见（Waters，2005）。此外，受损处是神经节前或神经节后也会影响预后。目前以临床表现与预后分四类（Waters，2005）：

（1）欧勃氏麻痹：第5颈椎（C5）与第6颈椎（C6）神经根受损，又称上臂型，占大多数。预后较好，90%会自然恢复（Waters，2005）。

（2）第5至第7颈椎神经根受损型（C_5-C_7型），预后较欧勃氏麻痹差（Waters，2005）。

（3）全臂型无合并霍纳氏综合征，臂神经丛由第5颈椎至第1胸椎神经根全部受损。

（4）全臂型合并霍纳氏综合征，此型最严重。霍纳氏综合征（Horner's Syndrome）是支配眼睛的交感神经受到阻断所产生的症状。

2. 根据神经受损严重度分类

分为神经根撕裂伤、神经根或干断裂、神经鞘内神经小束断裂。神经根撕裂伤无法修复，神经根或干断裂须手术修复，神经鞘内神经小束断裂有部分可自行恢复（Waters，2005）。

3. 临床症状

（1）肌力减弱或麻痹：根据受损的类别，肌力减弱或麻痹的情况分别如下（Waters，2005）：

①欧勃氏麻痹，三角肌、肱二头肌、肱桡肌、肱肌、旋后肌肌力会受影响，缺肩外展与外转、肘屈曲与前臂外旋的动作，会有肩内转与内缩的姿势。

②C5-C7型，因腕及指伸肌力减弱，手会有要小费的姿势。

③全臂型无合并霍纳氏综合征，呈现悬吊软瘫的手臂。

④全臂型合并霍纳氏综合征，霍纳氏综合征症状包括瞳孔缩小，眼睑下垂，半边面部无汗。

⑤受损部位在神经节前者会有以下症状：霍纳氏综合征（交感神经受损）、半侧横膈提高（膈神经受损）、翼状肩（胸长神经受损，导至前锯肌无力）、菱形肌无力（肩胛背神经受损）、肩旋转袖无力（肩胛上神经受损）或阔背肌无力（胸背神经受损）。

（2）患侧上肢动作控制或姿势异常：由于出生时即有肌力受损，因此长大后仍有下述动作控制问题：不正确的习惯性动作；习惯不使用患侧；在姿势方面呈两侧上肢不对称。

（3）受损神经导致部分感觉缺失。

（4）关节活动度受限及关节变形：无法完全恢复者，其盂肱关节会有不同程度的变形或脱位（Waters，2005）。

（5）深部肌腱反射减弱。

其他相关缺损有：俯卧的发展迟缓，双手活动功能障碍。

五、评估与检查

（一）关节活动度

物理治疗师在新生儿出院之前应检查其患肢与颈部的关节活动度。详细的关节活动度可以作为辨别日后是否应执行避免次发性关节挛缩干预的基准（Vander Linden & Norton，2006）。

（二）动作功能

婴儿时期物理治疗师在反应及反射测试同时要观察其四肢活动与肌肉收缩状况。Clarke 和 Curtis 在 1995 年建立可以将 BBPI 儿童肌力依据观察分 7 级的"主动动作量表"（Active Movement Scale）（见表 1-5）（Clarke & Curtis，1995），此量表再测信度近乎完美（Kappa=0.85），施测者间信度属显著相关（Kappa=0.66）（Bae et al.，2003）。

表 1-5　新生儿臂神经丛受损的主动动作量表

观　察	肌力分级
非抗重力	
没有收缩	0
有收缩，但没有动作	1
动作范围小于 1/2	2
动作范围大于 1/2	3
完整范围的动作	4
抗重力	
动作范围小于或等于 1/2	5

观　察	肌力分级
动作范围大于 1/2	6
完整范围的动作	7

（摘自 Clarke & Curtis，1995）

标准徒手肌力测试或手握式测力器也可测量上肢肌力及手握力，但 5 岁以上儿童较易施测；此外，还需观察其动作形态、代偿方式及姿势。

（三）感觉

在婴儿期感觉评估的敏感度及信度并不高。针对臂神经丛受损儿童的感觉分级如下：S0 为对疼痛或其他刺激无反应；S1 为对疼痛刺激有反应，但对触觉无反应；S2 为对触觉有反应，对轻触觉无反应；S3 为对刺激有适当的反应（Narakas，1987）。当神经再生时，感觉丧失可能会变成感觉异常（Narakas，1987）。婴儿或儿童可能会对刺激或轻触产生疼痛或不舒服的反应。感觉测试，例如冷热觉、轻触觉及两点辨识适合用于年纪较大的儿童。

（四）功能状态

粗大动作与精细动作的发展测验都可以拿来评估儿童上肢的机能损伤与功能程度。“马莱氏臂神经丛损伤儿童的功能分类量表”（Mallet's Classification of Function in Obstetric Brachial Plexus Palsy）已广泛地施用于大于 3 岁的儿童，共分 5 个功能层级：层级 I 的儿童无法出现动作；层级 II 的儿童主动肩外展可达 0°～30°、肩外转 0°，无法将手放在头后，无法将手放在背后，可将手举至口边，但合并明显肩外展动作；层级 III 的儿童其肩外展可达 30°～90°，肩外转可由最内转姿势外转 20°，不容易将手放在头后，可以将手往后触摸到荐骨第一节处，当手举至口边时合并些微肩外展动作；层级 IV 的儿童其肩外展可到 90°、肩外转由水平面外转 0°～20°，很容易将手放在头后，可将手往后触摸到胸椎第 12 节处，可以在上臂放在身旁姿势弯肘将手举至口中；层级 V 的儿童可以完成上述动作至完全角度（Gilbert，1993）。信度研究显示，再测信度属显著相关（Kappa=0.76），施测者间信度属显著相关（Kappa=0.78）（Bae et al.，2003）。

（五）肌电图与神经传导速度检查

诊断性肌电图的结果虽然提供了一些信息，但不能精确预测恢复结果，与临床肌力表现也没有绝对的相关（Eng，1971），主要因婴儿神经系统有高可塑性（Waters，2005）。在缺乏动作神经传导的情况下有正常的感觉神经传导，表示为撕裂伤；3个月内无神经再生，可能是撕裂伤（Waters，2005）。在手部显微手术完成之后，肌电图可以立即记录并在数日或数月进行追踪。此信息可帮助治疗师制订目标与干预方法，并可作为咨询家长的参考。

六、预后

许多学者提出康复期间有 1 ～ 18 个月的变异性（Shepherd，1995）。自发性复原大部分发生在受伤后 4 ～ 9 个月（Gilbert，1995），最久可至 4 岁。若未完全康复，则日常生活中功能如手到嘴的动作、吃饭、穿衣、梳洗将会受限（Eng，1996）。若儿童在 2 个月可恢复至"主动动作量表"5 分者，通常在 1 年内可完全恢复；肱二头肌若在 5 ～ 6 个月大时无"主动动作量表"5 分以上，则无法完全恢复，若在 4 ～ 6 周内有抗重力肌力，则其可恢复至两侧肩对称；第 5 至第 7 颈椎神经根受损者若在 3 ～ 6 个月大仅部分抗重力，也无法完全恢复（Waters，2005）。

七、治疗与干预方法

（一）手术处理

90% ～ 95% 臂神经丛受损儿童只需要物理治疗的干预，并不需要手术处理（Laurent & Lee，1994）。接受神经手术的标准为 2 ～ 3 个月大仍为完全损伤型，3 ～ 6 个月大时肘屈曲肌衰弱者（Sundholm & Eliasson，1998）。但也有其他因素需要考虑，如有无霍纳氏综合征（Gilbert et al.，2006）。神经手术包括神经破坏术、神经瘤切除术与神经移植、神经转移；其中单独神经破坏术较不被推荐（Waters，2005）。

在伤害发生后 7 ～ 10 天内需要处理的是减少受损神经周围的出血与水肿，这时患肢最好放在腹部上方，以避免压迫。在这 7 ～ 10 天固定期后物理治疗师再进行评估与检查（Kahn-D'angelo & Unanue Rose，2006；Linden & Norton，2006），并且教导家长关节活动度运动、摆位与治疗性游戏，以避免儿童因久置不动而有挛缩的现象。另外也要提醒家长需注意之处，例如感觉异常。

（二）物理治疗干预原则

（1）保持患侧处于最佳状况，避免忽视患侧。

（2）提供适当感觉刺激，以确保神经恢复时，上肢能尽快有功能性活动。

（3）早期进行感觉动作控制训练，以游戏或功能性活动进行。

（三）物理治疗方法

（1）被动关节运动：被动关节活动的目的在于防止挛缩发生，应在儿童7～10天大，出血与肿胀消除后，温和缓慢地进行（Versaw-Barnes & Wood，2008）。不应引起儿童疼痛，对C5-6受损者早期避免过度伸展肩关节，并避免从腋下抱起儿童。

（2）电刺激：近年来功能性电刺激（Funtional Electrical Stimulation，FES）已逐渐用来治疗臂神经丛受损儿童，其目的是增加感觉认知以及增加肌力与关节活动度。使用功能性电刺激或许可以增加儿童的感觉认知以及减少忽略患肢的现象（Eng et al.，1978）。

（3）感觉动作训练：早期动作训练使用离心收缩方式会比向心收缩方式更容易奏效，如训练抬手时，先将手抬高尝试要儿童维持，儿童若无力就会以离心收缩方式缓慢放下；此外，依其肌力，将儿童摆在适当姿势，防止使用假动作；并以手法诱导，以口令、视觉及听觉刺激加强患童对动作的知觉概念；在训练过程中可使用肌电回馈（Shepherd，1991）；于肩关节抬高时，治疗师协助肩胛骨的稳定，以减少补偿动作（Linden & Norton，2006）。

八、预防

臂神经丛受损的危险因子包括生产时的胎儿体重、之前有过肩难产、骨盆不正以及产妇高龄等。如有上述危险因素应建议进行剖宫生产（O'Leary，1992）。

九、疗效

Eng追踪186位15个月内开始接受物理治疗的个案，在3个月内接受第一次检查，包括临床测试、电生理检查、功能性成果测试，且在15～20岁时再追踪。将其分成轻度、中度、中重度、重度、极重度五组（见表1-6），受损的神经阶层与严重度有关，个案中有88%属于上臂型（包括轻度63%、中度25%，12%为完全损伤型属于重度或极重度）。15～20岁后续追踪结果与3个月时的严重度具相关性，其中72%个案保持原来的严重度（Eng，1996）。

表 1-6　新生儿臂神经丛受损在 3 个月内的严重度与 15～20 岁追踪检查的机能损伤程度

最初评估（＜3个月）	追踪（15～20岁）
几乎无任何不正常症状，肌腱反射正常	几乎功能可完全恢复
肩压下肌轻微无力，肘屈曲肌可抗重力，手部功能正常 肌腱反射为微量	轻微翼状肩胛，有一些肩外转的动作，外展可达 90° 肘屈曲肌可抗重力达完全角度旋后动作轻微丧失 手部使用正常，流汗及感觉正常
肩外展小于 90°，肘关节可屈曲但无法抗重力，有侍者小费手的姿势出现。手部功能正常 无肌腱反射	明显翼状肩胛，肩外展小于 90°，且以阔背肌或前锯肌来代偿动作，使用肘屈曲肌加肩外展来抬高举手 肘关节屈曲挛缩，腕及手指屈曲及伸直肌都达到抗重力 手部功能正常
肩关节无任何动作，肘屈曲无法抗重力，手部功能轻微受损 无肌腱反射 流汗及感觉功能有轻微丧失	严重翼状肩胛，肩外展小于 45°。肘关节挛缩，无后旋动作，肘屈曲肌无法抗重力 手部功能不良 流汗及感觉功能轻微丧失
手臂及手部垂在身体旁 流汗及感觉功能明显丧失 无肌腱反射 霍纳氏征象	严重翼状肩胛，肩外展小于 45° 肘关节挛缩，无后旋动作，肘屈曲肌无任何动作 手部功能丧失 严重地流汗及感觉丧失

（摘自 Eng & Binder，1996）

接受神经手术后的儿童，受损的神经阶层与残存的日常生活功能之间无一定关系（Sundholm，1998），所以依照受损的阶层来预测预后会有很大的变异性。一般以残存的肌肉及开始恢复的年龄来评估，早期评估以肩关节动作、手指伸直动作及手内肌的活动为主（Sundholm，1998）。Sundholm 追踪 105 位 BBPI 儿童至 5 岁，推估 70% 的儿童经适当的治疗（手术与康复训练）在 5 岁时可完全恢复，若在 3 月大时仍有肘屈曲肌衰弱症状，仅有 5% 完全复原（Sundholm，1998）。Gilbert 等人追踪经手术与物理治疗的个案，在 4 岁时欧勃氏麻痹 80% 患侧肩部动作有良好功能，第 5 至第 7 颈椎神经根受损者则 61% 有良好功能；肘部动作功能一般恢复良好，81% 于 8 岁时有良好功能（Gilbert et al.，2006）。

第六节　身体病弱儿

教育系统的身体病弱学生是指身体器官系统，包括心脏循环系统、呼吸系统、消化系统、内分泌系统、泌尿系统及骨髓造血系统等，经一段时间治疗，确定短期无法矫治，其身体功能有障碍者（张蓓莉，1999）。每种脏器的障碍程度皆分轻度、中度、重度与极重度。有两种以上重要脏器并存身心障碍时，提高一个等级。

本章将介绍身体病弱中常见的哮喘、先天性心脏病与癌症病童。

一、哮喘

（一）定义

哮喘主要是因刺激引起呼吸道平滑肌收缩，使气管口径缩小，为一种阻塞性肺疾，常伴有组织肿胀和黏液分泌的增加，而影响空气的排出与气体交换（吴英黛，2003；沈渊瑶，1999），经由复杂互动因素造成呼吸急促、胸紧与咳嗽的症状（Massery & Magee，2006）。常见的 ICD-10 位码为 J45Asthma；其 APTA 较佳执业指引形态主要为 5B、6C。

（二）造成原因

造成原因分外在刺激因素与内在刺激因素。外在刺激，或称过敏性刺激，主要为吸入过敏原；而内在刺激，又称非过敏性刺激，包括感染、运动、过冷或过热的空气、暴露在气管刺激物下或情绪变化等（Massery & Magee，2006）。

（三）流行率

流行率接近 10%，且有越来越高的趋势（Massery & Magee，2006）。

（四）临床表征与症状

临床有呼吸急促、脸色苍白、咳嗽有痰、喘声、肋骨凹陷及心跳加速等症状，呼吸功能与运动功能降低。哮喘的特征在于气道狭窄的可逆性，但长期而持续的哮喘发作会引起平滑肌肥大和呼吸道的永久窄缩，变成类似慢性阻塞性肺病。小儿哮喘者比成人患者更易发生运动诱发的哮喘，因此这类儿童大多不爱参与体能活动，使得心肺功能变差，与同伴相处发生困难，同时造成恶性循环，一运动就更喘（吴英黛，2003）。哮喘儿童常见的日常生活功能障碍包括：睡眠、进食、说话与移动（Massery & Magee，2006）。

（五）评估与检查

（1）评估、询问病人病史并进行理学检查。

（2）影像学检查：胸部 X 光检查可排除解剖构造异常、肺塌陷、中膈积气、气胸、异物吸入或肿瘤。使用支气管扩张剂而反应欠佳的病人，X 光检查对其尤其重要（沈渊瑶，1999）。

（3）肺功能检查：临床上最简单常用的换气功能测量是肺活量（vital capacity，VC）和呼气流速检查，只要一个肺活量计便可测量。肺功能是以病童身高来预测的。尖峰呼气流速（PER）监测可在哮喘急性期评估疾病严重度与治疗的反应。测量第一秒强迫呼气量（FE_1V）、用力肺活量（FVC）、25%～75%平均气流速度（$FEV_{25～75}$）可用来评估症状较轻的儿童。肺量计加上气管激发试验、运动或乙酰胆碱，可用来评估气道高反应或诊断不明的哮喘。大于6岁的儿童可进行此类检查（沈渊瑶，1999）。

（4）临床评量：评估呼吸时是否使用呼吸辅助肌，有无哮鸣、心跳加剧。此外咳嗽症状、睡眠状况也需评估。运动测试也可以了解运动心肺耐力及次大运动残时的呼吸功能（Massery & Magee，2006）。

（5）全球哮喘创议组织理事会（Global Initiate for Asthma，GINA）将5岁以上儿童的哮喘严重程度依据症状评估和肺功能检查结果分类。哮喘严重度可用来决定所需的治疗种类（Global Initiate for Asthma，2010）。

（六）预后

虽然哮喘可能致命，但儿童哮喘的长期预后相当不错。哮喘病童到青少年期大部分哮喘症状消失，然而肺功能仍较差（Massery & Magee，2006）。持续哮喘的危险因子包括：严重哮喘、同时患有过敏性鼻炎、对尘螨与猫过敏、有家族性哮喘病史、婴儿期患有下呼吸道感染、母亲抽烟。依赖类固醇的病人可能会表现出库欣综合征、生长迟缓、青春痘、骨质疏松、白内障与伺机性感染（沈渊瑶，1999）。

（七）治疗与干预方法

美国哮喘教育与预防计划提出根据哮喘的阶段而给予不同的药物处置的指引，当哮喘控制下来，药物逐渐减低，否则相反。此外，个案的自我处理技巧与卫生教育是哮喘最重要的干预方法（National Asthma Education and Prevention Program，2007）。

对于哮喘婴幼儿，家人的教育与照顾相当重要。家长可学会观察哮喘发作的先兆，并给予适度的处置，将有效防止哮喘症状的发作（Massery & Magee，2006）。

哮喘的治疗主要视其症状轻重及成因而有不同。若是过敏原引起的，则设法找出过敏原，将其去除，或使用减敏感疗法。在哮喘紧急发作时，通常会使用肾上腺素或氨基菲林类药物来控制，若药物不能有效控制，有些儿童甚至必须送入加护病房。一些哮喘儿童可能对灰尘过敏，因此在打扫教室时，尽量避免让这些儿童暴露于灰尘中而引起哮喘发作。有些动物毛发也会引起哮喘，因此饲养宠物必须特别注意。

90%的哮喘儿童会因激烈运动而引起哮喘，然而不能因为这样就禁止他们参加任何运动，以免使其体能更差。通常可选择一些体力需求较低的体育活动，如游泳、慢跑、骑脚踏车等，在运动前服用一些药物可降低运动诱发的哮喘。

如果病童发生哮喘的原因主要为运动诱发，此类病童的物理治疗计划应着重于放松的技巧、正确的呼吸方式（用横膈膜吸气、吐气时使用腹肌及圆唇）、适时使用体位引流和震动来帮助黏液及纤毛功能，以及运动训练。

在运动训练时，注意以下几点有助于运动诱发哮喘的预防（吴英黛，2003）：

（1）避开运动环境中的过敏原或空气污染。

（2）在比较潮湿温暖的空气中运动，用鼻呼吸。在冬天较寒冷的天气中运动时应戴面罩或以围巾包住口鼻，使吸入的空气较潮湿温暖。游泳的水温至少要24 ℃。

（3）运动前1小时应有反复的热身运动。热身运动可减少气道中热量和水分的散失，同时因为热身可引起不反应期，随后的运动因此会有较小的哮喘反应。

（4）慎选运动的形式、时间长短与强度。一般来说小于5分钟的间歇式运动、运动强度小于最高运动量70%的较不容易引起哮喘。

（5）激烈运动后要有适当的冷却期。运动后避免吸入过热、过湿的空气。

（6）学习在运动时采用较慢且深的呼吸方式。

（7）药物控制。在运动前30～45分钟服用20～40 mg的Cromolyn或运动前10～15分钟使用拟交感神经刺激的气管扩张作用的喷雾剂，以减轻运动诱发的立即哮喘。

有痰的儿童，平时需用姿势引流，加上一些排痰技巧，以防止其变成慢性气管炎。教导哮喘儿童进行慢而深的横膈膜呼吸运动，并增加其换气的效率。教导哮喘儿童学会放松，也可降低其因哮喘发作导致的焦虑，甚至预防哮喘的发作。一般而言，哮喘大部分是可痊愈的，很多哮喘儿童长大后就完全正常。只要注意环境的影响、药物服用与运动训练，哮喘是可控制的（吴英黛，2003）。

哮喘行动计划是教导儿童及其家人检验与控制哮喘的有效方法（Scottish Intercollegiate Guidelines Network，2011）。

（八）疗效

运动训练可减少哮喘病人在日常生活中运动诱发哮喘的频率与发作时间，同时还可增加他们的自信心以及参与团体活动的能力。运动训练可增加摄氧量、提高无氧性界限，可能降低对二氧化碳和过度换气的高敏感性迷走张力，这些都是运动训练能减少哮喘的原因（吴英黛，2003）。研究已证实经由胸腔物理治疗30分钟后，中重度哮喘儿童可提升第一秒用力呼气量（FE_1V）的40%（Huber et al.，1974）。使用"美国哮喘教育与预防计划"指南可有效改善儿童的生活质量（Fanta & Fletcher，2011）。

二、囊状纤维化

囊状纤维化在欧美国家是一种常见的儿童致死性肺部疾病，在东方国家则较少见。这是一种自体隐性遗传疾病，由第7对染色体中的"囊性纤维化穿透膜传导度调节器"基因的缺陷造成呼吸道、胰脏、肠胃道、汗腺等外分泌腺体器官的功能异常，而影响儿童的健康及发展（Houston et al.，2008）。常见的 ICD-10 位码为 E84；其 APTA 较佳执业指引形态主要为 5B、6C。

其发生率在亚洲人中为 1/90000（MacLusky et al.，1987）。此疾病主要侵犯外分泌系统，故简易的汗液检查就可确定诊断，指标是氯浓度必须大于60 mEq/L 和每次汗液量至少要有 75 mg（最好大于 100 mg）。99% 的囊状纤维化病童汗液会出现氯离子上升现象（沈渊瑶，1999）。

囊状纤维化主要侵犯外分泌系统及上皮细胞，其吸收和分泌的特性都会受到影响。特征为异常黏稠的分泌液造成肺、肝、胰脏管道阻塞。通常一出生就会有胎粪性肠阻塞；且由于胰功能不足，大便常是白色、恶臭的，反复有腹部疼痛与便秘等现象，体重通常难以增加，身体长期处于衰弱状况。由于气管黏液太黏稠，无法有效率地流动并过滤脏东西，同时，也会阻塞住小气管，造成肺泡无法交换新鲜气体，肺叶塌扁，因此会有肺炎、支气管炎等问题，后期则会演化到支气管扩张、肺气肿等（沈渊瑶，1999）。

囊状纤维化病童的消化道常受影响以致发育不佳及有呼吸道的并发症。婴儿与儿童期的死亡率甚高。近年来由于抗生素、物理治疗、肺功能检查已逐渐使此病童的平均寿命增加（吴英黛，2003），有些个案寿命已进入 50 岁年龄层（Dodge et al.，2007）。

早期治疗工作中，父母参与是非常重要的。体位引流和排痰是重要的工作项目，是将儿童摆成不同的姿势，以拍或振动的手法，将肺部内的痰引流出来。吸入疗法、呼吸运动与适度的体能活动训练也都可协助儿童维持良好的心肺功能。由于这类儿童汗液中盐分也较一般儿童浓度高，因此在夏天若流汗过多，应在饮食中补充盐分。由于缺乏胰脏酵素，需补充这类酵素补充物，并添加油溶性维生素（如维生素 A、D、E 和 K）。在囊性纤维化疾病中有很多关于维持气道卫生技术（包括体位引流、叩击以及咳嗽的技巧）的研究，除了可帮助痰液排除，还可改善肺功能，减缓肺功能的恶化。有些研究甚至显示囊状纤维化儿童若在体位引流和叩击之外加上运动训练，对第一秒用力呼气量的提升较仅接受传统胸腔物理治疗更佳（吴英黛，2003）。

胸腔物理治疗中的气道清洁及运动治疗在治疗囊状纤维化儿童的治疗中扮演重要的角色，气道清洁方法包括姿势引流及振动、拍打。可以教导年纪较大个案自行在坐姿下，同时用力呼气以产生引流效果。此外，运动也可以帮忙排出痰液（McIlwaine，2007）。

据考克兰的系统性回顾，到目前为止还没有办法证实一般的体适能运动可以增加囊状纤维化儿童肺部功能以及运动的耐受力（Bradley，2008）。吸肌的肌力训练用来扩大胸部，让较多空气进入肺部，通常被建议用于囊状纤维化儿童的治疗，但系统性回顾文献无法支持其疗效（Houston，Mills et al.，2008）。

三、先天性心脏病

（一）病因

先天性心脏病的病因目前还不是十分清楚，可能是基因异常，例如，特纳氏综合征（Turner Syndrome）等（Howell & Reynolds，2006）。常见的 ICD-10 位码包括 Q20-Q25；其 APTA 较佳执业指引形态主要为 5B、6D。

（二）发病率

先天性心脏病的发病率在活产儿中为 6‰ ~ 10‰（Howell & Reynolds，2006）。如果包括先天性心律不齐则发病率约为 1%。大部分的病变发生于怀孕第 18 ~ 50 天（沈渊瑶，1999）。

（三）临床表征与症状

出生时，心室中膈缺损（Ventricular Septal Defect，VSD）是最常见的病变，占先天性心脏病的 25% ~ 30%，其次依序是开放性动脉、心房中膈缺损、法洛氏四重症、主动脉弓窄缩、大血管转位（Brossman，2008）。多数儿童是足月儿，其出生大小也符合正常怀孕周数。

先天性心脏病一般分为两类，即发绀性与非发绀性：

（1）发绀性先天性心脏病例如法洛氏四重症、大动脉转位等，其儿童的右心房、心室压力较左侧高，而且两边之间有通道，因此静脉血会回流到左侧动脉血，造成动脉血中氧气浓度降低，因此容易造成嘴唇及指甲发紫或发黑，出现严重缺氧现象，甚至会引起呼吸困难、哮喘、抽筋及死亡。发绀性儿童另一常见症状是手指或脚趾末端变粗，看起来像杵子，因此称"杵状趾"。

（2）非发绀性先天性心脏病儿童则没有动、静脉血管互通或仅由动脉血流到静脉血，因此不会造成全身动脉血缺氧现象，例如心房中膈缺损、开放性动脉导管、主动脉弓窄缩等。先天性心脏病有的需开刀矫治，有些则在长大后自然愈合，然而药物治疗仍然十分重要（吴英黛，2003）。与物理治疗相关的症状包括发展迟缓、喂食困难、生长迟缓（Howell & Reynolds，2006）。

（四）评估与检查

对于先天性心脏病儿童的诊断评估必须依照一个有组织的方式进行，如下列步骤：

（1）询问详细的病史。

（2）理学检查。

（3）心电图检查。

（4）胸部 X 光检查。

（5）超声波和多普勒检查。

（6）心导管检查。

（7）运动测试。

（8）发展测试。

先天性心脏缺陷可在产前诊断，妇产科医生可以先进行心脏超声检查以确定心脏缺损的真正情形。另外，病童生理上的诊断与初步的治疗通常能通过详细的病史和理学检查来决定（沈渊瑶，1999）。术后儿童须注意其手术方法、伤口与身边仪器的相关事项（Brossman，2008）。

心导管检查中的心室摄影计算出的射出比率在评估先天性心脏病时非常有用（吴英黛，2003）。若实验室的运动测试有困难，临床 12 分钟行走测试或登阶测试可以协助（Brossman，2008）。

（五）预后

大部分非发绀性先天性心脏病可用手术或内科疗法处理，危险性低且病情可控。对发绀性先天性心脏病而言，右心室的功能是影响长期存活结果的重要因子（沈渊瑶，1999）。大部分接受手术矫治的先天性心脏病儿童，心肺功能低于同年龄儿童（Amiard et al.，2008），可能因为其心脏功能在矫正后仍有不足，加上他们刻意限制或不愿意参加身体活动，而导致发生更进一步体能减退的情形。

（六）治疗与干预方法

1. 先天性心脏病的手术方法

先天性心脏病的矫治，除开放性导管及主动脉紧缩外，都需要开心及人工心肺机的使用，现代手术方法很先进，大多可以完全矫正，但有时某些复杂混合式的缺损不能被完全矫正，外科医师不得不做一些改善病人症状的暂时性手术或等待较佳状况时再完全矫正（吴英黛，2003）。

2. 先天性心脏病患的物理治疗

先天性心脏病若有大的分流或有瓣膜狭窄者，如主动脉紧缩、主动脉狭窄、肺动脉狭窄、法洛氏四重症等，过度运动都会使病人症状加剧，甚至引起郁血性心脏衰竭；但一些比较良性的心脏缺损，如心房室中隔缺损又无肺部高血压者，可以有如运动员的体能；对于不能开刀者，低量的耐力运动是有益的（吴英黛，2003）。

曾接受先天性心脏病手术的儿童可借由运动增进其心肺适能。但在开始考虑运动前需接受详细评估以判断他们是否适合接受运动训练。评估应包含病史、身体检查、影像学检查、功能分级和运动压力测试，有学者认为运动压力测试对多数 5 岁以上的儿童是安全的（Serra-Grima et al., 2011）。

至于运动的部分，在给病童运动指导及训练前应考虑病童心脏构造上的畸形是否已完全矫正，是否仍存有一些血液动力学的异常及其他心脏上的问题，如低氧血、高血压、心律不齐等。通常在术前，物理治疗师说明术后注意事项，可预防焦虑与并发症（Howell & Reynolds, 2006）。术后需提供胸腔物理治疗与运动治疗。在术后 1 ~ 2 个月时给予运动测试，可以评估内外科治疗的效果、心脏血管系统对运动的反应，以及有无运动导致的心律不齐，并可了解病童的体能极限，避免给予病童尤其是低龄的病童一些不必要的限制。术后 3 ~ 6 个月可再给予运动测试，以评估运动训练的效果并给一些其他运动形式的建议及一般活动的指导。

一般而言，物理治疗师接受先天性心脏病儿童的康复训练多在手术后，物理治疗师应在术后对儿童作整体的评估，除一般术后呼吸的照顾及心脏物理治疗的计划外，还要提供给家长卫生教育（Howell & Reynolds, 2006）。有些先天性心脏病儿童会合并有发展迟缓，必须接受发展筛检与转介。

运动计划的拟订应包括足够的热身和缓和运动，强度适当的有氧运动和阻力运动，并配合游戏和奖励以增加儿童的动机。一般建议的有氧运动强度应接近儿童的换气无氧阈值或呼吸困难阈值（Amiard et al., 2008；Rhodes et al., 2005）。在运动的过程中应监测病童的运动反应，例如心跳、自觉强度，并视需要准备安全设施，例如血氧浓度仪和体外除颤器（Rhodes et al., 2005）。

先天性心脏病患其心脏物理治疗第一阶段的运动与缺血性心脏病患术后运动计划并无明显差异，在术后 6 周内避免激烈的运动，使心肌与伤口有完全修复的机会。小于 15 岁的儿童，一开始给予的运动时间一般较短，通常在 10 分钟以内，而且时间应增加缓慢，每周只增加 3 ~ 5 分钟，在 6 ~ 8 周内达 30 分钟。第二阶段的心脏康复期就该给予病童固定的运动计划，可用运动测试作为运动处方的依据，其训练强度多定在最大心跳数的 60% ~ 80%，刚开始时可以在治疗师监测下进行。

至于对那些心脏储存量不佳者，设计的运动强度应在运动时仍能与人说话的范围内，并训练儿童注意感觉自己身体的症状，如过分疲倦、头昏、心悸等，以避免过高强度的运动所造成的反效果。表 1-7 为伯格氏自觉用力指数（Borg Rate of Perceived Exertion Scale），加图案可用以协助儿童了解自己运动时的费力程度。使用换气指数量表可评估呼吸急促的情形，若深吸一口气大声且慢慢由 1 数到 15 为 level 0，若要换 4 口气才能数完 15 即为 level 4（Brossman, 2008）。在第二阶段，运动形式常采用较快速度走路、骑固定式脚踏车等。3 ~ 6 个月后就可进入心脏康复的第三阶段，在这阶段应建立起儿童的运动习惯，有 3 ~ 5 分钟的热身，训练可渐次由快速走路改为全程慢跑 30 分钟，每周 3 ~ 5 次。

表 1-7　伯格氏自觉用力指数

等级	感受
7	非常非常轻松
8	—
9	非常轻松
10	—
11	轻松
12	—
13	有点吃力
14	—
15	吃力

等级	感受
16	—
17	非常吃力
18	—
19	非常非常吃力
20	—

　　心脏病儿童由于心脏受损程度不一，活动受限也不一样，通常可经由运动测试了解其最大运动量，再根据测试结果，由医师及治疗师给予活动或体能训练的建议。活动或运动强度目前都以基础代谢耗氧量（Metabolic Equivalent，MET）来表示，然而目前研究的大多是成人进行各项活动时的 MET（Ainsworth et al.，2011），儿童的资料比较少见（Ridley et al.，2008）。在进行相同活动时，耗氧量会随着年龄的增加而减少（Harrell et al.，2005），因此使用成人的代谢当量来估计儿童的活动强度可能会产生误差。然而，在缺乏资料的情况下，目前最好的建议方式仍是参考成人的 MET，并利用儿童的休息代谢率进行校正得到估计值（Harrell et al.，2005）。目前由 Ridley 等人所汇整的 6 ~ 18 岁儿童 MET 对照表提供多项活动的 MET 以供参考，读者可参考表 1-8。此外，MET 对照表可能无法适用于能量使用效率较差的失能儿童（Ridley et al.，2008）。若不经运动测试，大人必须学着去观察儿童开始有呼吸困难时的症状，由此去估计儿童可能的运动量极限（吴英黛，2003），但要提醒父母不要过度限制儿童的活动（Howell & Reynolds，2006）。

表 1-8　儿童与青少年常见于日常活动的能量消耗

活动	基础代谢耗氧量
完全休息	1
坐姿：听音乐、看电视、玩计算机	1.2 ~ 1.5
坐姿：操弄玩具、作劳作	1.4 ~ 1.6
站姿：安静不动	1.5
轻松的家事	2 ~ 4
牵张运动	2.5
阻力运动（轻度至费力）	2.1 ~ 3.5

续表

活动	基础代谢耗氧量
于游乐场玩（轻度至费力）	3.8 ~ 6.3
跳舞（轻度至费力）	4.1 ~ 6.5
骑车（轻度至费力）	4.7 ~ 7.8
跳绳（轻度至费力）	6.2 ~ 10.3
行走	
行走（轻度至费力）	2.9 ~ 4.6
携带物品行走（轻度至费力）	3.4 ~ 5.3
上楼梯（慢速至快速）	5.3 ~ 8.8
下楼梯	3 ~ 5（约是上楼的 1/2）
跑步（慢速至快速）	7.7 ~ 9.3

（资料来自 Ridley，et al.，2008）

（七）疗效

以发绀性先天性心脏病的动脉转位症来说，如不以手术方式治疗，30% 的患者死于出生后 1 周内，50% 的患者死于 1 月大时，而超过 90% 的患者活不过 1 岁。经过手术矫正之后，预后已大幅改善，手术死亡率低于 5%，15 年的存活率高达 80% 以上（沈渊瑶，1999）。

心室中膈缺损通常是良性的且缺损不大，因此大部分会自然愈合也不需要做心导管，只有少部分需要在病童 3 ~ 5 个月大时进行手术。以前针对没有症状的主动脉缩窄病童的手术须等到 4 ~ 5 岁，因为再窄缩的机会非常大。不过现今因手术技术的进步，大部分病童在诊断时便接受手术的处理，及早获得了矫治（沈渊瑶，1999）。

心脏康复计划已显示对先天性心脏病儿童有显著功效，除可使其增进心肺耐力外，也有助于提升其功能（Howell & Reynolds，2006）。Rhodes 等人征召一群年龄介于 8 ~ 16 岁的先天性心脏病术后儿童，进行每周 2 次、为期 3 个月的运动计划，发现儿童的最大摄氧量和最大功率有显著进步，并推测进步的机转可能和最大氧脉的增加有关（Rhodes et al.，2005）。Moalla 等人将 18 位 12 ~ 15 岁的先天性心脏病术后儿童分成训练组和没有接受训练的控制组，并让训练组儿童接受 3 个月运动训练，发现两组儿童的最大摄氧量、最大功率、最高心跳没有显著差异，但是训练组儿童在无氧阈值的摄氧量、功率、心跳、呼吸肌氧合能力有显著进步（Moalla et al.，2006）。

四、癌症儿童

恶性肿瘤是 1 ~ 16 岁儿童死亡的主要病因之一（沈渊瑶，1999；Marchese，2008）。美国 1 ~ 19 岁儿童癌症发生率为 1.69‰（Howlader et al.，2011）。其常见的 ICD-10 位码于 C00-C48 中。其 APTA 较佳执业指引形态主要根据其患处与症状而有不同。其种类包括血癌（又称白血症）、淋巴肿瘤、中枢神经瘤、骨癌、韦姆氏瘤，其中血癌和脑瘤最常发生，分别占儿童癌症的 1/3 及 1/4。白血病分为急性与慢性两种，其中以急性淋巴白血病最为常见。癌症的临床特征为贫血、身体出血、发烧、骨头疼痛、全身衰弱与丧失食欲等。近几年来，虽然发生率似乎逐渐升高，但死亡率已大大降低，由癌症引发的种种并发症，需专业团队共同处理（沈渊瑶，1999）。

恶性肿瘤治疗的原则取决于恶性肿瘤的类型、分期和散布的程度。目标也可分为治愈性、保守性和支持性疗法。抗癌治疗包括外科切除、放射线治疗、化学治疗，或三种疗法合并使用（沈渊瑶，1999）。接受治疗，除了掉头发外，还有恶心、呕吐、焦躁、沮丧、感染等问题。因此癌症儿童，除了肉体的疼痛与不适外，尚有经济与心理负担。对治疗师而言，需了解与忍受这类儿童不稳定的情绪，并适当引导（吴淑美，1989）。

儿童癌症病患物理治疗的主要目标有（Marchese，2008）：

（1）预防：预防失能或癌症及其医疗处置的次发性并发症。

（2）促进健康：促进安适感、体适能与正常发展。

（3）恢复：让其功能恢复或保持至最大。

（4）支持：给予功能独立的最大支持。

（5）缓解：增进病童的舒适度，尤其是在癌症末期。

物理治疗对癌症儿童的处置性干预包括：减少疼痛的物理因子与支架、肌力训练、牵拉运动、有氧运动、徒手治疗与运用动作学习原理的功能性训练。实证显示物理治疗可有效改进癌症成人身体功能与生活质量，也可以有效增进白血症儿童的关节活动度与肌力（Marchese，2008）。表 1-9 为基于癌症儿童的血液检查与症状提供的运动指引（Marchese，2008），然而此指引只是参考，脊椎穿刺、骨髓抽吸术、放射线治疗等医疗处置都会影响个案的身心，提供运动方案前应与儿童的主治医师确认。

表 1-9　肿瘤儿童的运动指引 – 基于血液检查与症状

	红血球细胞	血小板	血红素	白血球细胞
正常值	男： （4.7 ~ 5.5） ×10^6/μL 女： （4.1 ~ 4.9） ×10^6/μL	150 000 ~ 350 000/μL	10 ~ 13 g/100 mL	4 500 ~ 11 000/mm³
低值症状	贫血	血小板减少症	贫血	细菌、病毒和 / 或霉菌感染
低值名称	苍白、疲劳参考血红素	瘀血、瘀斑 不运动：<20000	苍白、疲劳 不运动：<8	感染 不运动：<5000
运动指引		轻度运动： 20000 ~ 50000 阻力运动：>50000	轻度运动：8 ~ 10 阻力运动：>10	轻度运动：>5000 阻力运动：>5000

（摘自：Marchese，2008）

第七节　小儿麻痹与小儿麻痹后期综合征

1960 年代肢体障碍儿童以小儿麻痹儿童居多，自沙克（1955）及沙宾（1960）制造出疫苗以后，小儿麻痹大流行就逐渐被控制住。1950 至 1959 年小儿麻痹大流行的存活者，经过急性期后，长大逐渐出现小儿麻痹后期综合征（post polio syndrome，PPS）（Low & Downey，1982）。PPS 为小儿麻痹儿童成长至成人后出现的使患者更衰弱的新症状，包括疲劳、肌无力及疼痛问题（Shepherd，1995）。

一、定义

小儿麻痹为病毒侵犯脊髓或延髓的运动神经细胞而造成肌肉麻痹（Low & Downey，1982）。其常见的 ICD-10 位码为：B91、A80；其 APTA 较佳执业指引形态主要为 5F。

二、病因

小儿麻痹病毒经由口腔或呼吸道传入，侵害前角神经细胞。造成小儿麻痹后期综合征（PPS）可能原因如下（胡名霞，1996）：

（1）正常老化过程。

（2）原已恢复的神经元的早期老化。

（3）巨动作单元代谢需求：在小儿麻痹恢复期时，恢复的前角细胞可能重新支配比原来多出 5 倍的肌肉纤维，成为巨动作单元。

（4）轴突生长的修剪：前角细胞的轴突回缩，减少受支配的肌肉纤维。

（5）巨动作单元的神经肌肉接合点传导异常、不稳定。

三、发生率与流行率

世界卫生组织估计目前在发展中国家每年约有 275000 名罹患小儿麻痹的新患者，但在美国每年约有 10 名新患者（胡名霞，1996）。统计显示，小儿麻痹患者成人后有 80% ~ 91% 有 PPS 症状（Bruno & Frick，1987；Elrod et al.，2005）；但若以进展性肌肉无力为 PPS 诊断标准，则只有20% ~ 30%（Simionescu & Jubelt，2011）。

四、临床表征与症状

（一）小儿麻痹分类

90% 的小儿麻痹患者并无肌肉麻痹症状，其他患者大部分仅是短暂症状，少部分才有肌肉麻痹后遗症（Mandell et al.，1985）。依其侵犯部位分为脊髓小儿麻痹、延髓小儿麻痹、延髓脊髓小儿麻痹（Low & Downey，1982）。

（二）小儿麻痹临床症状

肌肉麻痹发生的高峰期为发病后一周（Low & Downey，1982），无力程度与神经细胞受损严重度有关，早期有疼痛症状；若呼吸肌受侵犯，会有呼吸问题（Shephard，1995）。后期会因次发性并发症，而有以下症状（Shephard，1995）：

（1）肌肉麻痹。

（2）肌肉、骨骼萎缩。

（3）关节挛缩。

（4）畸形、脊柱侧弯。

（5）末梢血液循环不良。

（三）小儿麻痹后期综合征症状

PPS 主要生理症状如下，以前三者较常见（胡名霞，1996；Shephard，1995；Elrod et al.，2005；Simionescu & Jubelt，2011）：

（1）进展性肌肉无力，最常发生在原受损肌肉，但健部肢体或呼吸肌也可能发生（Simionescu，Jubelt，2011）。下肢较上肢明显（Gandevia et al.，2000）。

（2）疲劳，症状包括全身疲劳与肌肉疲劳（Simionescu & Jubelt，2011）。

（3）疼痛，包括肌肉疼痛与关节疼痛（Simionescu & Jubelt，2011）。

（4）怕冷，新的肌肉或骨骼萎缩。

（5）肌肉震颤、抽筋、换气不足、吞咽困难、睡眠障碍。

由于生理症状，常合并的心理障碍有（Elrod et al.，2005）：焦虑、忧郁、强迫症、低自我效能以及对于疾病可能变化的恐惧感。因此必须给予心理支持。

五、评估与检查

小儿麻痹评估包括肌力、肌肉长度、动作功能及辅具评估（Shephard，1995）。小儿麻痹后期综合征评估包括（胡名霞，1996）：

（1）体能活动：记录种类、时间、密度。

（2）姿势评估：评估睡眠、坐、站、走等习惯性姿势。

（3）修正的脊椎与上下肢 1/4 评估。

（4）矫具评估：注意病人的矫具需要。

（5）徒手肌力测试（MMT）：并不需花太多时间区分可 +、可或可 -，选取的肌肉群测试较为实用。

六、预后

小儿麻痹后期综合征在小儿麻痹急性期后 30 ~ 40 年出现，在 35 ~ 42 岁后发生（Elrod et al.，2005）。

七、治疗与干预方法

（一）小儿麻痹的处理

自疫苗问世后，在临床上小儿麻痹患者已大为减少，但仍有偶发病例。简介小儿麻痹慢性期干预方法如下（Shephard，1995）：

（1）肌力的维持或加强。

（2）避免或改善关节挛缩、畸形。

（3）支架、辅具的咨询与使用。

（4）动作功能的维持或加强。

（5）体适能的训练。

（二）小儿麻痹后期综合征的处理

医护人员应针对 PPS 及其对工作的冲击给予个案咨询与建议（Elrod et al.，2005）。卫生教育非常重要，即教导病人自我处理技巧，所以病人与家属教育为干预重点。治疗的目标及其处理方法可分为以下几点（胡名霞，1996；Umphred，1995）：

1. 疼痛、肌肉疲乏、肌力减退等控制

（1）病人抱怨"像感冒一样的全身酸痛"，多在活动后 1 ~ 2 天发生，使用物理治疗仪器仅能治标并无法治本。处理方法为：

①选择较不耗体力的体能活动。不导致肌肉疲劳的肌力训练有增加肌力的效果（Simionescu & Jubelt，2011）。

②减少能量消耗。

③频繁的休息间隔。

④活动与工作内容的设计：多休息或交替不同运动，调整工作环境、内容与时间表。

实际的建议有：少爬楼梯多用电梯、使用浴室用椅、控制体重、使用看书架、推车；使用副木、辅具等以减少肌肉疲乏；避免肌力训练及激烈的有氧运动。

复原情况因人而异，若能遵循以上原则，约有 28% 完全消除症状，78% 减轻症状，反之若不休息则可能加重症状。

（2）若为关节疼痛，则多因重复的小损伤造成，可用物理治疗仪器、药物、适量的关节运动、操作治疗、局部冷疗等方法减轻疼痛。

（3）异常疲劳：处理原则与全身肌肉酸痛相同。建议常休息，每天中午要小睡片刻等，可能 3 ~ 12 个月才恢复。

（4）新的肌肉萎缩：通常多次收缩后发生无力，会发生于原先肌力正常的肌肉，引起病患极度恐慌。需在病人的日常生活中判断是过度使用导致无力还是失用导致无力。若是过度使用者就要使用肌肉工作量减少方法，并给予适度的休息与保护。若是由肌肉无力因失用引起的，则需给予适度的肌力加强训练。减少肌肉工作量方法：

①能量节省技巧：能一趟完成就不要跑两趟、能坐就不要站、能用推车就不要用手搬、能开车就不要走路。

②以营养控制而非运动的方式来减轻体重。

③修改行动的方式而非限制行动：开始使用行动辅具，如电动车、电动轮椅等。

（5）环境的冷耐受力不佳：因交感神经异常引起，应注意保暖。病人常用热敷包减少此症状，但易造成水肿等副作用。

2. 以辅具矫正或减少姿势及步态异常

如椅子高度、宽度、扶把靠背的使用、使用束腹等。

（1）矫具的使用：许多小儿麻痹病患不愿使用矫具或觉得矫具反而造成疼痛与不便。治疗师需给病人使用矫具找到很好的理由，如：预防跌倒及预防造成骨折的可能性、限制关节活动以预防疼痛。

（2）小儿麻痹的踝足装具固定踝关节于些微跖屈，而非背屈角度，否则个案穿上有跟鞋子会不舒适，若股四头肌无力，也容易造成突然跪下的现象。

（3）膝反曲：可利用膝踝足装具，控制膝关节过度伸直在10°～15°以内。

3. 运动注意事项（胡名霞，1996）

（1）当肌肉酸痛及疲乏仍存在时，不宜给太多运动。

（2）可配合牵张运动、肌筋膜放松术等进行。

（3）若有失用情形，需进行重建运动。运动量比一般人低（少一半，且休息时间增加一倍），若运动后立即的疲劳小于30分钟，或2天内不出现疲劳及疼痛，则可继续逐渐增加运动。

（4）放松运动、冥想放松、水中无阻力运动等均为不错的选择。

（5）户外运动仍可参加，但多使用机动车辆以免过疲。

第八节　其他

一、自闭症谱系障碍

自闭症谱系障碍（Autistism Spectrum Disorder，ASD）是指由特定症状组合成的发展与行为障碍，严重程度范围很广。其特征包括社交反应差，语言沟通能力差，兴趣狭窄或者重复某种行为。一般在3岁以前显示出来，会终生影响一个儿童和他人的社交沟通以及对世界的认识和反应（Augustyn，2011），其在

ICD-10 或 DSM-Ⅳ 都是归类在"广泛性发展障碍"中。流行率为 2%～6.7%，男生约是女生的 4 倍（Augustyn，2011）。ASD 在 ICD-10 广泛性发展障碍的次分类包括：儿童期自闭症（childhood autism，84.0）、非典型自闭症（atypical autism，84.1）、阿斯伯格综合征（Asperger's disorder，84.5），以及未特指的广泛性发展障碍（Pervasive Developmental Disorder Not Otherwise Specified，PDD-NOS）（Bridgemohan，2011a）。其 APTA 较佳执业指引形态主要为 5B。

根据 DSM-Ⅳ，自闭症的诊断准则如下：

1.3 岁前出现的发展异常或障碍（三项至少要有一项）

（1）社交沟通情境的理解性或表达性语言。

（2）选择性社交依恋或交互社会互动。

（3）功能性或象征性游戏。

2. 社会互动方面的质性障碍（四项至少要有两项）

（1）不会适当使用注视、表情、姿势等肢体语言以调整社会互动。

（2）未能发展和同伴分享喜好的事物、活动、情绪等有关的同伴关系。

（3）缺乏社会情绪的交互关系，而表现出对别人情绪的不当反应，或不会依社会情境而调整行为，或不能适当地整合社会、情绪与沟通行为。

（4）不能分享别人的或与人分享自己的快乐。

3. 沟通方面质性障碍（四项至少要有一项）

（1）语言发展迟滞或没有口语，也没有用非口语的姿势表情来辅助沟通的企图。

（2）不会启动或维持一来一往的交换沟通信息。

（3）以固定、反复或特异的方式使用语言。

（4）缺乏自发性装扮的游戏或社会性模仿游戏。

4. 狭窄、反复、固定、僵化的行为、兴趣和活动（四项至少要有一项）

（1）执着于反复狭窄兴趣。

（2）强迫式地执着于非功能性的常规或仪式。

（3）常同性的动作。

（4）对物品的部分或玩具无功能的成分的执着。

广泛性发展障碍次分类的诊断如下：

（1）典型自闭症：B、C、D 合计至少六项。

（2）非典型自闭症：发病年龄或症状不典型。

（3）阿斯伯格综合征：语言、智能正常。

一般儿童发展筛检量表无法有效筛检自闭症，自闭症儿童的筛检可分第一阶与第一阶自闭症儿童行为检核表（Bridgemohan，2011b）。早期发现早期干预可减少未来的行为问题、促进功能与沟通技巧（Bridgemohan，2011a）。具有有效疗育共同因素的综合治疗模式，尤其是多运用患者的特殊能力和偏好到治疗活动中，并有一般人和同伴积极参与，是目前所知对阿斯伯格综合征较有效的疗育模式。文献回顾治疗师运用下述技巧，可有效促进个案功能（Case-Smith & Arbesman，2008）。给家长的相关资讯请参考 Augustyn 的文献（Augustyn，2011）。

自闭症有效疗育的共同因素（Dawson & Osterling，1997）如下：

（1）疗育内容强调五项基础技能领域：

①对环境选择性注意的能力，即观察能力。

②模仿他人的能力。

③理解与运用语言的能力。

④适当玩玩具的能力。

⑤与他人的互动能力，尤其与同伴互动。

（2）提供高度支持性疗育环境并提供概化的策略。

（3）建立可预测性的和常规的活动。

（4）以功能分析的观点处理行为问题。

（5）转衔准备和过程协助。

（6）家庭参与。

二、抽搐痉挛性疾患

抽搐痉挛性疾患（Seizure Disorders，简称抽痉），其描述着重每次发作部位及表现；而癫痫综合征（Epileptic Syndrome）的描述，则需有抽痉发作的年龄、病因与抽痉模式（沈渊瑶，1999）。常见的 ICD-10 位码为：G40、G41；其 APTA 较佳执业指引形态主要为 5A、5B、5C。

（一）定义

抽痉为一种先天性或后天性的脑部慢性病变，由于脑细胞过度放电而引起反复发作，同时呈现出多样的症状（黄立同，2003）。

（二）造成原因

抽痉的原因可包括生产前后脑部损伤、脑部感染、遗传、脑瘤、脑中风等。

（三）流行率

据文献报告，抽痉的流行率为 0.6%，发生率为 3‰ ~ 7‰，其中 90% 都在 20 岁以前发病。25% 的发展性障碍儿童有抽痉问题。约 3% 的普通儿童发生过发热性抽痉与高烧（Long & Toscano，2002）。

（四）临床表征与症状

儿童抽痉可分为下述几种类型（黄立同 2003；Long & Toscano，2002）：①新生儿抽痉，②婴儿点头抽痉，③发热性抽痉，④失神性小发作，⑤强直阵挛大发作，⑥良性局部癫痫，⑦ Lennox-Gastaut 综合征，⑧顽固型癫痫等。

（五）预后

抽痉种类繁多，治疗与预后也不尽相同，因此应由医师详细检查，并给予药物控制。一般而言，若抽痉儿童可按医嘱规则服药，约 50% 可得到满意控制（沈渊瑶，1999）；25% 可显著减少发作次数；15% ~ 20% 发作次数略为减少，但未达理想状况；仅有 5% ~ 10% 无法控制，甚至恶化者。

（六）治疗与干预方法

抽痉为一种长期的慢性疾病，因此需给予家属及儿童适当的心理支持，注意其有无定时服药，尽量避免儿童有过度疲劳、睡眠不足及呼吸道感染等情况，以免诱发其抽痉再度发作。若抽痉儿童用药后，有 3 年以上不再发作，且脑波检查正常，便可以考虑停用药物。停药的方式是慢慢减低药量，直到完全不需服药。

儿童抽痉发作时，大人应保持冷静，采取以下适当的步骤：

（1）将儿童移到安全的地方，松开儿童的上衣，以保持其呼吸顺畅。

（2）将儿童头转向一侧，检查口中有无东西，若有，须将口里含的东西抠出，以防止呛入气管造成窒息。

（3）切记不要过分约束发作儿童的肢体动作，否则反而会造成骨折。

（4）在旁的家人、医护人员、老师或同学，应将发作的情形与发作时间长短记录下来，以便提供医师做诊断用药的参考。

（5）患者发作清醒以后，周围人不要过分夸大发作的状况，以免刺激儿童的情绪。

（6）除非是抽痉连续发生或发作时有严重外伤或合并高烧，才须立即送医处理。

大部分抽痉儿童，都能使用药物控制下来，因此除了一些危险性的活动，如爬高、游泳，须有人陪伴在旁以防止意外发生外，其他时候应尽量鼓励他们如正常小孩一样生活，以促进身心发展正常（吴淑美，1989）。

三、注意力缺陷多动症

（一）定义

注意力缺陷多动症（Attention Deficit/Hyperactivity Disorder，ADHD）简称"多动症"，患者有不专心或／及过动、冲动的行为问题，并造成适应功能下降，常有发展问题，且持续至少半年（宋维村，2004；孔繁钟与孔繁锦，1996）。根据精神障碍诊断与统计手册第四版（Diagnostic and Statistical Manual of Mental Disorders，4th Edition，DSM- Ⅳ），其诊断根据下述几个重点：

（1）①或②有1项成立。

①下列注意力缺失的症状≥6项：

·经常无法密切注意细节，或经常粗心犯错。

·在工作或游戏活动时经常不易维持注意力。

·经常不专心倾听别人说话。

·经常无法完成老师或父母交办事项（并非由于对立行为或不了解指示）。

·工作及活动经常缺乏组织能力。

·经常逃避、不喜欢或拒绝参与需全神贯注的工作（如学校作业）。

·经常遗失工作或游戏所需的东西（如玩具、书、文具等）。

·经常容易被外界刺激吸引。

·容易忘记每日常规活动，需大人时常提醒。

②下列过动－易冲动的症状≥6项：

过动

·经常手忙脚乱或坐时扭动不安。

·在应该好好坐在座位上的场合，时常离开座位。

·在教室或活动场合中不适宜地跑、跳或爬高（在青少年或成人可仅限于主观感觉到不能安静）。

·经常无法安静地参与游戏或从事休闲活动。

·不停地动来动去，像发动的马达。

·经常话很多。

易冲动

·经常在别人问题未说完时即抢先回答。

·经常无法轮流等待。

·经常中断或干扰他人（如插嘴或打断别人的游戏）。

（2）有些过动－易冲动或注意力缺失症状在七岁以前即出现。

（3）上述症状存在于两种或两种以上的场合（如在学校或工作场所）及在家中。

（4）必须有明确证据显示其妨碍社会、学业、或职业功能。

（5）此症状并非仅发生于一种广泛性发展障碍、精神分裂症或其他精神病性疾患的病程中，也无法以其他精神疾患作更佳解释。

ADHD 常见的 ICD-10 位码为 F90；其 APTA 较佳执业指引形态主要为5B。

（二）发生原因

ADHD 主要是遗传、大脑功能失调、环境和心理因素相互影响而导致（Kutcher et al.，2004；Palomo et al.，2003）。

（三）流行率

ADHD 在学龄阶段的流行率在国外研究中为 3%～5%，男性多于女性（Kutcher et al.，2004）。

（四）临床表征与症状

ADHD 可分为三种亚型，分别为注意力缺失亚型、冲动亚型，以及混合亚型（最多），其中注意力缺失亚型又称为"注意力不足症（ADD）"（孔繁钟与孔繁锦，1996）。ADHD 通常在 6 岁前出现，其主要特征如下（财团法人董氏基金会，2004）：

（1）注意力无法持久、易分心：注意力障碍的表现是做事总是半途而废，很容易因其他事务分心，无法一段时间专注同一个活动。判断注意力是否有问题，需考虑到儿童的年龄与智力。

（2）多动行为：最明显的状况是一直无法静下来，即使在须保持安静的情境，还是无法安静。患者可能跑来跑去，一直发出吵闹声；即使坐着，也是扭来扭去的。这种行为在要高度自制力的情境特别显著。判断是否过动，应整合情境的期望、年龄、智商等因素；需注意"好动"不等于"多动"。

（3）易冲动和激动：此类儿童没耐心，无法等待，想要什么马上要，想做什么马上做，从不先考虑后果，不计危险，横冲直撞，不能从过去的经验中得到教训，错误一犯再犯。在团体中常无法守秩序。一遇到不如意，易攻击别人，不能忍受挫折，常因小事而发脾气，发起脾气很激烈，而高兴时就大叫大笑，情绪起伏很大。

（4）其他相关症状：除了上述基本特征外，ADHD 儿童亦可能有下列症状：①学习障碍；②人际关系差、自我评价低；③脑波异常；④软性神经症状，如合并 DCD。此外，50% 的 ADHD 儿童或青少年常合并有行为问题，如偷东西、不服从规范等（Kutcher et al.，2004）。

（五）评估

由于 ADHD 儿童易合并有其他行为疾患，为早期发现早期诊断，专家学者建议可使用多种诊断评估工具（Kutcher & Aman et al.，2004）。诊断评估工具有如适用于 7 ~ 16 岁儿童、结构严密的"儿童诊断性会谈表"（Diagnostic Interview Schedule for Children，DISC）或"儿童及青少年诊断性会谈表"（Diagnostic Interview for Children and Adolescents，DICA）。其他半结构性量表有如"学童情感疾患和精神分裂量表"（Schedule for Affective Disorders and Schizophrenia for School-age Children，K-SADS）及会谈性评量的"儿童与青少年精神病评量"（Child and Adolescent Psychiatric Assessment，CAPA）。上述工具都需经训练才能使用。有些量表，如由照顾者填写的"儿童行为检核表"（Child Behavior Checklist，CBCL），可用来判断问题的严重性，但不能单独作为诊断评量。诊断 ADHD 除其主要问题，还需注意其他合并疾患，以作为疗育处置的参考。

（六）预后

ADHD 若无治疗，虽然随着年纪增长其多动的情况会好转或趋于不明显，但注意力不足的问题则可能持续到青春期，甚至成人。如果没有接受治疗，多动儿有 75% 会出现情绪障碍，可能影响成年后的抗压性；据统计，约有 3% 的 ADHD 儿童成年后会残留不守时、冲动或做事拖延，容易有忧郁、边缘人格的现象，因此，需早期干预；臧汝芬指出，未早期干预，75% 的多动儿会有学习障碍，70% 有情绪障碍，25% 有强迫、焦虑，30% 会出现对立、反抗、行动规范障碍等情况（财团法人董氏基金会，2004）；长大后也比一般人更易有自杀行为（James et al.，2004）。ADHD 合并有行为障碍者（Kutcher et al.，2004）或 DAMP 者（Wilson，2005）预后较差。然而，根据长期追踪的研究显示，ADHD 儿童中有 2/3 于成人后无任何精神障碍，在 25 岁后即无明显临床症状，多数人可接受高等教育，90% 拥有工作（Mannuzza & Klein，2000）。

（七）治疗与干预

研究显示 ADHD 应早期诊断与早期发现。初期干预着重其主要标的症状的评估、处理与检验，是干预的成功要件。如单纯的 ADHD，其主要标的症状为多动行为、注意力缺失或冲动行为，干预方法是用精神兴奋剂合并心理社会干预；而合并有行为问题者，如决裂性行为问题，其主要标的症状为破坏物体、不服从规范、人际互动缺失等行为，干预方法是用心理社会干预合并药物治疗。先排列问题处理的优先次序，拟订对策，才易成功（Kutcher et al.，2004）。长期干预与团队合作的干预，与必要时的全天性照护也是 ADHD 干预的重点（Kutcher et al.，2004）。

研究证明综合治疗有极佳疗效，在治疗时一方面要改善大脑功能，另一方面要从心理和环境着手。中枢神经兴奋剂能够改善多动症的症状，包括活动度降低，注意力提高，冲动控制改善，因而改善人际关系及亲子关系，可以是单纯 ADHD 者的第一选择，但应与医师密切配合（Kutcher et al.，2004）。药物治疗可以减轻多动儿的症状，但是内在控制及良好行为的培养则需靠行为治疗。行为治疗是借着控制可以影响行为的各种外在因素，进而塑造或改变某一特定行为，以降低缺乏目标的高活动度，减少问题行为，延长注意力及控制冲动。治疗计划的执行须有一致性与持续性。父母亲之间要有共识，并取得学校老师的配合，同时记录在学校与在家庭的行为表现，使儿童的行为改变能够整体而一致。教导多动儿认识自己比较容易冲动的情况，学习控制冲动，这些也是治疗的重要部分。实验证明治疗能有效地帮助多动儿的冲动内控能力，降低多动儿的不恰当行为（财团法人董氏基金会，2004）。70%ADHD 者在经过持续一年的治疗之后，可以获得改善；至于能否恢复"和正常人一般"则因人而异（财团法人董氏基金会，2004）。

问题与讨论

1. 由下而上取向与由上而下取向如何运用于各类特殊儿童？

2. 头部外伤儿童在儿童瑞秋量表 5 个阶段的认知与行为表现如何？物理治疗在不同阶段的处理要点是什么？

3. 小儿麻痹后期综合征的症状为何？其处理原则是什么？

4. 脊髓发育不良儿童的肌力与感觉评估方法为何，在不同损伤层级其行走功能预后如何？

5. 臂神经丛受损儿童的分类及其受损的动作情况与预后如何？

6. 发展性协调障碍儿童的常见问题、干预原则与疗效如何？

7. 如何避免哮喘儿童因运动训练所导致的运动诱发哮喘？

8. 先天性心脏病儿童术而后物理治疗方法是什么？

9. 物理治疗对癌症病童的治疗目标是什么？

10. 自闭症儿童的症状与训练原则是什么？

11. 儿童抽搐发作时，大人应采取的正确步骤是什么？

12. 说明注意力缺陷多动症的常见症状与处理原则。

第二章

专业团队模式

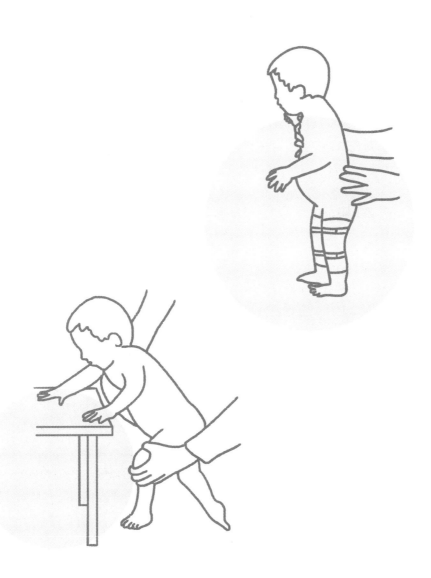

第一节　专业团队的必要性

儿童经由身体、智能、情绪以及社会等领域互动协调才能达到完全的发展，因此对于身心发展障碍的儿童干预，应以专业团队整合的模式为佳；也就是应有多种专业人员参与，才能使儿童的潜能全面发挥（Connor et al.，1978）。

Brown 认为早期干预时应包含下述三个重点：父母参与，解决问题为导向，专业团队干预（Brown，1991）。早期干预计划一定要有父母的参与，由评估、目标制订至干预过程中，应以儿童的父母需要解决的问题为考量重点，父母同时提供儿童的信息，并参与拟订疗育计划。此外由于儿童的发展是全面的，包括身体、心理、社会性等，应该有相关专业人员全面进行整合的评估及建议，使儿童潜能完全发挥（Ferguson，1991）。

第二节　早期干预计划的设计与评鉴

早期干预计划设计时应注意下述六点（Mitchell，1991）。

（1）负责早期干预计划的机构或单位：必须是跨部门的，包括医疗单位、教育单位与社会单位，并可整合协调。

（2）服务对象：需考虑其服务对象为特定的障碍群体或一般发展障碍的群体。

（3）服务提供模式：是个别化服务方案，团体式服务方案，或类似教养院的服务模式。

（4）课程或服务计划的内容：服务的领域是跨发展领域，所使用的课程内容是所有干预人员使用共同的课程，或是干预人员个别化的训练课程。

（5）评估方法：考虑所使用的评估工具有哪些，包括从筛检、鉴定至干预各阶段的各种评估工具及评估方法。

（6）父母参与方式：早期干预计划一定要父母参与，但是参与的程度会有所不同。

在早期干预计划中，人员的训练非常重要。训练的对象除参与的专业人员外，家长或是老师都是。目前学前早期干预计划的重点已经从由专业人员直接处理儿童的障碍问题，慢慢转移到以强化家庭功能为导向。因此，家庭、幼儿园、教养院里的早期干预计划应着重家长、教师、保育员或保姆的教导与咨询（Ferguson & Brynelsen，1991）。一般文献建议，有关早疗人员的训练课程应包括：发展的知识（普通儿童与特殊儿童的发展过程与问题）、评估方法、拟订训练计划的技巧、教导原理与教导的技巧（包括对环境的修改），以及协调整合意见的能力。

在专业人员资源有限的地区，远程教学被认为是一项不错的执行方式（Ferguson，1991）。

　　Mitchell 提出早疗干预计划的设计与评鉴要点如图 2-1 所示，并分述其各要点如下："需要的评量"包括儿童与家庭的需要；而"政策的分析"则包括法源根据、消费者的需求、相关研究的结果、参与人员的理念等；"成果目标"方面类似个别化家庭服务方案（IFSP）形式，列出干预计划的长期目标与短期目标（Mitchell，1991）或具反映性的评估工具。

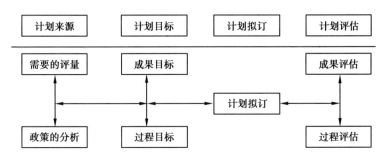

图 2-1　设计与评鉴早期干预计划的模式（参考自 Mitchell，1991）

　　"过程目标"可包括：

（1）社区凝聚力。

（2）文化敏感，即干预过程是否与家庭文化及环境配合。

（3）权益，加强身心障碍学童有接受早期干预的权利的概念。

（4）家庭整合，借早期干预强化家庭的整合。

（5）专业标准，计划的施行使专业标准与品质能达到最高。

（6）可计量，计划的成本效益可计量，因此可提供决策参考。

　　"计划拟订"中，实际拟订的早期干预计划应包括结构与过程，叙述如下：

（1）行政管理：包括管理的原则、负责人、经费来源、儿童父母的角色、人员训练、记录、专业人员间的协调。

（2）硬件设施：以机构为中心或以家庭为中心，负责机构的选址、交通与设备。

（3）课程内容：确定是否包括家庭与儿童的服务，采用成套已出版的课程或由服务提供者自行设计。

（4）教导或治疗策略：确定家长及教师的角色，采用何种干预理论。

（5）社会政策：与过程目标相关因素的考量。

　　"成果评估"方面，评估成果好坏可使用下述指标，即具反应性的疗效评估工具、IFSP 目标达成的比率、家庭的生活质量、家长的教养知能、家长的满意度等。而"过程评估"方面，评鉴上述过程目标是否达成，可经由下述几种方法：

（1）观察干预计划的过程。

（2）访谈专业人员、行政人员、参与者与个案父母。

（3）检视记录。

第三节　早期干预流程

根据中国台湾地区"发展迟缓儿童早期疗育服务实施方案"所列出的工作项目，除综合规划外，早期疗育服务流程大致上分四阶段进行（见图 2-2），在不同阶段中各相关专业人员角色如下：

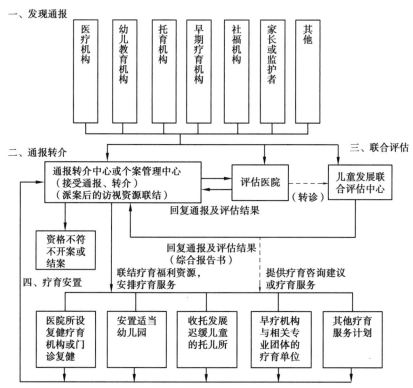

图 2-2　发展迟缓儿童早期疗育服务流程

第一阶段——发现与筛检："筛检发展评量"及相关评估与检查，可由相关人员进行，尤其着重对家长的倡导与儿保门诊的筛检。

第二阶段——通报与转介：个案管理员，根据家庭访视结果，或儿童初步筛检结果，给予适当的社会资源或安排相关专业人员进行评估。

第三阶段——联合评估：相关专业人员组成团队进行相关评估或安排"发展

诊断评量"，并由团队给予安置建议。

第四阶段——疗育安置：专业团队疗育与服务可采用多种团队模式进行。

第四节 儿童及其家庭的服务模式

对于身心障碍儿童及其家庭的服务模式（Connor et al.，1978）可分三种，分别叙述如下。

一、个别化服务系统

个别化服务系统以对每个儿童进行个别化服务为主，其特色如下：

（1）机构中有各种相关专业人员，包括医疗、社会—心理、教育等。

（2）此服务系统以机构为中心或以机构为经费核销中心。

（3）此机构在社会中具有相当的知名度与良好声誉。

（4）每种服务经费确切清楚，且被社会所认同，如医师、治疗师的诊察费或评估费用。

（5）儿童的年龄为选取下述四种服务模式的决定因素。

个别化服务系统又可分为四种模式，叙述于下：

（一）剧场模式

所谓剧场模式为专业团队一起来观察儿童的行为表现及功能，为跨专业团队评估中一种良好的模式，在跨专业团队模式中评估方式除了剧场模式外，另外还有生态学模式（Rainforth & York-Barr，1997），即专业团队成员一起在儿童自然生活环境评估。根据剧场模式，Linder 等人又提出以游戏为基础的跨专业团队评估模式（Trans-disciplinary Play-Based Assessment，TPBA），剧场模式与 TPBA 相关重点，将在下节中讨论（Linder，1993）。在剧场模式讨论会中，家长、儿童及主要的诱发者位于讨论会中心，而其他相关专业人员在旁同时对个案进行评估与建议。讨论会通常用来对个案进行整合性的评估，也可以作为专业人员的教学示范。

团队个案讨论会模式的最大好处是可以同时整合各专业意见，因此更能促进跨科际整合模式的进行。

团队个案讨论会与以家庭为中心的服务方案理念一致，是以父母与主要诱发者为主的跨专业整合方式，被父母认为最能准确与全面地评估儿童能力，同时也最节省时间。专业人员也认为这种模式最有助于专业间的沟通，同时较适用于年龄小或较严重儿童（Kolobe et al.，2000）。这种专业团队个案讨论会的优点包括：减少专业人员对儿童重复的测试与对父母的询问、节省评估时间、全面性看待儿童问题、促进专业间的沟通与学习、获得一致的评估结果（Wolery & Dyk，1984）。在无聘用专职物理治疗师、职能治疗师、语言治疗师时，除例行的家庭访视服务外，可安排一个月或两个月一次的个案讨论会。为使讨论结果或过程更清楚，可使用录像机来协助记录（Arnn & Kelsey，1989）。

（二）生产线作业模式

生产线作业模式中，所使用的方法是由主要照顾者带领儿童在不同时间到不同专业人员处接受评估与治疗，属多专业团队服务。此模式通常用在资源较少的地方，儿童必须到不同地方去寻求不同专业服务。

（三）到宅模式

到宅模式通常适用于婴幼儿，因他们年龄尚小，少出门可以减少感染疾病的机会，而由专业人员至家中进行访视、评估与执行训练计划，干预者通常一周访视一次。其最大的好处是，干预者可以根据家庭中的生活作息、环境，提供适当的居家疗育方法，以符合家中教养需求。缺点是访视者可能有安全问题，干预者花费较多交通时间，需更多专业人力的投入。在美国 3 岁以下的早期干预服务中，近年来到宅模式所占比例有越来越高的趋势（U.S. Department of Education，2009）。

在以家庭为中心的服务方案中，家庭的信息、教育与健康需求与儿童的潜能开发需求同等重要。以家庭为中心的服务方案中，专业人员必须了解个案家庭的压力源、支持系统及家庭的文化背景，有评估家庭及支持家庭的能力。

（四）医疗咨询模式

医疗咨询模式以对儿童医疗问题的咨询为主，需要医疗人员如家庭医师或小儿专科医师的诊断、药物、手术等咨询。

二、团体化服务系统

团体化服务系统以团体活动为主要干预方法。根据个案居住地，以地理分布、可使用的场地空间、器材、人力、训练频率、父母可参与程度等因素考量，又可分为下列六种模式。

（一）章鱼模式

章鱼模式通常比较适用于托儿所、幼儿园等机构。儿童一周有 4 ~ 5 个半天在托儿所进行一般教学活动，而相关专业人员也会将儿童带出教室给予个别化评估或训练，因此儿童除个别化训练外，还有机会跟同伴互动。

（二）三环团体活动模式

三环团体活动模式根据儿童能力分组，轮流进行三种不同的亲子团体活动，例如动作训练、喂食训练及游戏活动等，以促进儿童全面发展，对专业人力需求较少。其缺点是需要很大的空间，不同专业人员负责不同活动，相互交换意见的机会较少。优点是儿童可以选择不同活动，因此父母不会只看到儿童的缺点，也会看到儿童的优点。而且父母是主要诱发者，专业人员只在旁给予协助，且整个活动过程中父母可以相互交换意见，了解在不同发展阶段的训练技巧。

此模式通常配合以家庭为中心的模式进行，即家长已接受过个别指导，了解如何协助儿童以及儿童的疗育目标，再配合团体活动，可以让儿童接受不同领域的诱发并享受团体活动的乐趣。

（三）追随领袖模式

追随领袖模式通常用在一般托儿所或幼儿园中，老师是这个团体活动的领袖或主要诱发者，家长陪同儿童参与，由老师主导设计一些较为熟悉的活动；这些活动通常包括各发展领域所需的粗大动作、精细动作、认知、语言、情绪技巧等；让家长在参与中学会疗育技巧，并在家中进行类似的活动。

（四）家长大圆圈团体活动模式

家长大圆圈团体活动模式中，家长、儿童以及专业人员一起坐在大圆圈中，在活动进行之前，家长已接受过个别指导，了解如何协助儿童以及儿童的疗育目标，因此父母是主要诱发者，专业人员只在旁协助，同时评估儿童能力及亲子互动情形。专业人员必须了解在整个活动进行时，每个家长与儿童可能会有不同的需要，因此要适时给予建议与协助。家长大圆圈团体活动可以包含几个不同的活动，例如粗大动作、精细动作、游戏、语言、认知等。此模式也可促进专业人员的跨领域训练。

（五）停停走走模式

停停走走模式是修正式的家长大圆圈团体活动模式，通常适用于一个空间比较小的机构。在这模式里有一半的时间，家长跟儿童接受专业人员个别一对一的教学与指导，另外有一半时间儿童有团体活动和个别训练活动，家长本身也有由相关专业人员主持的团体的讨论，因此可以同时达到父母的指导、团体的咨询、个别治疗或团体治疗的目的。

（六）角落模式

角落模式主要用来促进父母对儿童活动过程的处理技巧，通常在不同的空间角落安排促进不同的发展领域的活动与设施。在每个角落中都有不同专业人员负责指导，同时在活动进行中，以录像或文字记录让父母了解在处理过程中的协助与训练方法。

在角落模式之前，通常儿童已经经过了完整的评估，家长也都知道儿童的功能程度以及训练的长短期目标。负责各角落的专业人员必须了解在不同角落中可提供的游戏器材，可诱发的方式来促进发展的活动。

三、教养院式服务方案

教养院式服务方案是所有服务模式最不被建议的一种，然而在某些情况之下，比如病童本身是一个孤儿，或是他的父母不适合照顾他，或是父母都必须出外工作，这时病童不得不被送往教养院。

在这模式之下，很重要的因素是教养院中的主要照顾者（通常是保育员或保姆），一定要鼓励他们参与，让他们了解儿童发展、情绪的需要。同时向院方建议设法建立儿童与主要照顾者间情感的依附关系，以促进儿童的发展。另外，儿童居住的环境尽量有比较多的刺激，例如房间颜色、灯光以及适合儿童发展的玩具等，有助于儿童的探索和认知发展的空间设计。此外，在教养院里面，专业人员最好是进到儿童生活起居的地方提供服务，使其主要照顾者能够参与了解如何适当地摆位、更衣、洗澡、喂食等。此外，这些儿童一般没有机会外出，所以相关专业人员服务可以提供外出活动的机会，以增加其对外界环境的了解。

第五节　专业团队模式类别

专业团队模式大致分为四种：多专业团队模式、专业间团队模式、跨专业团队模式及合作式专业团队模式（见表2-1及图2-3—图2-7）（Effgen，2000；Rainforth & York-Barr，1997）。每一个团队模式都有其特色。

表 2-1 专业团队模式

	多专业团队模式	专业间团队模式	跨专业团队模式
评量	各小组成员分别做评量	各小组成员分别做评量	小组成员与家庭共同为小孩做一个发展性评量
家长参与	小组成员各自与家长会谈	家长与整个小组或小组代表会谈	家长为整个小组中主动、全程参与的一分子
拟订个别化服务计划	小组成员各自拟订自己专业领域内的目标	小组成员须彼此分享各自所拟的目标	小组成员及家长，依家庭的需求及资源，拟订服务计划
计划实施者	小组成员各自实施属于自己专业的目标	小组成员各自实施属于自己专业的目标，但在可能范围内，融入其他专业的目标	整个小组选定一位负责人，实施该计划
责任归属	小组成员应负责属于自己专业内的目标	小组成员负责属于自己专业的目标，但彼此交换信息	整个小组应为其选定主要实施负责人对实施及结果负责
成员间沟通管道	非正式	定期参加个案讨论会	定期小组会议，交换资讯及专业技巧
哲学理念	每位小组成员承认其他成员的专业贡献	小组成员愿意并能拟订、分享及实施个别化教育计划中的服务内容	小组成员承诺彼此应跨越专业界限，彼此相互教导、学习及共同合作，以实施该统整性的服务方案
人员训练	各自在自己专业领域内受训	各自做领域内或跨领域的进修	借小组会议，做跨领域的学习，并改善团队运作的方式

（摘自：廖华芳，1998）

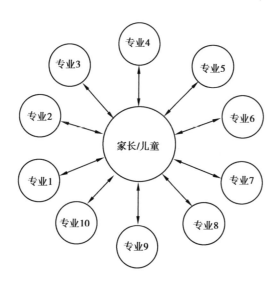

图 2-3 多专业团队模式

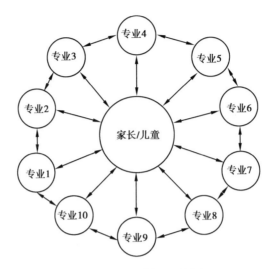

图 2-4　专业间团队模式

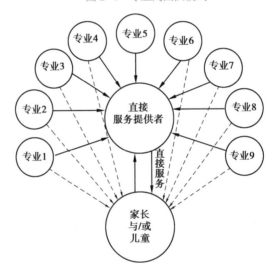

图 2-5　以家庭为中心的跨专业团队整合模式

年龄较大的非重度发展障碍者采用专业间团队模式较理想，然而专业间团队模式的缺点在于需花较多时间在讨论会上。因此若在制度建立良好的机构中，不同专业间有相当共识，书面资料齐全，可采用多专业团队模式，以非正式非定期方式交换信息。

在早期干预系统中，儿童因年龄较小，各方面发展问题较单纯，因此较适合跨专业团队模式（Brimer，1990）。跨专业团队模式定义为专业团队成员评估儿童及其家庭，相互沟通及整合信息，设定整合各专业目标的训练计划，并教导诱发者执行此计划，角色释放是其主要精神。由于儿童的需求会随年龄的成长而变化，因此目前依儿童及家长的需要采取专业间或跨专业弹性运用的合作式专业团队模式最合适（图 2-7）。

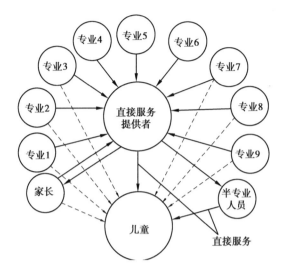

图 2-6 以机构为中心的跨专业团队整合模式

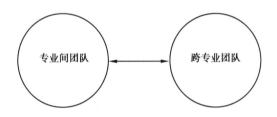

图 2-7 合作式专业团队模式

第六节 跨专业团队干预流程

在跨专业整合干预流程中，以机构或家庭为中心的跨专业团队干预流程，着重在干预过程中解决父母或个案管理员的问题（见图 2-8）。

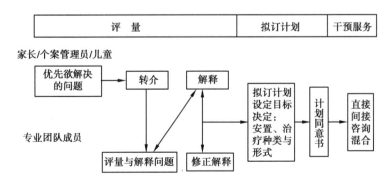

图 2-8 以机构、家庭为中心的专业团队干预流程

诱发者或主要服务提供者，可以是专才或通才的角色，根据对象、区域而有差别。早疗系统中趋向于通才的角色。专才的角色如心理治疗师、职能治疗师、物理治疗师、语言治疗师等，较适合都市或特殊残障群体，如脑性瘫痪、听障、视障等。通才的角色需具有评量、干预的知识，懂发展与学习的原理，有拟订计划、人际沟通、整合团队意见的技巧，有研究／评估与家长咨询的能力。通才者可借专才的建议，设定一个整合计划。

诱发者为通才的较适合郊区或一般发展迟缓儿童。诱发者的特色与基本要求如下：

（1）知识：正常或不正常的生长与发展、学习的理论、障碍对家庭与儿童的影响、评估拟订计划、整合不同专业人员的角色、社会资源。

（2）技巧：沟通技巧、咨询技巧、组织技巧，如评估、咨询与训练整合技巧。

（3）人格特质：接受与尊重障碍儿童及家庭，相信努力便可促进儿童发展、成熟、独立、变通、幽默、有指导父母的经验、喜爱儿童、乐于助人、具同理心等（Ferguson，1991）。

通才型诱发者／早期干预服务提供者角色如下：

（1）概念者：具宽广架构，了解影响发展各种因素与促进方法。

（2）整合者：整合协调各种专业。

（3）指导者：提供父母与专业助理人员信息及指导。

（4）评估者：设计及执行评估早期干预计划。

（5）咨询者：倾听、反馈并协助父母解决问题。

有行动研究显示，小学阶段以老师为主要服务提供者的跨专业团队运作是可行的，其运作会受专业人员的经验、专业间沟通、对老师为主要服务提供者的角色认知及接纳度所影响，因此在养成或在职教育课程中应加强此方面信息（颜秀雯与王天苗，2002）。

第七节　跨专业团队模式的执行与范例

跨专业团队模式于个别化服务方案（Individually Planned Program，IPP）的执行方法与范例如下（Connor，1978）。

一、工作分析

所谓工作分析指分析一个任务或工作如何完成，包括详细叙述工作成分及时间、频率、次序、复杂性、空间的配置、所需的仪器及器材、环境的需求等。其基本概念是分析某项任务需要何种能力（Smith & Lee，2005:285）。工作分析起源于应用行为分析（Applied Behavior Analysis，ABA），目前仍被频繁使用。此外，由工作分析所得的信息可以运用到其他相关领域，包括人员的雇用与训练，仪器设备的设计，工作流程的检核及自动化。临床常常是将一个复杂的功能性疗育目标进行分析，精简成一连串训练或小功能单位的过程（林千惠与赖美智，1993）。工作分析通常用于连串性任务，分析某项任务需要何种能力（Smith & Lee，2005:285），也可用于连续性任务与个别化任务。

以分析个别化任务为例，如丢球，若其速度为丢球表现的关键，又若不要求对准目标（准确度要求不高），不需依据"过肩丢"或"低手丢"的指令而反应（针对不同刺激及反应作选择），若其有使用肩关节动作，则肩关节动作速度快为个案需要的关键能力。若其须对准目标，则上肢精细动作的调整与精准能力及眼手协调为个案的主要关键能力（Smith & Lee，2005: 285）。

作者根据经验，修正自 Burton 等人提出的特定性任务分析（Wilson，2005），将每种任务以任务—行动—动作—神经动作的阶段来分解，再整合"国际健康功能与身心障碍分类系统"（International Classification of Functioning, Disability and Health，ICF），则可清楚剖析个案的问题，并制订具体可达成的目标与方法。

特定性任务分析有任务—动作—神经动作三阶层，适用于有身体功能与构造损伤的个案，个案无法完成任务时才需进行分析。以走路为例。任务是"走到另一个房间"；动作是"走路的运动学参数"及与一般常模的差别；神经动作是"个体身体各系统的障碍限制或必备基本能力"，神经动作阶层通常需经由理学检查得知。例如，若无法独立行走（连续任务），根据动态系统理论，以下神经动作次系统与独立行走能力的达成或后续的步态有关系，即①双下肢的交互屈曲动作；②伸肌与屈肌交互收缩；③抗地心引力伸肌肌力；④身体组成；⑤头与躯干对抗重力的能力；⑥下肢动作能逐渐有脱离协同的反射动作；⑦平衡功能；⑧认知环境任务的要求，并有动机移向目标物；⑨足够的关节活动度（Heriza，1991）。

以下举例说明连串性任务的工作分析，如穿袜子任务，以作为初学者的参考。假设坐着穿袜子，袜子在身旁椅子上。以任务—行动—动作—神经动作四个层次说明，先将任务分为四个行动步骤，叙述各个行动的动作形态及其所需的基本神经动作能力（仅针对肌肉系统、感觉知觉系统、认知系统举例）或缺损。临床上，只针对无法独立完成的行动步骤才需进一步分析。

行动步骤 1：伸手拿袜子

动作：眼看袜子，肩外展，肘伸直，手先张开，再以拇指与食指抓握方式拿起袜子。

神经动作能力：

（1）认知系统：有穿袜子意图（了解指令或有完成穿袜子的动机），有袜子概念。

（2）肌肉系统：肩外展肌力差以上，手指伸、屈肌与掌内肌差以上。

（3）感觉知觉系统：需用到视觉、本体觉与触觉。

行动步骤 2：用两手抓着袜子口

动作：两手肩内缩，肘屈曲，一手固定袜口，另一手大拇指伸入袜口，以拇指与食指抓握方式抓住袜口另一端，两手抓着袜子口。

神经动作能力：

（1）认知系统：有初步动作步骤概念，以及穿袜子的目标记忆与策略。

（2）肌肉系统：肩内缩、肘屈曲肌差以上，手指伸、屈肌与掌内肌差以上。

（3）感觉知觉系统：有初步手与袜子相互位置知觉。

行动步骤 3：将袜子套入脚中

动作：脚弯起至对侧（跷二郎腿），或脚弯起固定在空中或椅上，或身体前弯两手靠近脚。两手将袜子口撑开，并将袜口对准脚趾方向套入脚中。以下以跷二郎腿为例。

神经动作能力：

（1）认知系统：有初步动作步骤概念、目标记忆、解决问题能力。

（2）肌肉系统：髋屈曲肌可（fair）以上，膝屈曲肌差（poor）以上，肩、肘屈曲肌差（poor）以上，手指屈肌与掌内肌差（poor）以上。

（3）感觉知觉系统：有脚与袜子相互位置初步知觉。

（4）多系统：眼手协调，姿势与动作控制。

行动步骤 4：将袜子往上拉并理平袜子

动作：一手或两手将袜子绕过脚跟往上拉，并拉平袜子，袜子前后位置正确。

神经动作能力：

（1）认知系统：有初步动作步骤概念与策略、袜子前后概念、目标记忆，检验能力。

（2）肌肉系统：肘屈曲肌差以上，手指屈肌与掌内肌差以上。

（3）感觉知觉系统：需用到视觉、本体觉与触觉。

表 2-2 的范例是运用工作分析于洗澡活动中，教导一个年老且活动不灵活的老祖母照顾 18 个月大的徐动型儿童，借洗澡活动来促进儿童各方面的发展并减低照顾者的负担（Connor，1978）。此范例的方式较适合发展年龄较小的儿童，其主要照顾者需要具体完整的指导。

表 2-2　工作分析范例——洗澡活动

动作	口部发展	语言发展	智力发展	社会-情绪
·选择一天当中较安静，刺激少的时间		·一面准备用具，一面告诉小明即将洗澡的事	·让小明选两样可在澡盆中玩的玩具	·让小明的姐姐参与准备工作，说话小声、温和
·将洗衣篮放入水槽中，小明保持弯曲姿势坐在篮内面向大人，姐姐坐在旁	·毛巾擦脸部时，力量稍重，由旁向口部中央方向	·一面擦洗，一面告知身体部位名称。小明姐姐在旁指出部位	·问问小明手、脚位置，观察他会不会用眼神示意。用温水、冷水让他感觉	·自信与稳定的手法，愉悦的眼神交流，使照顾者与小明、姐姐都能享受天伦之乐，适度的澡盆高度使照顾者放松心情
·将小明由篮中保持弯曲姿势抱起		·先告诉小明澡洗好了，要将他由篮中抱起	·让小明看水由水孔流走的情形	·让姐姐帮忙拉起水槽的塞子
·将小明用大毛巾舒适地包成弯曲的姿势，将水擦干	·毛巾擦脸部时，力量稍重，由旁向口部中央方向	·告诉小明他是个乖孩子，洗得很干净，很香	·轻松、容易完成的洗澡方式，使全家气氛融洽	
·穿衣服用俯卧方式穿上尿布、裤子，在坐立弯曲姿势穿上衣		·告诉小明为他做什么事，告诉他衣服的颜色	·颜色的指认或配对、上衣、裤子的辨认	·小明若能举手，穿袖子时请他配合。称赞他，使他有成就感

（摘自：廖华芳，1998）

工作分析还可以用于专业团队人员拟订功能性疗育目标时的干预策略（Drysdale & Casey，2008），借由工作分析，可以了解儿童要完成该任务需要的基本技巧及不足处，以作为团队干预拟订计划的参考，表 2-3 为发展性障碍儿童到便利超商购物任务进行的工作分析。

表 2-3　工作分析范例——进入便利超商的购物任务的各步骤

1. 走进商店	8. 等候结账者告知价钱
2. 取购物篮	9. 由钱包取出相对应的金额
3. 走到货架	10. 等待找钱
4. 取下商品放入购物篮	11. 将找回的钱放入钱包中
5. 走到结账柜台	12. 将商品放入自己的购物袋
6. 排队	13. 离开商店
7. 将商品放在柜台上	

二、可包含各发展领域目标的主要活动

跨专业团队也根据儿童的参与需要，教导家长利用一个主要活动以包含各发展领域目标，如半身麻痹儿童骑三轮车、玩球。表 2-4 为一名 3 岁大半身麻痹儿童，已会行走但有严重异常步态的范例。父母非常担心其两侧发展不平均与不良的走路姿势，因此常不准其走快及跑步，以致这位儿童与其他儿童的互动机会减少。

表 2-4　主要活动及各发展领域的目标

主要活动	动作	语言及认知	社会－情绪
·骑修改式三轮车	·两手同时使用；两脚交替踩动动作	·了解及表达三轮车各部位名称及功能。想像游戏，如侏罗纪公园	·由学会骑三轮车得到满足感与成就感。增加与同伴玩游戏机会。父母较不会担心走路异常姿势
·丢接球	·两手同时使用，有往患侧载重的机会	·练习数数、远近概念与想象游戏	·丢中目标的成就感，促进与朋友玩球类活动的机会，降低挫折感

（摘自：廖华芳，1998）

三、整合各专业目标的整合性活动

跨专业团队也可依据各专业提出的疗育目标而设计出一个整合性活动。表

2-5 为 18 个月大痉挛型双边麻痹儿童的干预范例。经由专业团队评估认为其主要问题为缺乏躯干旋转与控制、手部功能受限与语言、认知问题，因此由主要诱发者设计一个整合性活动。

表 2-5　整合各专业目标的整合性活动

主要问题／目标
·缺乏躯干旋转与躯干控制／俯卧下有躯干旋转与抗地心伸直动作
·手部外伸及操作动作受限／可伸手摸到 5 厘米远的玩具
·对周围环境无兴趣／摸或玩玩具频率增加
·仅使用有限单字／模仿 3 种日常常用的声音

动作	语言前期	语言	认知	社会 - 情绪
俯卧大球，妈妈控制下肢，鼓励小英去摸地上玩具	爸爸坐在前面，当小英碰到玩具，爸爸就发出 "boom" 声音	小英在大球上，要往前时，爸爸告诉他"小英摸摸"，鼓励模仿"boom"的声音	选择不同颜色、质感或摸后有反应的玩具，以给予不同感觉刺激及因果关系	当发音或抬头时给予鼓励

（摘自：廖华芳，1998）

四、针对一个行为目标的多方面干预

若跨专业团队认为某个行为目标是该童最需要处理的，也可设计一些活动由各发展方向去促进该项行为目标。表 2-6 为针对一名 9 个月大发展迟缓儿童的，促进其头部控制或模仿声音的行为目标的多方面干预范例。

表 2-6　针对一个行为目标的多方面干预

目标 1：俯卧时的头部控制，可维持抬高 30 秒左右转动看

动作	语言前期	语言	认知	社会 - 情绪
妈妈将小华趴放在滚筒、楔形物或大腿上	在点心时间，准备小华喜欢吃的食物，每抬头一次，使用汤匙喂他一次	当俯卧时，妈妈用有声音、色彩鲜艳玩具在头侧吸引他注意，告诉他"头抬起来看小熊"	在俯卧姿势玩捉迷藏	当小华抬起头来，妈妈称赞他，对他微笑

续表

目标 2：在 6 个月后，会模仿已有 2 种声音，成功率为 75%

动作	语言前期	语言	认知	社会－情绪
妈妈将小华抱在腿上，斜躺 45°，面向妈妈。妈妈可拉起小华双手或弯其双腿协助呼吸来促进声音的产生	在喂食时，妈妈发出 "mama" 声音，并鼓励其模仿	妈妈录下小华平时发出的各种声音，再于游戏时放出，鼓励模仿。配合拉其手脚的动作，发出"手手""脚脚"的声音	在游戏时，配合歌曲或故事，夸大某些声音，并鼓励模仿	当小华尝试模仿时，妈妈拍拍小华的头并对她微笑

（摘自：廖华芳，1998）

第八节　团队模式形成的时期与阶段

根据专家学者建议，有效专业整合的要素为：明确的目标，互补的专业，互惠的利益，互信、学习、分享、沟通，具不断检讨与修正干预策略的能力、充足的经费、时间与人力资源，成员们共同负责团队成果，以及计划领导者有效的领导能力。

Buysse 建议，建立合作模式若能经过以下七个阶段，易产生良好的团队。

（1）自我介绍：介绍自己是什么专业人员，期待在这团队中扮演何种角色。

（2）互信建立：这时团体的成员了解彼此的特性、优缺点，并相互信赖。

（3）目标及角色的界定：团队成员一起建立团队的目标，界定为达成目标各专业如何分工合作。

（4）承诺：承诺目标能达到什么程度。

（5）执行：确定每一个专业团队成员在何时何地做哪些事情。

（6）评估：进行一段工作之后要进行评估了解团队初期建立的目标，进行到何种程度，主要完成了哪些项目，尚存哪些问题。

（7）重新思考，是否继续：在此阶段对前一段时间团队所作成果进行重新思考，询问是不是还要继续，为什么还要继续下去，下一个阶段的目标为何。经过如此的循环，团体运作模式才会越来越好（Buysse & Wesley，2001）。

专业团队的成长一般会经历以下四个时期，分述如下（Sholtes et al.，1996）。

一、形成期

第一个时期为形成期，在此时期，专业团队成员共同定义各自的角色与工作内容，决定如何来解决团队运作的问题，此时期专业成员的主观感受除热心、期望及兴奋外，另有焦虑与怀疑。

二、风暴期

第二个时期为风暴期，为团队运作过程中最困难的阶段，团队成员基于过去单一专业运作的经验，对于因合作需要更多沟通协调，感到遭遇困难与阻力，加上专业间或许有相互竞争或权力争夺现象，团队成员会因此质疑团队整合的必要性，也因此会往非实际的专业团队整合目标进行。

三、基准期

第三个时期为基准期，专业团队成员逐渐了解其工作责任并对团队有某种忠诚度，接受专业团队所制定出来的规则，矛盾情绪降低，成员间以建设性方式相互评论与建议，以友善、信任及分享的态度来解决问题，形成团队凝聚力。

四、执行完成期

第四个时期为执行完成期，在此时期，会根据问题一起选择解决策略并加以执行，逐渐地会根据工作目标，灵活地以不同合作的方式去进行并完成，可了解并接受专业成员彼此间的优势与弱势，团队成员皆满意整个团队的进展，彼此相辅相成。因此团队建立之初即应有心理准备，大家可能要用心去处理一些冲突。

第九节 专业团队成员及其服务内容

身心障碍儿童由于其诊断障碍类别不同及全面发展潜能诱发的必要，通常需要多种专业人员共同协助，表 2-7 为各种团队成员服务内容的简介（廖华芳，1998）。相关教育部门针对特殊学生就学的需求，以及各相关专业人员的角色与服务内容可参见"特殊教育相关专业服务作业手册"（王天苗，2003）。

表 2-7　专业团队成员及其服务内容

团队成员	服务内容
医师	
小儿科	·健康管理、营养指导、身心发展评估
小儿神经科	·神经学评估、诊断癫痫及各类并发症治疗
小儿精神科（儿童心理）	·性格、行为异常的诊断与指导、发展评估
康复科	·康复医嘱评量，用药、辅具应用指示，残障鉴定
骨科	·肢体矫正手术
脑神经外科	·癫痫手术、背根神经切除手术、神经阻断术
眼科	·视觉障碍的诊断与治疗
牙科	·牙齿、口腔功能的诊断与治疗
耳鼻喉科	·听语障碍的诊断与治疗
小儿物理治疗师	·预防、评估与治疗功能障碍与机能损伤，着重知觉动作、肢体与心肺功能
小儿职能治疗师	·评量与治疗影响重要职务活动的身心障碍，着重日常生活活动
小儿语言治疗师	·评量与治疗口功能及沟通障碍
小儿心理治疗师	·心理测试与心理治疗
社工	·个案管理员，使案主能有效运用周围各项资源和服务，进而养成独立解决问题的能力
护理师	·门诊护理、公卫护理、居家护理、学校卫生保健护理
特殊教育老师	·补救一般教育中无法为特殊儿童提供的服务、改善其技能、增进未来生存能力
医工人员	·设计、制作与维护科技辅具
营养师	·营养咨询
行政人员	·协调统筹规划、经费核销、人员联络与工作协调、文书处理

（摘自：廖华芳，1998）

第十节　跨专业团队评估流程

跨专业团队的评估流程，一般建议有四个阶段。

一、规划

第一阶段为规划，建立团队，找到相关专业团队成员，由团队成员互相讨论并找出决定评估协调者的原则；这位协调者必须是与儿童接触最密切者，了解父母以及儿童所处环境，了解儿童及其家庭的生活作息与整个评估及疗育流程。

二、评估

第二阶段在自然环境中评估儿童的行为表现，在执行评估之前协调者要列出一个评估流程表，将流程的组织与相关细节明列，同时列出一个生态学取向的评估表供专业团队评估记录用。团队成员在评估之前，要决定儿童最优先评估的项目，这优先的活动必须有父母的参与，并在例行活动的时间进行，了解儿童参与活动的情形，根据上述资料决定团队评估的时间。

通常团队一起评估也许要花费几天的时间，而且要选在儿童会出现最典型的一般行为的常规时间内。

优先评估项目中，与该项目有关的团队成员最好一起评估；其他项目可个别评估。对于治疗师而言，一个集中式的排班表容许有较多的时间参与讨论，比分散式的评估（如一个儿童一次要花半小时至一小时）更理想。对于新个案，最好在儿童熟悉的环境中评估，例如刚入学的新生，先进行家中评估后，才在学校评估，以了解儿童最佳表现。

在自然环境的评估中，最好有一个诱发者，诱发者最好是跟儿童互动较多的，如妈妈，若妈妈不适合当诱发者，可以是主要服务提供者或幼教老师。诱发者的角色是诱发儿童有最好的表现；其他专业人员当观察者，一起观察儿童的人际互动或表现，同时给诱发者建议，用不同的互动方式，以诱发出不同的行为。此外，专业团队中要有一人当记录者，记录儿童在自然环境中可以做什么事、无法做什么事、如何去做，如剧场模式。

三、分析

第三阶段分析儿童的表现，讨论儿童执行困难处及其原因，并分析儿童在不同情境下的差异性以及可能原因，并建议服务类别。当团队一起观看儿童的表现，团队成员间对儿童能力意见会比较一致；各成员将儿童表现障碍的可能原因尽量提出来，不管是否意见一致，借当场个别分析，以列出最可能的原因。

四、诊断评估

第四个阶段为执行诊断评估。由于自然环境中有一些评估无法执行，这时个别专业人员可以另行安排正式测验，以厘清一些问题，同时针对一些在自然环境中无法测试的项目收集更多信息，以了解儿童的实际需要。

跨专业团队评估时，感觉动作评量工具可以选择诊断性发展评估量表或非正式的评估表。正式的诊断评估有如"儿童功能障碍评量表"（简称 PEDI）等；非正式评估中包括工作分析、日常活动。感觉特性的分析、关节活动度、平衡功能、肌肉力量、关节畸形、动作协调等属于机能损伤的评估。

在自然环境的团队评估中，物理治疗师常被赋予观察儿童在例行活动中感觉动作发展表现的任务。感觉动作观察根据 Hall 的建议，可分八个领域：

（1）总体的动作表现，如一般姿势、外表、动作的表现、感觉。

（2）肌肉张力、肌肉耐力及肌肉力量。

（3）对于感觉输入的反应。

（4）游戏时的静态姿势。

（5）在游戏时可动性。

（6）其他有关发展的动作能力，如跳、上下楼梯、球类活动、平衡等。

（7）手部操作抓握能力。

（8）动作计划。

这些项目可参考"感觉动作观察"表格（Hall，1993）。

第十一节　专业人员干预方式

专业人员于早疗或教育系统的干预分直接、整合、咨询、监测与合作模式。表 2-8 为物理治疗师干预教育系统的范例，直接治疗即处置性干预，通常为儿童学习一个新的感觉动作或专业技术，由治疗师直接给予规则性的训练；间接治疗则为一些日常生活技巧的教导，由家长或教师为主要教导者，治疗师给予一些技术或手法的教导；咨询服务则主要由治疗师提供信息或口头咨询（Effgen，2000）。

表 2-8　治疗师于教育系统的服务方式（以物理治疗师为例）

	直接治疗	间接治疗	咨询服务
治疗师主要接触者	·学童	·学童、老师、父母、助手	·学童、老师、父母、助手
服务场所	·特别仪器 ·常需离开教室	·教室、自然环境或治疗室	·教室或自然环境
干预方法	·教育相关的功能活动 ·特别治疗技巧 ·新的感觉动作技巧的训练	·教育相关活动 ·摆位 ·强调日常生活中所需新技巧的练习	·教育相关活动 ·摆位 ·辅具咨询 ·强调在学习环境中的适应技巧的类化
实际服务时间	·规律性，一般每周一次	·规律性、次数依需要而制订	·间歇性，视老师与学童的需要
活动执行者	·物理治疗师	·物理治疗师、老师、职能治疗师、助理	·老师、家长、助理
IEP 目标	·着重与教育需求有关的治疗计划目标	·着重教育计划的需求目标	·着重教育计划的需求目标

（摘自：廖华芳，1998）

第十二节　整合专业团队经验分享

谢仔鑫等人于偏远地区使用合作式专业团队模式，并运用 ICF-CY 架构与家长参与去执行到宅早期疗育服务显示成果良好（谢仔鑫等，2009）。

廖华芳等人曾于 1995—1997 年协助新北市教育管理部门进行特殊学童专业团队合作工作，并有良好成效。接受物理治疗直接治疗的在家教育学童其移动能力有显著增加，家长满意度良好（廖华芳等，1996；廖华芳等，1997）。此外，特殊教育专业团队的建立也提升了安置转介比率、提升了身心障碍学童个别化教育计划拟订与执行比率、有良好的长短期目标达成率与家长满意度、提升了专业人员的共识与服务质量（廖华芳等，2001）。廖华芳等人在新北市爱心教养院推动跨专业团队干预模式的成效良好（廖华芳等，1998）。

以多次参与专业团队工作的经验，廖华芳等人认为专业团队整合应注意事项：

（1）各地专业团队运作的经费、人员编制宜稳定且充足，业务行政人员亦需减少异动（如各区负责人及计划负责人），以逐步朝向专业团队成长的第四阶段——执行完成期前进。

（2）需有监督与考核机制。

（3）专业团队共识与合作模式的建立。

（4）人才培育，包括在职培训与职前培训。在职培训须依参与人员的需求与计划目标的不同而拟订不同的课程。

（5）IEP 或 IFSP 团队会议记录与各项评量表宜全面中文化，以利于团队成员充分沟通。

（6）以个案及家长或学校需求为中心，注重家长、老师、个案管理员所提出的问题，以促进家庭或学校活动功能为导向。

（7）团队合作模式的选择依发展迟缓儿童与家庭的需求与当地的资源而定。

（8）专业团队合作需采渐进性与长期性的推动方式。

（9）IEP 或 IFSP 的长期目标与相关专业服务宜由团队共同拟订，短期目标的拟订应具体可行，且有审核制度。

（10）家长与老师共同参与。

（11）重视生态环境。采用到校、到班、到家访视，并配合其活动环境加以干预，医疗专业人员尽量采用间接与咨询治疗，目标为改善学生于其生活场域中的功能。

问题与讨论

1. 以世界潮流而言，早期干预计划所包含的重点为何？

2. 请列举 2 种属于个别化服务系统的服务模式并说明。

3. 请列举 3 种属于团体化服务系统的服务模式并说明。

4. 请简介专业团队模式并说明何种模式适用于早期干预计划中。

5. 形成良好专业团队所需经历的 7 个阶段为何？

6. 何谓专业团队成长的 4 个时期？

7. 请简述跨专业评估过程的 4 个阶段。

第三章

脑性瘫痪

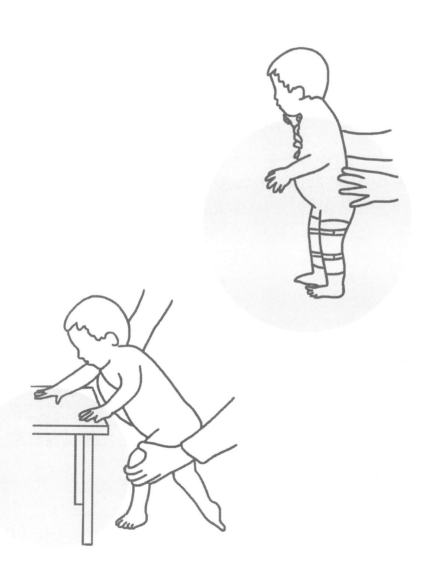

　　脑性瘫痪（Cerebral Palsy，CP）为小儿物理治疗常面对的神经疾患（Olney & Wright，2006）。除了动作功能受限外，CP 常会合并其他问题，成为多重障碍。物理治疗师除在医疗机构、个案家中、发展中心、社区或学校进行评估与干预，也提供照顾者咨询服务，以促进 CP 儿童发挥潜能并促进其家庭及社会的参与度。对于小于 3 岁的 CP 儿童，物理治疗师也可担任发展治疗师与就地个案管理员的角色。因此，对 CP 个案一生及其家人而言，物理治疗服务的影响是持续且久远的。

　　本章分别叙述 CP 的定义、病因、流行率、分类、常见的问题、并发症、评量、预后、治疗与疗效，希望借由这些信息，帮助临床工作者给予 CP 患者及其家人最佳化干预。

第一节　定义

　　CP 的记载最早出现于埃及纪念碑上一个痉挛型半身麻痹者的雕像。医学文献上，CP 最早于 1935 年由英国骨科医生利特（William John Little）提出，因此又称为利特氏病。后分别经奥斯勒（William Osler）和弗洛伊德（Sigmund Freud）的描述，CP 开始受到重视（Pakula et al，2009）。利特俱乐部提出传统的定义是："一种永久性的动作形态障碍，通常发生在 3 岁之前，归因于早期中枢神经系统未成熟前的大脑的非进行性损伤。"（Keith & Polani，1958）。1990 年代 CP 的定义为："一个通称，涵盖一群因为脑部在发展早期受伤或畸形造成的非进行性，但通常会改变的动作损伤综合征"（Mutch et al.，1992）。为了了解全球 CP 的发生率等流行病学资料，确保登录的一致性，一些专业组织针对 CP 下了更详尽的定义（Surveillance of Cerebral Palsy in Europe，2000；Stanley et al.，2000；Rosenbaum & Paneth，2007）。21 世纪初的定义是 2004 年 7 月在马里兰州贝塞斯达所举行的国际 CP 定义和分类研讨会所制定，定义为："一群动作及姿势发展障碍，导致活动受限，归因于胎儿或婴儿发展时的脑部受损等非进行性的损伤；除动作障碍外，通常合并有感觉、认知、沟通、知觉、行为或癫痫等问题。"（Bax et al.，2005）这个定义强调了 CP 多面性的影响。其中认知指全面性或特殊性认知处理障碍，包括注意力；沟通包括理解与表达及 / 或社会互动技巧；知觉障碍可能为原发性或次发性；行为则包括行为与心理障碍，如自闭症、注意力缺陷多动症、情绪障碍或焦虑等（Bax et al.，2005）。根据以上定义，中重度智能障碍儿童会合并动作发展迟缓，可是不会呈现异常动作形态与异常肌肉张力，因此不是 CP。有些综合征在早期虽出现类似 CP 的痉挛现象，到 3 ~ 4 岁突然恶化愈形僵硬，但因有进行性恶化，即可确定不是 CP。此外，有些有脑部肿瘤（癌症）的儿童，脑部病变会恶化，也不属于 CP。

　　总括而言，CP 定义的四个主要部分为：①动作和姿势失能；②脑部构造和功能的损伤所导致；③脑部损伤的时间在幼儿早期；④病理是稳定而非进行性的（Rosenbaum et al., 2007; Pakula et al, 2009）。不过，目前的定义仍面临许多挑战，首先，CP 为一异质性高的综合征，不论病因、严重度或临床症状皆有很大的变异性。虽然其核心特性为动作控制不正常，表现出异于一般婴幼儿的动作形态及姿势，但临床表征差异性很大。目前定义未能显现出 CP 儿童的严重度变异性。其次，CP 儿童的脑部损伤主要发生在胎儿或婴儿时期，通常指 2 岁前（Sanger et al., 2003），但如何界定脑部伤害发生的时间仍无定论。由于先天的或围产期发生的脑伤，其临床症状与后天脑伤有所不同，所以在过去流行病学研究中常将 CP 又分先天的或后天的。然而判定后天 CP 所认可的年纪范围在不同研究有所差异。鉴于脑伤发生的确切时间不容易判别，以及脑伤是否为非进行性或非暂时性也需至一定年龄才能确定，因此国际登录一般认定的最小确定年龄平均为 5 岁（范围为 2 ~ 10 岁）（Stanley et al., 2000）。由于定义差异，有些文献所称的 CP 仅限于先天的，然而有些文献则包括先天的与后天的，或甚至包括脑伤年龄在 18 岁以下的。这是阅读文献时需留意之处（Stanley et al., 2000）。

　　最后，虽然 CP 儿童的脑病变不会恶化，但其身体功能与结构却可能变坏，进而影响个案的日常活动表现及家庭、教育和社会参与。因此，其非进行性并不意味个案的活动功能不会变差。

第二节　病因与流行率

　　如前所述，CP 异质性高，因此在流行率研究上，不论分子或分母都有差别，以至于估计会有误差（Stanley et al., 2000）。一个 1972—1984 年的世代追踪研究结果显示，CP 的流行率虽时高时低，但随年代有略增的趋势（Rumeau-Rouquette et al., 1997）。而出生体重小于 1500 克的婴幼儿，其 CP 的发生率有下降趋势，由 1984—1986 年的 2.5‰ 降至 1993—1998 年的 1.7‰；且其重度动作障碍的发生率也由 24.6% 降到 12.5%（Surman et al., 2003）；这或许与早产儿照护科技的发展有关。澳大利亚的资料显示在 1970—1990 年因为早产儿存活增加，CP 发生率有增加，但在 1990 年代中期后，CP 的发生率，特别是在极低出生体重早产儿中，呈现稳定或下降趋势（Reid et al., 2011）。美国疾病控制及预防中心的资料显示美国近年来整体的发生率并未下降（Kirby et al., 2011）。目前 CP 仍是最常导致儿童时期动作失能的诊断。

一、流行率

在欧美地区 CP 的流行率为 1.5‰ ~ 3.3‰，即 1000 个新生儿中会有 1.5 ~ 3.3 个 是 CP 儿童（Boyle et al.，1994；Emond et al.，1989；Gupta，2001；Pharoah et al.，1987；Stanley et al.，2000；Yeargin-Allsopp et al.，1992；Himmelmann et al.，2010；Kirby et al.，2011）。美国 8 岁儿童中每 303 人中有 1 名为脑性瘫痪儿童（Yeargin-Allsopp et al.，2008；Kirby et al.，2011）。被诊断出 CP 的年龄会因严重度而不同；重度 CP 儿童 90% 在 1 岁之前被诊断出来，中度的为 65%，而轻度的只有 50%；然而 80% ~ 90% 的 CP 儿童在 3 岁前被诊断（Stanley et al.，2000）。

CP 男童多于女童，男童为女童的 1.2 ~ 1.4 倍（廖华芳等，1997；O'Reilly，1975；Pharoah et al.，1987；Kirby et al.，2011）。大约 40% 的 CP 儿童为早产儿或是出生体重小于 2500 克婴儿。随着年代的进步，早产儿存活率提高，在极低出生体重婴儿群体（Very Low Birth Weight，VLBW）（< 1500 克）中，有 CP 的比率为正常体重孩子的 40 ~ 100 倍（Emond et al.，1989；Hagberg et al.，1989）。

二、先天脑性瘫痪的病因

先天 CP 指脑伤发生在子宫内或围产期，大约占所有 CP 儿童的 85%（Perlstein，1952）。其病因包括早产、出生时缺氧、其他围产期因素（如黄疸过高）与产前因素（如先天脑部发育不良、先天脑部畸形等），极少数儿童属基因性 CP。此外，一些受精前因素，如孕妇怀孕前月经周期过长或流产史都怀疑与 CP 的发生有关（Gupta，2001）。研究显示，特殊性缺氧造成立即性且永久性脑细胞死亡，仅能用来解释 50% 以下的 CP 成因。由于胎儿妊娠期 26 ~ 34 周时脑室旁白质最易受损，所以在这时受伤，会造成脑室周围白质软化症，形成痉挛型双边麻痹；GA < 28 周的早产儿，5.6% 有 CP（Himmelmann et al.，2010）。而在妊娠期 38 ~ 40 周时，基底核的新陈代谢需求特别高，因此这时的脑伤，基底核最易受伤，而形成肌张力不全或动作障碍（Koman et al.，2004）。荷兰的研究指出从 1990 年到 2005 年，GA < 34 周的存活早产儿中，CP 比率由 6.5% 降到 2.2%，同时囊胞性脑室周围白质软化症（cystic PVL，c-PVL）也由 3.3% 降到 1.3%，因此推论近年来因早产而导致 CP 的发生率降低与严重 c-PVL 发生率降低有很大关系（van Haastert et al.，2011）。

三、后天脑性瘫痪的病因

后天 CP 指必须在新生儿期之后至 2 ～ 10 岁期间所发生的，病因包括脑炎、溺水、头部外伤、脑血管病变、窒息、营养不良等因素（Stanley et al.，2000）。澳大利亚的研究显示出后天 CP 多数的原因是感染、外伤性脑伤、缺氧性或急性脑病（Reid et al.，2006）。

第三节　分类

2005 年提出的多面向的 CP 分类方法见表 3-1。脑性瘫痪的分类，根据的是动作异常、合并损伤、解剖学与放射学检查结果与病因及发生时间等向度（Bax et al.，2005）。动作异常方面，又可根据神经动作障碍形式与功能性动作能力分类，然而动作损伤部位分类与"粗大动作功能分类系统"（Gross Motor Function Classification System，GMFCS）的相关性并不高，动作损伤部位对预后判断功能较差（Gorter et al.，2004）。传统的 CP 分类由 1956 年 Minear 等人提出（Minear，1956），分为痉挛型、徐动型、僵直型、协调不良型、颤抖型、低张力型、混合型和无法分类型。新近脑性瘫痪的分类详述于后。

表 3-1　脑性瘫痪分类的向度

向度	类别
动作异常	神经动作障碍形式：痉挛型、协调不良型、动作不良型 功能性动作障碍程度：严重度（粗大动作、精细动作、口腔动作） 身体受损部位：双边麻痹、半边麻痹、四肢麻痹
合并损伤	伴随发生的非动作或感觉损伤，如癫痫、听力问题、视力问题、认知及注意力缺损（低智商）、情绪障碍、社会互动障碍（如自闭）
解剖学与放射学检查结果	解剖学分布：躯干、肢体、延髓区域 放射学检查结果（超声、核磁共振等）：脑室扩大、白质丧失或脑部畸形等
病因及病发时间	可能病因：脑炎、头部外伤或核黄疸等

（整理自：Bax et al.，2005）

一、根据神经动作障碍形式的分类

目前仅分 3 类：痉挛型、协调不良型、动作不良型（Mutch et al.，1992）（见图 3-1、图 3-2）。动作不良型又分舞蹈徐动型及肌张力不全型等。临床上的低张力型常是幼年早期短暂呈现软瘫的类型，长大后会变成其他类型；而混合型则通常为徐动伴随痉挛，或协调不良伴随痉挛等。

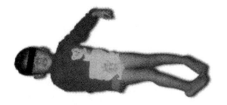
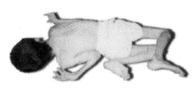

A. 痉挛型双边麻痹，四肢皆有痉挛，下　　　B. 轻度痉挛型双边麻痹儿童，可独立行
　肢动作障碍较明显　　　　　　　　　　　　走，呈马蹄足步态

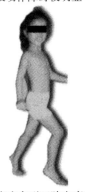
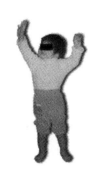

C. 重度痉挛型四肢麻痹，全　　　　　　D. 痉挛型半边麻痹儿童，站立偏向好侧，
　身关节挛缩变形，难维持坐姿　　　　　　患侧手较无法完全举高

图 3-1　痉挛型脑性瘫痪儿童

（一）痉挛型

痉挛型占所有 CP 患者的 76% ～ 87%（Stanley et al.，2000）。痉挛为高张力的一种，有下述两种现象之一：①被动动作时会有阻力，且阻力会随着牵拉速度增加而增加；②对被动动作的阻力，会在超过某个关节角度或某个动作速度的阈值而快速增加（Sanger et al.，2003）。这种高张力有一部分来自神经肌肉反射，另一部分来自肌肉的机械特性，所以高张力对动作功能不全然是坏处（Sanger et al.，2003）。脑组织受伤区域以锥体系统为主。相关病因常为脑部出血、早产、脑部外伤。痉挛型儿童有属于"上动作神经元综合征"的正症状及负症状，正症状包括反射亢进、反射溢流以及巴宾斯基氏反应；负症状则包括肌肉无力、肌肉疲劳及缺乏动作灵敏性（Sanger et al.，2003）。痉挛或共同收缩可能来自脑伤，也可能因补偿姿势控制不稳定所致（Bartlett & Palisano，2000）。最常见的高张力姿势，在上肢是肩关节内转、肘关节屈曲、前臂内旋、腕关节屈曲、手指屈曲与大拇指内缩；在下肢则为髋关节屈曲与内缩、膝关节屈曲、踝关节跖屈、后跟内翻与脚趾屈曲等（Koman et al.，2004）。痉挛会随着儿童的警觉状况、活动状况以及姿势而改变（Sanger et al.，2003），也会受情绪、焦虑、疼痛及其

他感觉输入的影响（Sanger et al.，2003）。此外，其他常见的动作症状包括协调不良、缺乏选择性动作控制、动作计划缺失以及异常的肌肉活化形态，然而，这四个动作问题也常见于其他类型的CP儿童（Sanger et al.，2003）（见图3-1A、B、C、D）。

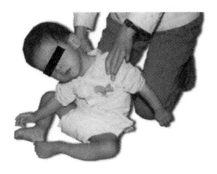

B.肌张力不全型，躯干张力浮动扭转，难维持稳定坐姿

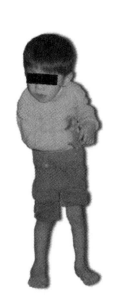

A.痉挛型半边麻痹儿童，站立偏向好侧，患侧手较无法完全举高

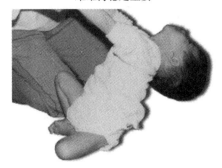

C.肌张力不全型，由躺拉起，头部整个后仰

图3-2　动作不良型

（二）动作不良型

动作不良型传统上又称为徐动型。徐动型占CP类型的4%～10%（Stanley et al.，2000）。脑组织受伤区域为基底核与锥体外径系统。相关病因常为脑部缺氧、核黄疸。舞蹈徐动型临床表现以手脚缓慢不规则的不自主徐动为特征（Sanger et al.，2003）。肌张力不全是一组由于身体骨骼肌的协同肌和拮抗肌的不协调，且间歇持续收缩所造成的部分躯体重复的不自主动作与异常姿势，临床以肢体、躯干甚至全身强烈与不自主的扭转为特征，肌张力在扭转时增加，不扭转时正常。肌张力不全通常在尝试主动动作时更明显，会随姿势、任务、警觉度及情绪而改变。肌张力不全儿童通常动作灵巧度差，眼球及口腔动作功能也常有问题（Sanger et al.，2003）。

常见临床表征如下：

（1）肌肉张力浮动（低张力、高张力），有不自主动作。

（2）肌肉无法共同收缩，无法稳定地维持关节在任何特定的角度，若无合并痉挛现象，不易产生畸形。

（3）缺乏平顺的肌肉动作控制。

（4）有不对称的姿势和动作。

（5）头部、躯干和上肢的障碍较大，易因头部的不自主动作影响躯干和肢体的控制。

（6）有不完全的翻正反射、平衡反应和保护反应。

（7）通常为四肢麻痹，并影响头、颈、脸部运动，上肢较下肢严重。

（8）早期常呈低张力型，出现软瘫的姿势。

（9）语言与吞食能力容易有障碍，脸部因不自主动作呈现怪异表情（见图3-2）。

（三）协调不良型

协调不良型占 CP 的 4.5% ~ 7.0%（Stanley et al., 2000）。脑部受伤区域为小脑。常见临床表征为（Styer-Acevedo, 2008）：

（1）基本为低肌肉张力。

（2）共同收缩和持续维持姿势的能力欠佳。

（3）有动幅障碍。

（4）具翻正反射、平衡反应和保护性反应，但协调不良，尤其有感觉整合问题。

（5）手脚或 / 和躯干动作协调不良。

（6）有意向性震颤现象。

（7）行走时速度缓慢、稳定性不良，两脚张开过大，不易平衡。

（8）眼球有震颤现象。

二、根据功能性障碍程度的分类

功能性障碍程度可由粗大动作、精细动作与语言三方面来看。粗大动作严重度的分类大都采用"粗大动作功能分类系统"（Gross Motor Function Classification System, GMFCS）（Palisano et al., 1997）。GMFCS 除粗大动作功能分类外，还可预测其未来行动能力。原始的 GMFCS 用于 12 岁以下儿童，2007 年"粗大动作功能分类系统补充及修订版"（GMFCS—E&R）适用 18 岁以下儿童（Palisano et al., 2008），另有"GMFCS 家人陈述版"（GMFCS Family Report

Questionnaire）供家长使用（Morris et al., 2004）。中文版 GMFCS、GMFCS-E&R 及 "GMFCS 家人陈述版"可上 CanChild 网站查找。GMFCS 评估仅需根据儿童平时（学校、家里或社区环境中）自我启动的动作表现，而非能力，着重在坐（躯干控制）及走的功能；每个层级是依据儿童的功能限制、所需的辅具（包括移位辅具和轮椅）与相当少量的动作质量来做判断的。GMFCS 分为 5 层级，5 个年龄层（< 2 岁、2 ~ 4 岁、4 ~ 6 岁、6 ~ 12 岁及 12 ~ 18 岁）有不同的分类描述。大于 6 岁个案参照 GMFCS-E&R 的描述，见表3-2。各层级间区别在于：第 I 级通常在 2 岁前会独立行走；第 II 级则在 3 ~ 4 岁后会独立行走，但独立行走之前有一段时间需要行走辅具；第 III 级儿童行走需靠行走辅具；第 IV 级无法独立使用辅具行走，要靠电动轮椅；第 V 级即使给予电动轮椅类的辅具也无法自行移动，大部分需靠别人推动。小于 2 岁的第 I 级和第 II 级幼儿不易区分。

表 3-2　脑性瘫痪儿童动作功能障碍程度的分类系统

粗大动作功能分类系统 *		手操作能力分类系统	
适用年龄范围	0 ~ 18 岁	双侧精细动作功能	4 ~ 18 岁
层级 I	不受限制的步行：室外和社区中独立步行；可以跑步和跳跃等，但速度、平衡和身体协调性受限	一手的操作未受到限制，另一手未受限或仅日在高难度技巧受限	可轻易操作物品，生活未受限
层级 II	受限制的步行：大部分的环境里可以独立步行；但在户外及社区中行走会受到限制	一手的操作未受限，另一手仅有抓或握的能力；或两手在高难度技度巧皆受限	大部分可成功操作物品，但在速度与/或准确度上稍差
层级 III	使用行走辅具步行：行走需要移动辅具，且在户外及社区中行走会受限	一手的操作未受限，另一手无功能；或一手在高难度技巧受限，另一手仅有抓或握的能力	操作物品会有困难，需帮助做事前准备，或需修改活动方式
层级IV	自我移动受限，可采电动载具自行移动：在户外及社区需要他人协助移位或需使用电动载具	两手仅有抓的能力；或一手仅有抓的能力，另一手仅有握的能力或更差	需大部分协助
层级 V	需依赖别人推动以移位：自我移动的能力极度受限，大部分即使使用高科技的辅具仍有限制	两手仅有握的能力或更差	需完全协助

* 各层级描述是针对 6 岁以上儿童的动作表现。
（资料来自 Beckung & Hagberg，2002）

GMFCS 测试者间信度于小于 2 岁儿童组的 Kappa 值为 0.55，2 ~ 12 岁的儿童组则为 0.75（Palisano et al.，1997）；儿童父母与治疗师间信度良好（Mutlu et al.，2010）；由病历资料判断的测试者间信度 Kappa 值为 0.83（Benedict et al.，2011）。中文简体版 GMFCS 的信效度也被证实（史惟等，2006；韩彤立等，2009），GMFCS 层级与 WeeFIM 分数显著相关（Gunel et al.，2009）。目前已有 GMFCS 不同层级儿童随年龄成长的 GMFM-66 分数变化的动作成长曲线，可以用来比较及推估 CP 儿童粗大动作变化（Hanna et al.，2008）。

GMFCS 的稳定度研究显示 73%CP 儿童维持在同一层级；若一开始被评为层级 I 或层级 V 的，一般不会变动；6 岁以下的 CP 儿童，后来层级若有改变，通常会变得较差（Palisano et al.，2006）。总之，GMFCS 的稳定度良好。

精细动作严重度分类目前有两种常见系统，一为"手操作能力分类系统"（Manual Ability Classification System，MACS）（Eliasson et al.，2006），另一为"双侧精细动作功能"（Bimanual Fine Motor Function，BFMF）（Beckung & Hagberg，2002）。MACS 相关研究较多，适用年龄为 4 ~ 18 岁，BFMF 则未特指年龄范围。

MACS 是针对 CP 儿童上肢操作物品能力的分类，似 GMFCS 依年龄组评估儿童日常的典型表现而非其最佳的能力，分 I 至 V 层级。研究显示，对 4 ~ 18 岁 CP 儿童在治疗师间信度 ICC=0.97，儿童父母与治疗师间信度良好（Eliasson et al.，2006；Mutlu et al.，2011）。MACS 等级与 WeeFIM 分数（Gunel et al.，2009）、PEDI 分数（Kuijper et al.，2010）和文兰适应行为量表（Vineland Adaptive Behavior Scales，VABS）（van Eck et al.，2010）有显著相关；也与适应性计算机的使用与否有关（Davies et al.，2010）。GMFCS 与 MACS 层级之间的相关性于痉挛型 CP 儿童有显著相关（Gunel et al.，2009），但于其他类别 CP 儿童相关度较低（Carnahan et al.，2007），因此建议临床上两种评估皆要进行。表 3-3 为 CP 儿童在不同动作障碍类型与 GMFCS 严重度、BMFM 分类的百分比（廖华芳等，1997；Stanley et al.，2000；Palisano et al.，

表 3-3　脑性瘫痪儿童不同类型分布的比率

动作障碍类型	Himmelmann 等（2010）	Stanley 等（2000）	廖华芳等（1997）
痉挛型	77%	76% ~ 87%	80%
协调不良型	5%	4.5% ~ 7%	1%
动作不良型	17%	4% ~ 10%	5%
混合型	—	11% ~ 12%	12%

2006）。

续表

动作障碍类型	Himmelmann 等（2010）	Stanley 等（2000）	廖华芳等（1997）
GMFCS 分类	Kirby 等（2011） 8 岁（2011）（n=476）	Palisano 等（2006） 16 月~13岁（n=610）	Beckung 等（2002） 5~7 岁（n =176）
层级 I	—	27%	41%
层级 II	22%	13%	20%
层级 III	16%	19%	7%
层级IV	28%	21%	16%
层级 V	13%	20%	16%
精细动作严重度分类	Himmelmann 等（2006） BMFM	Sawyer 等（2011） MACS	
层级 I	31%	19%	
层级 II	32%	27%	
层级 III	12%	22%	
层级IV	12%	13%	
层级 V	14%	19%	

GMFCS：粗大动作功能分类系统

（资料来源：廖华芳等，1997；Beckung & Hagberg，2002；Palisano et al.，2006；Stanley，2000；Himmelmann et al.，2010；Kirby et al.，2011；Himmelmann et al.，2006；Sawyer et al.，2011）

在沟通方面，CP 的"沟通功能分类系统"（Communication Function Classification System，CFCS）（Hidecker et al.，2011）正在发展。与 GMFCS 和 MACS 层级分类相似，CFCS 依儿童日常典型表现而非最佳能力，分层级 I 至 V。第 I 级为与熟悉或不熟悉的人都能有效地沟通（表达与接受）。第 II 级为与熟悉和不熟悉的人都能有效沟通但速度缓慢。第 III 级为仅限于与熟悉的人做有效沟通。第 IV 级为与熟悉的人沟通的有效性时有时无。第 V 级为和熟悉的人沟通时，不论是作为表达者或接受者都很少是有效的。目前 CFCS 的心理计量学的资料还在建设中。

三、根据身体受损部位的分类

虽 Bax 等人不建议根据身体受损部位将 CP 个案分类（Bax et al.，

2005），然而文献仍常见，因此简述其常见类型如下：

（1）半边麻痹（见图 3-3A）：左或右半侧身体有动作异常，似中风。通常是足月儿单边脑半球受损（Koman et al.，2004）。

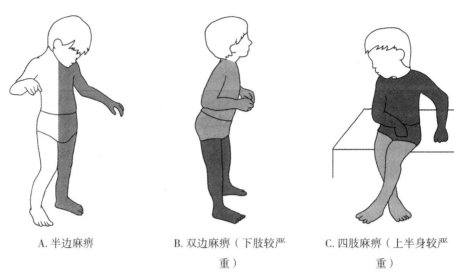

A. 半边麻痹　　　　　　B. 双边麻痹（下肢较严　　　C. 四肢麻痹（上半身较严
　　　　　　　　　　　　　　重）　　　　　　　　　　　　重）

图 3-3　根据身体受损部位分类

（2）双边麻痹（见图 3-3B）：四肢都有动作异常，但下肢的障碍程度比上肢严重，上肢仍有基本手部操作功能。走路功能较有问题，具有手部基本操作功能。双边麻痹常见于早产儿，特别是出生时 GA<32 周。以澳大利亚的资料来看，GA<32 周的 CP 中有 48% 是双边麻痹（Rethlefsen et al.，2010）。双边麻痹儿童通常有脑室周围白质软化（Koman et al.，2004）。

（3）四肢麻痹（见图 3-3C）：全身都有动作异常，上半身较严重，或上半身与下半身严重度类似；相似名称有双侧麻痹。四肢麻痹儿童通常为中枢神经系统广泛性损伤所造成（Koman et al.，2004）。

美国四肢麻痹占 44%、双边麻痹占 33%、半边麻痹占 23%（Koman et al.，2004）；而法国，四肢麻痹占 40%，半边麻痹占 21%，双边麻痹占 17%（Rumeau-Rouquette et al.，1997）。Rethlefsen 等人研究 27 个 CP 登录研究指出不同研究中类型分布的差异很大。此外，传统上通过是否有侧化来分类也容易有争议，以澳大利亚的资料为例，双边麻痹比例是 34% 到 90%，但双侧痉挛 CP 比例为 51% 到 86%，差异性过大不容易获得一致性。因此国际上正探讨如何增进一致性（Gainsborough et al.，2008；Rethlefsen et al.，2010）。

第四节 常见身体功能与结构方面问题

根据统计,75% ～ 90% 的 CP 儿童有 3 种以上的身体损伤与功能障碍（Jones,1975；Tablan,1975；廖华芳等,1997）。CP 儿童常见并发症包括：视觉障碍（14 % ～ 60%）、同侧偏盲（半边麻痹者约 20%）、智能障碍（20% ～ 60%,常见于四肢麻痹与僵直型）、癫痫（25% ～ 45%）、沟通障碍（50% ～ 70%）（廖华芳等,1997；Gupta,2001；Styer-Acevedo,2008）。CP 儿童常见身体功能与结构方面问题叙述如下。

一、心智功能

心智功能（b1）障碍是 CP 儿童常见的问题,30% ～ 60% 的 CP 儿童有智能障碍（Gupta,2001；Krigger,2006）。某些研究显示 CP 儿童 IQ 正常（IQ > 70）的占 50%,IQ < 50 的占 25% ～ 30%（Gupta,2001）。不同国家比率不同,如英国是 43%、挪威是 31%（Romeo et al.,2011）。痉挛型双侧 CP 智能障碍的比例较单侧高。双边麻痹、四肢麻痹与大于 4 岁半边麻痹智能障碍比例于男女无显著差异,但在小于 4 岁半边麻痹儿童中女童 IQ 高于男童（Romeo et al.,2011）。由于一般智力测验有时间、肢体及口语表达的要求,CP 儿童可能因肢体与口语限制使测验结果比实际能力差,也可能由于早期感觉动作经验与活动受限,因而影响认知发展。

近几年来 CP 儿童执行功能及注意力问题受到重视,因为多数痉挛型 CP 儿童有脑室周围白质软化损伤,该区域损伤易产生注意力与执行功能问题,但相关研究仍不多。研究结果建议,集中性注意力问题易出现在早期左半脑受伤的个案,包括单侧和双侧脑伤者；持续性注意力问题则可能出现在单侧半脑受伤,特别是右半脑伤者。此外,有癫痫的个案在集中性及持续性注意力较易有问题。在执行功能中,痉挛型 CP 儿童是否有工作记忆缺损尚无定论。抑制冲动方面,右半脑或双侧脑伤的痉挛型 CP 儿童个案通常表现不如同伴。此外,双侧痉挛型 CP 儿童的后设认知过程也不如同伴。这种问题在幼儿身上更为明显（Bottcher,2010）。Bottcher 等研究显示 CP 学童在整体的执行功能,包括抑制冲动和模块转换能力皆较差,即使是语言与认知在正常范围的 CP 学童也可能有注意和执行功能的障碍（Bottcher et al.,2010）。

能量及驱动功能（b130）方面,部分 CP 儿童缺乏移动的动机,可能因肌肉力量、控制与平衡反应缺损，缺乏动作经验或成功的动作经验，动作能量消耗高，或有失败、跌倒等不愉快经验，或家人过分保护等。

身体观感（b1801）方面，CP 青少年倾向于较不喜欢自我身体，身体观感较差（Hammar et al.，2009）。

二、声音和语言功能和相关结构

在声音和语言功能和相关结构（b3、s3）方面，先天 CP 儿童中有吞咽困难者通常较严重，GMFCS 第Ⅳ级和第Ⅴ级者出现吞咽和咀嚼困难分别是第Ⅰ级的 4.8 倍和 15.7 倍（Parkes et al.，2010）。合并有智能障碍的痉挛型 CP 儿童，61% 有轻中度吞咽困难，较多属口腔期的问题；21% 有较重度吞咽困难，同时有口腔期和咽道期的问题（Otapowicz et al.，2010）。

1268 名先天 CP 儿童的追踪研究结果显示，36% 有构音或发音异常，21% 有吞咽和咀嚼困难，22% 有过度流口水，而扣除构音或发音异常个案后，也仍有 42% 儿童有沟通障碍。整体而言，约有半数以上的 CP 儿童有构音异常与 / 或语言问题（Parkes et al.，2010）。构音或发音异常和语言问题都与动作及智能障碍有关，构音异常和过度流口水现象会随着年纪增长而改善（Parkes et al.，2010）。

CP 儿童流口水的问题通常并不是源于唾液分泌过多，而是因为口部动作控制障碍导致唾液溢出嘴巴。但动作不良型的 CP 儿童可能会因为口部过度动作导致过量唾液分泌（Erasmus et al.，2009）。此外，CP 儿童出现颞颚关节障碍的概率是普通儿童的 9 倍（Miamoto et al.，2011）。

三、神经、肌肉、骨骼和动作相关的功能和结构问题

神经、肌肉、骨骼和动作相关的功能和结构（b7、s7）方面，CP 儿童由于上动作神经元受损，以致网状脊髓径与皮质脊髓径的神经冲动减少，因此会降低输出的动作单位量，造成肌肉控制异常与无力。同时由于网状脊髓径等往下的抑制输出减少，增加 γ 和 α 神经元的兴奋性，造成痉挛。若外椎体系受损就会造成动作障碍，如徐动、张力不全或僵直等（Koman et al.，2004）。CP 儿童在成长过程中，由于神经受损所造成的异常张力、神经肌肉协调异常、感知觉异常、肌肉骨骼异常、缺乏选择性肌肉控制，与后天补偿性动作模式等，有异常的神经、肌肉、骨骼和动作相关功能和结构问题。

（一）肌肉张力异常

损伤部位不同，其异常张力形态也不同。高张力通常用来描述痉挛或不正常延长性。对侧拮抗肌感觉神经的抑制作用减少，或在主动肌收缩时，其拮抗肌同时会兴奋等因素，被认为是造成痉挛型 CP 儿童高张力的主要现象。此外其痉挛肌肉有延展性过低的现象，在被牵拉时，阻力会提早产生，因此除神经性外，也应考虑其肌肉延展性（Olney & Wright，2006）。CP 儿童的高张力过去常被认为是造成动作障碍的主因，然而正常人维持在抗重力姿势下也需要肌肉张力，肌肉张力也可以算是一种肌肉力量，所以临床上必须审慎评估 CP 儿童痉挛所带来的坏处及好处，而非全然抑制（Miller，2005）。此外，肌力训练并不会导致 CP 儿童张力的增加（Morton et al.，2005；Lee et al.，2008）。最后，虽然痉挛性 CP 儿童常受痉挛影响，然而 10 年长期追踪已接受过背根神经切除术个案的研究显示，背根神经切除术对于改善儿童长期的发展和预防挛缩发生的功效似乎不大，因此对于 CP 儿童的挛缩预防仅靠降低高张力是不够的（Tedroff et al.，2011）。

（二）肌力与肌耐力不足

中枢神经受损病患除了肌肉控制问题外，也有肌力不足的问题。CP 儿童的肌力，包括上下肢的等长或等速收缩，向心或离心肌力为一般儿童的 25% ~ 50%（Damiano et al.，2001；Engsberg et al.，2000；Gan & Liao，2002；Hwang & Liao，2002；Wiley & Damiano，1998）。在肌耐力研究中显示 CP 儿童较一般儿童低。CP 儿童的下肢平均功率低于一般儿童 1 ~ 4 个标准差（Parker et al.，1992），约只有一般儿童的 50%（van den Berg-Emons et al.，1996）。Mockford 等人总结 CP 儿童的肌力不足可能源于低中枢支配、神经征召顺序不足或混乱、主动控制不足、交互抑制不足和肌梭结构改变。此外，肌肉组织的改变，如快速纤维萎缩和肌球蛋白改变等，改变了肌纤维长度、肌肉横切面积和长度 – 张力曲线，并减少了肌肉弹性，以致肌肉组织无法正常发展（Mockford et al.，2010）。

（三）肌肉骨骼系统的挛缩和变形

CP 儿童较易产生挛缩与变形。主要因肌肉间力量不平衡、关节脱臼、脱位或骨骼变形所造成。台湾地区 CP 儿童关节挛缩比率为 80%（廖华芳与黄惠声，1997）。痉挛型 CP 常见挛缩与变形包括足跖屈、足跖屈内翻、髋内缩挛缩（甚或呈剪刀形姿势）、髋关节脱臼、前臂内旋、腕屈曲、膝屈曲挛缩、脊柱侧弯等（Boyd & Graham，1997）。四肢痉挛型 CP 儿童或是 GMFCS 第Ⅳ到第Ⅴ级的 CP 儿童易有髋关节脱位问题（Parrott et al.，2002）。重度 CP 儿童在坐与躺姿下，还会出现风吹骨盆的异常姿势，即一边髋关节固定性内缩挛缩合并对侧髋外展挛缩。

　　CP 儿童的骨科问题最常见为马蹄足变形，其次为髋关节移位（Cornell，1995），如果早期没有对于髋关节移位加以检验与干预，会逐渐恶化至脱位、髋臼发育不良、股骨头变形、脱臼以及疼痛性退化性关节炎（Parrott et al.，2002）。髋脱位的发生率，有 25% ~ 30% 与严重度有关（Cornell，1995）。成年的 CP 个案易因髋与膝关节炎、足跖屈内翻而有疼痛问题（Horstmann et al.，2009）。脊椎较易出现脊椎变形，包括脊柱侧弯、颈椎或腰椎前凸等（Koman et al.，2004）。在上肢，痉挛型最常见前臂外旋受限与天鹅颈手指变形。GMFCS 第Ⅰ或Ⅱ级的双侧麻痹 CP 儿童，虽有前臂外旋受限、手腕和手指伸直受限、拇指夹在掌内变形和手指变形等问题，但少有肩和手肘问题。然而，单侧 CP 儿童却有的从肩部到手指都有问题。此外，值得一提的是上肢变形的严重度和上肢功能有很大的相关性（Park et al.，2011）。

　　Murphy 提出四个 CP 个案终生都要注意的肌肉骨骼系统问题：①屈膝步态可能导致髌骨上移；②髋关节发育不全可能导致退化性关节炎；③椎弓解离，特别是在 L5 和 S1，可能导致脊椎滑脱症；④四肢痉挛型和肌张力不全型的 CP 成人容易有颈椎狭窄问题，且常合并脊髓软化以及神经根病变。以上四个问题若未及时处理，有可能挛缩和变形恶化，并使功能退步（Murphy，2009）。

（四）动作与姿势控制和协调能力

　　CP 儿童动作形态有很大的变异性。玻巴斯（Bobath）夫妇根据其临床观察整理，将各类型 CP 儿童在各发展阶段常见的异常动作形态与姿势进行详细描述（廖华芳，1990；Bobath & Bobath，1978）。对一般肢体动作，CP 儿童大部分用刻板协同动作形态，而没有选择性动作控制或分离式动作（白伟男等，1993；Olney & Wright，2006）。Bobath 早期即发现痉挛型 CP 于站立时，比普通儿童缺乏姿势固定平衡反应，静态或动态姿态控制能力都较差（Bobath，1983），且有异常的足部张力反射（Duncan，1983；Manfredi et al.，1975）。CP 儿童的平衡能力的发展，不仅迟缓，也有异常现象（Sugden，1992）。若以肌电图检查，常可见 CP 儿童动作时肌肉收缩次序与一般儿童不同（Nashner et al.，1983），且有较多互为拮抗肌的共同收缩现象（Knuttson & Mantensson，

1980）。过去对于 CP 儿童的不正常动作形态，皆认为是中枢神经异常的表征；然而以动态系统理论来看，也可能因次系统损伤，CP 儿童为了功能，自行组织而呈现非常态动作形态（Shumway-Cook & Woollacott，2012）。

姿势控制可区分为三个姿势调整阶段，包括准备性姿势调整、前置性或预期性姿势调整，以及反应性／代偿性姿势调整。在不同的时期，CP 儿童常呈现出不同问题，介绍如下。

坐姿的姿势控制：有站立和行走能力的 CP 儿童有能力去产生低层级的姿势控制，如坐姿的反应性姿势调整，但对于较高阶层的姿势控制，如预期性姿势调整，较晚才发展出来，有些甚至终生没有。此外，姿势控制会因 CP 类型和严重度而不同（van der Heide et al.，2004）。在坐姿下执行双手向前抓球，一般儿童利用前置性反馈做姿势调整，CP 儿童较多使用反应性姿势调整，且有较高同步收缩及肌电位（Bigongiari et al.，2011）。在反应性姿势调整部分，除了全部的 GMFCS 第 V 级或部分第 IV 级及年幼第 III 级外，多数 CP 儿童可以发展出基本姿势控制，如有方向特定性的肌肉反应，也就是说在坐的时候，突然被往后推时，头部会有往前、颈部的肌肉会有收缩或对抗后推的力量（de Graaf-Peters & Blauw-Hospers，2007）。

站姿的姿势控制：具独立行走能力 CP 儿童维持静态站姿的重心摆动幅度略大（Liao et al.，1997；Rose et al.，2002），然而仅在感觉冲突状况下显著高于一般儿童（Liao et al.，1997）。可以独站的 CP 儿童虽然可以依不同指令（如舒服速度或最快速），表现出不同的姿势调整；但姿势调整的参数（足底压力中心移动的轨迹和速度）与一般儿童仍有显著差异（Liu et al.，2002）。准备性姿势调整中，因启动姿势不良，如双边麻痹儿童常踮起脚尖站，因此准备期姿势就不稳，致使动作执行有困难。具独立行走能力 CP 儿童通常有预期性姿势控制能力，但不足（Liao et al.，1997；Liu et al.，2007；Tomita et al.，2010）。在前置性姿势调整中，虽能在动作起始前或当下有前置性姿势调整，但姿势调整出现的时间有过慢问题。此外，他们因应活动进行姿势调整有困难（Liu et al.，2007；Tomita et al.，2010）。由于前置性姿势控制不佳，因此 CP 儿童利用反应性姿势调整策略比较多。在反应性姿势调整部分，CP 儿童在动作控制方面缺乏正常的动作协调策略；即当站立受外力干扰时，下肢肌肉收缩不能像一般人那样由远端肌肉至近端肌肉收缩（Shumway—Cook & Woollacott，2012）。

Nashner 的研究显示，痉挛型双边 CP 儿童与徐动型 CP 儿童的姿势控制在感觉整合方面与肌肉协调方面都有问题，而且 CP 类别不同，其平衡问题也不相同。

例如协调不良型，在运动策略上问题少于感觉整合问题；而大部分痉挛型半边麻痹儿童在感觉整合较无问题；痉挛型双边 CP 个别差异较大，可能两者都有问题或是只有其中一项有问题（Nashner，1983）。与一般儿童比较，于反应性姿势控制能力，CP 儿童踝背屈反应与跨步反应较不明显（Gunsolus et al.，1975）。

　　CP 儿童除了上述坐姿和站姿有非典型的动作和姿势调整外，在一些位移活动（如行走、跑步等）的动态平衡上也有问题。动态平衡为身体支持面（BOS）与身体质心（COM）两者同时在改变，与静态平衡需要的控制不同，与行走时的单脚站立期即身体质量中心未落在身体支持面时所需的平衡控制相似（胡名霞，2009）。行走时的起动需要动态平衡，行走中为静态与动态平衡之间的互相转换。很多因素会影响动态平衡控制能力，如痉挛、肌肉无力、异常的肌肉协同作用、肌肉作用次序、互为拮抗肌的共同收缩、关节活动度不足、感觉认知等，大部分CP 儿童皆有这方面问题（Shumway-Cook & Woollacott，2012）。

四、感觉功能和疼痛

　　感觉功能和疼痛（b2）方面，97% 痉挛型半边麻痹儿童有肢体立体觉缺失，90% 有二点区辨缺失，46% 本体觉缺失，因此知觉缺失常见于痉挛型半边麻痹儿童（van Heest et al.，1993）。有44% ~ 51% 的 CP 儿童的手部实体感觉和二点区辨缺失。足月 CP 儿童受到的影响较严重（Odding et al.，2006）。

　　CP 成人中慢性肌肉骨骼系统疼痛发生率较一般人高，女性高于男性，发生率与年龄无关。常见疼痛部位为腰、颈、足／脚踝。用力是增加 CP 成人疼痛的主因，减轻疼痛最主要的治疗是物理治疗（Opheim & Jahnsen，2011）。

五、眼、耳和相关构造

　　眼、耳和相关构造（s2）方面障碍叙述如下。

（一）视觉障碍

19% 痉挛型脑性瘫痪有重度视觉障碍（Himmelmann et al.，2006）。常见视觉损伤包括（Gupta，2001；Styer-Acevedo，2008）：

　　（1）共轭能力差，影响视知觉的发展与协调能力，立体感、视觉空间较差。

　　（2）视野缺陷或全盲的现象则较罕见，同侧偏盲于半身麻痹者较多。

　　（3）协调不良型多有眼球震颤。

　　（4）有自我形象及空间定向能力的缺陷，因此对于有形物质和空间的认识具障碍。

（5）由于脑皮质受损、动作缺陷、智能不足等因素，导致感知觉能力障碍。其原始性感觉大部分正常，偶尔会有过分敏感，因上述原因导致空间感与实体感障碍居多。

（6）痉挛型 CP 儿童在眼手协调、主体／背景分辨、形状恒常、空间位置和空间关系等视知觉有障碍（Bottcher，2010）。

（7）视觉建构的功能是可以理解物体二维空间或三维空间的相互关系，比如排积木或是画图属于脑部的认知处理过程，与视觉损伤较无关系（Bottcher，2010）。

（二）听觉障碍

CP 儿童常见听觉障碍如下：

（1）高频率失聪，在核黄疸过高导致的动作不良型儿童中较常见。

（2）听而不闻，即听力检查结果正常，但在听知觉上却呈现认识不能现象。

（3）少数完全失聪。

六、心血管、肺、免疫及呼吸系统功能和结构

心血管、肺、免疫及呼吸系统功能和结构（b4、s4）方面，目前有限的研究显示 CP 儿童有较差的心肺体适能，包括摄氧峰值较低或行走时能量消耗较高（Fowler et al.，2007）。GMFCS 第 I 和 II 级 CP 儿童的有氧运动能力表现明显较常模低，但 GMFCS 第 I 和 II 级间没有显著差异，CP 女童年龄越大摄氧峰值反而越差（Verschuren & Takken，2010）。

七、维持体重的功能

维持体重的功能（b530）方面，虽然 CP 个案的新陈代谢系统不一定有障碍，但是由于疼痛、疲倦及其他的次发性问题，可独立行走 CP 青少年随着年龄的增长，反而越来越不活动。虽然目前仍缺乏探讨此问题的长期研究，但这样的生活形态很容易导致健康问题。综合比较 CP 与一般儿童身体组成的研究，并无一致的结论，可能与测量方法及个案差异有关。以双能量 X 光吸收度测量法测量脂肪质量，比较 CP 儿童与一般儿童的常模时，脂肪质量只有少量差异（Chad et al.，2000）。以人体水分测量法，CP 儿童体脂肪百分比显著高于一般儿童（van den Berg-Emons et al.，1995），以皮下脂肪厚度测量体脂肪百分比与身体非脂肪质量，体脂百分比与 BMI 和一般儿童相似，身体非脂肪质量则低于一般儿童（廖华芳与刘盈绮，2002）。以 BMI 来看，CP 儿童有过重或过瘦的问题，29% 有过重或肥胖的问题；不具行走能力者，如 GMFCS 第Ⅳ～Ⅴ级，通常有过瘦问题；会行走者，如 GMFCS 第Ⅰ～Ⅱ级，则较有过重问题（Hurvitz et al.，2008）。CP 儿童在股骨处有骨质密度过低状况的流行率为 77%，行走功能受限、进食困难、过去有骨折或服用抗癫痫药物以及低的脂肪百分比都与低骨质密度有相关（Mergler et al.，2009）。

八、其他

癫痫：25%～45% 的 CP 儿童有癫痫症状（Gupta，2001；Kirby et al.，2011），特别是半边麻痹型和四肢麻痹者（Gupta，2001）。

情绪与行为问题：26%CP 儿童会有行为问题（Gupta，2001）；8% 有自闭症谱系障碍（Kirby et al.，2011）。不同类型的 CP 儿童，具有不同人格特征。其行为问题少数因脑伤引起，大部分因不当的教养方式或环境因素造成。

第五节　常见活动与参与方面问题

近几年来，随着 ICF 概念倡导，CP 个案的活动与参与问题越来越受重视。在活动部分，CP 儿童动作里程碑的达成年龄大都显著延后（孙立芸等，1987；Scherzer，2001），CP 儿童的粗大动作 DQ 平均为 41，精细动作 DQ 为 55（廖华芳等，1997）；且随着年龄增长，某些 CP 儿童会有动作发展停滞的现象，越严重者发展年龄越早至平原期（Palisano et al.，1997；Rosenbaum et al.，2002）。以 GMFM 为评量工具，GMFCS 第Ⅰ级者在 5 岁时 GMFM 分数约为 90%；第Ⅱ级者约 7 岁至平原期，分数 90% 约为其上限；第Ⅲ级者于 7 岁分数约 80%；第Ⅳ级者于 5 岁至平原期，分数约 30%；第Ⅴ级者，90% 儿童在 3 岁前至平原期，GMFM 中位数分数约 20%（Rosenbaum et al.，2002；Beckung et al.，2007）。以"早期干预量表"（Early Intervention Developmental Profile，EIDP）追踪评估，所得 CP 粗大动作发展发展曲线如图 3-4 所示，重度 CP 比轻度提前趋平原期（廖华芳等，2006）。然而基本动作能力停滞，并不代表移动表现也停滞，环境干预可改变移动表现。

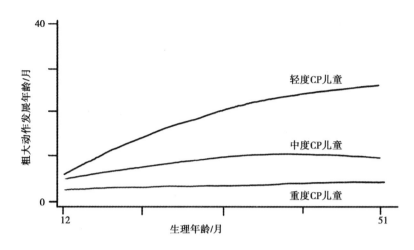

图 3-4　不同严重度的脑性瘫痪儿童的粗大动作发展

在参与部分，2～21岁 CP 个案家长的关心事项依个案年龄及严重度而有不同。所有家长皆关心自我照顾，61% 的家长至少有一个关心事项和位移有关；相较幼童家长，CP 学童和青少年的家长较关心生产力，如在学校和家庭中（Chiarello et al.，2010）。CP 青少年认为实际参与休闲娱乐、位移、学校和社会化是四个最重要的参与问题（Livingston et al.，2011）。

一、位移

位移能力（d450-469）是家长和物理治疗师对于 CP 个案最关心的事项之一，受年龄和严重度影响。对于 3～15 岁的 CP 儿童，GMFCS 最能反映位移能力，GMFCS 第 I 级儿童年龄和位移能力高度相关（öhrvall et al.，2010）。GMFCS 第 I 级儿童在 3 岁前能在各种环境下独立行走；第 II 级者开始行走时间在不同环境有差异，在 18 岁时 90% 仍可在户外行走；第 III 级者能在学校行走（用辅具）的最高年龄是 9 岁（68%），在 18 岁时 50% 仍可在不同环境行走；第 IV 级者随着年龄增加使用轮椅或代步车概率增加，18 岁时 57% 仍可在户外位移；第 V 级者多需要协助位移，57% 可以在别人协助下使用轮椅在户外活动（Palisano et al.，2010）。目前 GMFCS 有好的稳定度，有助于早期预估 CP 个案的粗大动作发展，包括爬、行走等位移能力。目前已有不同 GMFCS 层级的粗大动作功能测量（GMFM）的发展曲线（Beckung et al.，2007）。值得注意的是，GMFCS 第 I 和 II 级个案在 21 岁前，目前的研究结果显示没有行走能力退化状况，但是第 III 到 IV 级则有退化问题（Hanna et al.，2009）。

整理过去文献，约有 75% 的 CP 儿童可不用或用行走辅具独立行走，协调不良型皆能独立行走，但达到年龄较晚（廖华芳，1989；Molnar，1979）。若以 GMFCS 第 I ~ III 级所占百分比来看，40% ~ 61% 可独立行走；60% ~ 70% 可用或不用行走辅具独立行走（表 3-3）。然而以痉挛型双边 CP 儿童为例，虽然 60% ~ 100% 的儿童能发展出独立行走的功能，然而其行走速度显著比正常儿童慢，行走耗能也较一般儿童高（Damiano & Abel，1998；Liao et al.，1997）。

轮椅或电动代步车位移方面，在室内位移须使用轮椅的 CP 儿童占 29%，室外位移须用的占 41%；以手动轮椅来看，有 86% 的儿童需要成人来协助前进，但若使用电动轮椅，则大多能够独立移位（Rodby-Bousquet & Hägglund，2010）。

他们的行走功能受限可从以下几点来讨论。

（一）非典型的行走步态

Rodda 和 Graham 将半边麻痹与双边麻痹儿童的痉挛性步态各分为四类（Rodda & Graham，2004）。半边麻痹儿童的步态包括垂足、真正马蹄足、真正马蹄足/膝跳跃、真正马蹄足/膝跳跃合并髋异常。双边麻痹儿童的步态包括真正马蹄足、膝跳跃、表面马蹄足、屈膝步态。其特征与处理建议见表 3-4（Rodda & Graham，2004）。膝跳跃步态即踝跖屈合并髋屈曲与膝屈曲；屈膝步态即踝过度背屈合并髋屈曲与膝屈曲。除上述步态外，文献常见还有剪刀（即髋内缩）、膝后顶、内八步态、外八步态、站立期过长、步长较短、下肢各关节活动角度较小、缺乏踝关节与髋关节的伸屈动作，上半身摇摆幅度过大等（Bobath & Bobath，1978；Simons et al.，1978；Sutherland，1984；Winter，1990；Wyatt，1990）。内八步态通常由于股骨前倾、胫骨内旋或前足内缩等造成；同样的，外八步态是也可以由于股骨或胫骨的旋转变形所造成。

（二）行走速度慢

CP 儿童行走速度较一般儿童慢（Duffy et al.，1996；Liao et al.，1997；Kirkpatrick et al.，1994）。除了舒适行走速度较慢外，快速行走速度也显著低于一般儿童。行走速度与其能否独立于户外行走有关（Abel & Damiano，1996）。由于儿童在成长当中，行走的速度会受年龄与腿长的影响，因此宜参考常模。一般认为行走速度至少为同龄儿童的 1/3 才具功能性。

表 3-4 痉挛型脑性瘫痪儿童的步态分类与处理建议

步态名称	特征	处理建议		
		痉挛药物处理	挛缩/变型手术处理	装具处理
半边麻痹				
垂足	摆动期垂足，载重期踝部背屈近乎一般正常范围	不合适	不合适	簧叶片型或踝活动型踝足装具（AFO）
真正马蹄足	载重期可见马蹄足，可能与正中膝关节位置及髋部伸直，或膝反屈与髋部伸直一起出现	踝跖屈肌	若肥肠肌挛缩，可进行跟腱延长术或 Strayer 踝跖屈肌延长术	簧叶片型或踝活动型 AFO
真正马蹄足／膝跳跃	踝跖屈肌痉挛或挛缩；摆动期踝部背屈受限；腘旁肌及股四头肌共轭收缩形成僵直膝关节步态	踝跖屈肌及腘旁肌	跟腱延长术合并内侧腘旁肌延长术以及股直肌肌腱转移至股薄肌或半腱肌	踝固定式或踝活动型 AFO
真正马蹄足／膝跳跃合并髋异常	骨盆后缩；矢状面可观察到有马蹄足、屈曲膝关节、屈曲髋关节、骨盆前倾；冠状面可观察到髋关节内收；横断面可观察到髋关节内转	踝跖屈肌及腘旁肌，有时会注射于髋内收肌及屈曲肌	踝跖屈肌、髋内收肌、髂腰肌及内侧腘旁肌延长术，必要时进行股直肌肌腱转移；股骨外转截骨术	地面反作用力式AFO、踝固定式或踝活动型 AFO
双边麻痹				
真正马蹄足	整个载重期，踝部都维持于跖屈姿势，膝及髋关节伸直	踝跖屈肌	腓肠肌延长术	踝固定式或踝活动型 AFO
膝跳跃	载重期踝跖屈，载重初期髋屈曲、膝屈曲，载重后期髋膝会较伸直，但仍略屈；骨盆前倾、腰椎前凸增加	踝跖屈肌及腘旁肌	于挛缩及影响力矩作用处进行手术	地面反作用力型、踝固定式或踝活动型 AFO
表面马蹄足	踮脚尖行走；但载重期踝部背屈角度在正常范围内，膝及髋关节过度屈曲	腘旁肌及髂腰肌	于挛缩及影响力矩作用处进行手术	地面反作用力型、踝固定式或踝活动型 AFO
屈膝步态	载重期踝过度背屈合并髋屈曲与膝屈曲	腘旁肌及髋屈曲肌	于挛缩、骨骼形、关节不稳定度等处进行手术变	长期使用地面反作用力型 AFO 直到踝跖屈 - 膝伸直力偶（PF - KE couple）已显著呈现

（整理自 Rodda et al., 2004）

（三）行走能量消耗大

CP 儿童行走有高耗能或低效率的问题。痉挛型双边 CP 儿童行走时耗氧量较痉挛型半边 CP 儿童及一般儿童高（Duffy et al.，1996）。CP 儿童的生理耗能指数值（Physiological Cost Index，PCI）平均是一般儿童的 2 ～ 3 倍（一般儿童的 PCI 值只有 0.3 ～ 0.4 beats/m）（Bulter et al.，1984；Liao et al.，1997）。此外，正常儿童随着年龄增加，走路能量消耗会愈来愈低，但中重度 CP 儿童却会越来越大（Campbell & Ball，1978），以致年龄较大的 CP 儿童在长距离行走时需要行动载具协助。

二、自我照顾能力

MACS 与 CP 儿童的自我照顾能力（d5）相关，多数 MACS 层级 Ⅰ 和 Ⅱ 的个案可以达成独立自我照顾，但相较正常发展同伴晚；MACS 层级 Ⅰ 和 Ⅱ 者年龄和自我照顾能力高度相关（öhrvall et al.，2010）。

三、沟通

沟通（d3）方面，重度 CP 儿童通常有构音问题，轻中度 CP 儿童若智力正常，通常语言的表达或构音都趋于正常（Bottcher，2010）。然而冰岛研究显示，在 4 ～ 6 岁 CP 儿童中，84% 可以使用口语沟通，严重构音障碍者约有 1/4 认知接近正常，无口语者多数合并有多重问题（Sigurdardottir & Vik，2011）。

CP 儿童常见的语言问题有：

（1）呐吃，即构音异常，较常出现，徐动型与四肢痉挛型儿童最常见。

（2）完全失语比较少见。

（3）语言发展比正常儿童落后，而且随着年龄增加，两者的差异更为显著。如一般儿童会单字、两个字短句与三个字短句的平均月龄分别是 12、24、30 个月，CP 儿童分别是 27、37、78 个月。沟通障碍的原因包括动作、认知或感觉损伤（Pennington et al.，2003）。此外，缺乏主动沟通意愿也是 CP 儿童常见问题之一。在口部动作障碍上，常见有流口水、吞咽及咀嚼的困难。

四、游戏

虽然游戏（d880、d9200）是儿童日常的主要活动，但 CP 儿童却常因动作障碍而较少参与。研究显示 CP 幼儿的动作能力越差，游戏能力越差，仅有 35%

有正常游戏能力，包括假装游戏和自我启动游戏能力（Pfeifer et al., 2011）。

五、社会参与

社会参与（d7）方面，中国台湾地区 CP 儿童人际社会发展迟缓者占 64%（廖华芳等，1997）。CP 儿童在学校中与同学间的社会互动关系问题，通常被认为和执行功能及语言功能障碍有关（Bottcher, 2010）。依 ICF 模式，环境因素或许也是影响因素。

第六节　评估

美国神经医学会的质量标准委员会及小儿神经医学会的执业报告中指出，目前尚无足够的依据来明确为 CP 儿童的所有检查项目开处方，然而下述几点是基于实证的建议（Ashwal et al., 2004）：

（1）有脑部异常时，为了解病因或预后，应进行影像检查，通常核磁共振（MRI）较计算机断层（CT）更适合（推荐等级 A）。

（2）代谢及基因检查不需要当成常规检查，有怀疑时才进行（推荐等级 B）。

（3）对于痉挛型半边麻痹，建议进行血管异常及相关问题检查（推荐等级 B）。

（4）有癫痫者并不建议脑波（EEG）检查（推荐等级 A）。

（5）评估伴随发生的机能障碍，如智力、听力、视力、语言、口腔动作等（推荐等级 A）。

总之，治疗师应评估"身体功能与构造"以及"活动和参与"这两部分，本节着重此二部分评估工具的介绍，其他医学评估请看本书相关章节。

生活质量的评估方面，针对 CP 儿童设计的"儿童生活质量量表脑性瘫痪模块"（PedsQL 3.0 CP Module）有儿童自我报告版以及父母代理报告版，50% 的 CP 儿童具有自我报告能力（Varni et al., 2006）。针对 2～18 岁 GMFCS 第 I～V 级的 CP 儿童，信度方面内部一致性系数为 0.8～0.9；在建构效度方面，CP 儿童 PedsQL 分数低于一般儿童，PedsQL 3.0 CP Module 分数在不同 GMFCS 层级 CP 儿童中有显著差别；半边麻痹及双边麻痹儿童分数高于四肢麻痹，因此 PedsQL 3.0 CP Module 具信效度（Varni et al., 2006）。然而，CP 儿童自我报告版与家长代理报告版分数相关性低，故临床应尽量以 CP 儿童自我报告版来呈现 CP 儿童的健康相关生活质量（Varni et al., 2006）。

一、活动和参与的评估

在儿童康复领域中，具反应性的活动评估工具包括："粗大动作功能评量表"（Gross Motor Function Measure，GMFM）（Russell et al.，2000；Russell et al.，1989）、"皮巴迪动作发展量表"的粗大动作量表（Peabody Developmental Motor Scales-Gross Motor，PDMS-GM）（Palisano et al.，1997）及 PDMS-Ⅱ（Wang et al.，2006）、"儿童功能障碍评量表"（Pediatric Evaluation of Disability Inventory，PEDI）（Bedell et al.，2002；Haley et al.，1992）。"儿童功能独立量表"（Functional Independence Measure for Children，WeeFIM）（Granger et al.，1989；Msall et al.，1992；Ottenbacher et al.，2000）则适用于住院儿童。

（一）"粗大动作功能量表"

GMFM 为目前 CP 儿童粗大动作功能疗效研究最常见的工具。GMFM-88 于 CP 儿童和唐氏综合征儿童的再测信度、测试者间信度良好（Bjornson et al.，1998）；对普通儿童，其测试结果会随年龄的增加而增加，因此具基本建构效度。一年间临床上最小有意义的进步分数于 GMFM-88 的量表总分占比为 1.825%（Russell et al.，1989）。此外，GMFM-88 分数改变量与治疗师认为进步的分数之间有相关（Bjornson et al.，1998）。GMFM-66 最小临床重要改变值（MCIDs），对于 GMFCS 层级 Ⅰ ~ Ⅲ的 CP 儿童中度效应和强度效应分别为 0.8 和 1.3（Oeffinger et al.，2008）。

2 ~ 7 岁 CP 儿童 18 个月前后的 GMFM-66 动作分数，效应值（ES）与标准化的反应平均值（SRM）皆高于 0.5，小于 4 岁儿童的应性指标数值更高（Vos-Vromans et al.，2005）。GMFM 的反应性研究指出 GMFM 测量结果可反映出年龄、严重程度及诊断类型等因素的影响，因此可供临床评量的参考。为简化 GMFM 测量时间，Russell 等人提出一个系统性规则，让施测者依据个案不同严重度选择不同组合 GMFM 测试项目，称为 GMFM-66 项目集合（GMFM-66-IS），初步的研究结果和 GMFM-66 有极佳一致性（Russell et al.，2010）。

（二）"皮巴迪动作发展量表"第一版及第二版

CP 儿童于 6 个月前后的皮巴迪动作发展量表第一版的粗大动作分量表（PDMS-GM）平均量表分数虽有显著进步，但其分数改变尚不足以超过测量误差（Palisano et al.，1995）。研究结果显示，PDMS-2 对 CP 儿童具良好再测信度；

其全量表、粗大动作与精细动作分量表在3个月前后的反应性在可接受范围（Wang et al., 2006）。

（三）"儿童功能障碍评量表"

PEDI 的功能调查表、照顾者协助程度两方面皆有高再测信度，并且具年龄区辨力。PEDI 已被证实对脑伤儿童与中重度障碍儿童具反应性（Dumas et al., 2001; Dumas et al., 2001）。对 2 ～ 7 岁脑性瘫痪儿童进行 18 个月前后的 PEDI 分数改变的研究显示，其 ES 与 SRM 均高于 0.8，可作为评量成效的工具（Vos-Vromans et al., 2005）。由于 PEDI 主要以访谈方式进行评量，且测试内容与环境文化皆有密切关系（Crowe et al., 1999），中文版 PEDI 已证实具信效度（Chen et al, 2009）。其最小临床重要改变值（MCID）一般是 11（Iyer et al., 2003）。

（四）"儿童功能独立量表"

Ottenbacher 等人于 2000 年检验"儿童功能独立量表"（WeeFIM）是否可用以检验身心障碍儿童功能的改变，找了 205 位年龄介于 11 ～ 87 个月的身心障碍儿童（已具确切医疗诊断并正在接受治疗），样本中儿童的严重度、年龄及障碍类别都呈平均分布。整个研究中共进行 3 次 WeeFIM 的评估，每次均由不熟悉儿童状况的访问者执行，且被访问对象尽量为同一位照顾者。第一次评估与第二次评估间隔 5 ～ 20 天，这两次的资料用以分析 WeeFIM 的信度与效度，第一次与第三次评估间隔 1 年，作为反应性资料分析。最后仅 174 位儿童完成这 3 次评估，其统计方式包括：

（1）可信赖的改变指数（RCI）：除了转位外（RCI = 1.83），其余的领域 RCI 均大于 2。

（2）效应值 I：范围为 0.31 ～ 0.81，为低至中度反应性。

（3）效应值 II：范围为 0.52 ～ 1.31。

（4）配对 t 检定：显示所有领域在第一次与第三次的分数均具有统计上显著差异（p < 0.001）。

所以，结果证实 WeeFIM 是一个可用以检验正在接受治疗的身心障碍儿童一段时间后改变的工具（Ottenbacher et al., 2000）。

（五）行走功能的评估

行走功能是指在不同情境下能否自行由一个位置走到另一位置。包括行走距离、是否需要使用行走辅具与别人协助、行走速度、行走稳定度、行走耗能、行走自动化、空间感与适应各种情境的能力与步态。

　　吉列功能评估表（Gillette Functional Assessment Questionnaire，FAQ）由会谈父母或主要照顾者了解儿童行走状况而给分，分 10 等级，由 0 分"完全无跨步动作"至 9 分"可使用或不使用行走辅具在不同场域自由活动"，由吉列儿童专科照护机构在 1991 至 1993 间开发出来（Novacheck et al.，2000）。信度：2 ~ 18 岁以 CP 为主的行走功能障碍者的研究显示再测信度（ICC：0.81 ~ 0.92）与测试者间信度（ICC：0.81 ~ 0.92）良好。同时效度：与 WeeFIM 有显著相关（r = 0.64），与步态实验室的结果亦有相关（Novacheck et al.，2000）。FAQ 与"儿童生活质量量表"（PedsQL）及"儿童成效资料收集量表"（PODCI）也有显著相关（Pirpiris et al.，2006）。

　　行动功能衡量表（Funcional Mobility Scale）是一个将个案位移能力做分类的量表，由（最好）可在所有地面独立行走无碍，到（最差）爬行或不适用，分别就儿童 5、50、500 米三个距离来评量。目前医师、物理治疗师和家长间信度良好，并能反应 CP 儿童接受手术后的变化。除英文版外，也有中文版可用（Harvey et al.，2007；Harvey et al.，2010）。

　　1. 行走速度

　　行走速度的临床测量方法是在一定距离做记号，以秒表测量自选行走速度所花的时间，再计算行走的速度。方法如下：在 15 米长的直线走道上，前后各留 2.5 米作为加速和减速的缓冲距离，用秒表记录儿童行经中段走道标记 10 米距离的时间以得行走的自选速度（Liao et al.，1997），秒表记录时间以儿童任何一脚落地且踏进起点为开始，儿童任何一脚落地且踏出终点为止。口令是"像平常走路一样向前走"。由于 CP 儿童于行走速度的表现变异性高，一般建议使用三次测量的平均值得较好的稳定值（Kirkpatrick et al.，1994）。在信度上，一般儿童 4 周前后两次的行走速度无显著差异（Rose et al.，1991）；CP 儿童同日再测信度具有高度信度（ICC = 0.94）（刘金枝等，2004）。CP 儿童行走速度的重测信度尚可，同日重测信度以变异系数表示平均值为 6.6%（范围：4.8% ~ 9.9%），不同日重测信度其变异系数平均值为 7.8%（范围：5.3% ~ 13.2%）（Kirkpatrick et al.，1994）。而 Skrotzky 对 6 位痉挛型 CP 儿童的同日重测信度以变异系数表示，其范围为 6.9% ~ 24%，其中 5 位痉挛型 CP 儿童皆高于 10%（Skrotzky，1983）。在效度上，2002 年 Ijzerman 等人探讨行走速度测试的反应性，测量 CP 儿童在穿鞋与不穿鞋状况下一般行走速度，研究结果显示，其效应值为 0.44。因此可作为临床疗效的测量（Ijzerman & Nene，2002）。

2. 行走稳定度

CP 儿童有行走稳定度的问题，但缺乏研究证实。不过评估方面，可以参考老人跌倒的问题及其评估方式以得相关信息。所谓跌倒，一般定义为"一个人在意识清醒的状态下，非故意地使身体碰触到地面或较低的地方"（Connell & Steven，1997；National Safety Council Accidental Facts，1988）。跌倒的评估方式为步态评估及跌倒史问卷；如以家庭访视的方式进行，可以使用跌倒史问卷，它包含跌倒次数、跌倒情况、跌倒地点以及跌倒时间（胡名霞等，2001）及跌倒所造成的伤害的纪录。造成跌倒的因素主要分为"内在因素"及"外在因素"（Brown，1995；Tideiksaar & Kay，1986）。所谓内在因素是指身体状况，包括视觉、本体感觉、前庭系统、平衡感、步态、疾病、药物影响等（Julia et al.，1989；Tinetti & Speechley，1989）；外在因素则是指所处的生活环境（Tideiksaar & Kay，1986；Tideiksaar，1986）。

3. 行走自动化

所谓自动化指在执行一项任务时，不需要花费很多的力气，走路通常是由脑下皮层所控制的规律性自动化行程。研究显示如果在行走中进行双重任务，让个案一边行走一边进行需要花费注意力的工作，比如算数、回想或手部同时操作一些物品，个案行走步态会改变。行走自动化的缺损与老人的跌倒有相关（Canning et al.，2006），CP 儿童方面的研究尚不多。

4. 行走耗能

行走耗能的测量一般以单位距离的耗氧量来代表，此测试儿童需能在跑步机上行走且能配合测试速度，同时要能以口控制收集气体的管子，因此动作及口腔功能较差者并不合适（Unnithan et al.，1998）。由于粗大运动下的耗氧量与心跳数是成线性正相关（$r = 0.83$）的，且 CP 儿童在运动时，其耗氧量与心跳数的关系与一般儿童无显著差异（Rose et al.，1989；Tobimatsu et al.，1998），因此测量 CP 儿童的行走耗能，可以以心跳改变量来评估。有学者以心跳改变量除以行走速度代表其行走效率，如能量消耗指数（EEI）（Rose et al.，1990；Rose et al.，1985）或生理耗能指数（physiological cost index，PCI）（Bulter et al.，1984；Mossberg et al.，1990）。其计算公式为：

能量消耗指数 =（行走时心跳 − 休息时心跳）÷ 行走速度。

3 ~ 12 岁一般儿童 PCI 值的再测信度，在 10 周前后差异皆小于 0.1 beats/m（Bulter et al.，1984）；只在 CP 儿童上，11 ~ 20 岁 CP 青少年的研究显示具有高度同日再测信度（ICC = 0.94）（Wiart & Darrab，1999）；另外，不同日重测信度为 ICC = 0.81（Kramer & MacPhail，1994）。

　　Ijzerman 等人探讨 PCI 值是否可作为疗效测量，结果显示单位体重距离的耗氧量与心跳的改变量（行走后减去行走前的心跳）有中度相关（$r = 0.66$）（Ijzerman & Nene，2002），PCI 值效应值为 0.26（刘金枝与廖华芳，2004）。因此 PCI 值在 CP 儿童中具良好的再测信度及反应性。

　　行走距离或行走时间与心肺耐力及肌肉耐力有关，一般采用 2 分钟、6 分钟行走测试。为缩短测试时间，McDowell 等人提出 CP 儿童 1 分钟行走测试，并检测其同时效度。结果显示，4 ~ 16 岁 GMFCS 第 I ~ IV 级痉挛型儿童 1 分钟行走测试的距离与 GMFM 分数有显著相关，且 GMFCS 层级较佳者，其行走距离也较长（McDowell et al.，2005）。10 米折返跑测试对 GMFCS 第 I ~ III 级个案具有好的信效度（Verschuren et al.，2006；Verschuren et al.，2011）。

　　5. 行走步态评估

　　步态的评估方式有很多，包含有经验的评估者的直接观察，利用鞋印测量步态参数，利用量角器测量受测者行走时髋、膝与踝关节的活动度，利用测压计测量受试者行走时施于地面的压力，利用表面电极记录行走时的肌电图，利用多架摄影机记录三维空间步态表现等（傅丽兰与杨政峰，1999）。

　　"观察性步态量表"（Observational Gait Scale，OGS）修正自"医师评量表"（Physicians Rating Scale）（Boyd & Graham，1999；Mackie et al.，2003），以两部录像机录下矢状面与额状面的步态，再以 8 个项目评分，一侧最高分为 22 分，因此两侧总分为 0 ~ 44 分，分数越高越好（Boyd & Graham，1999）。8 个项目包括：站立中期膝姿势、着地初期足姿势、站立中期足姿势、脚跟离地时间点、站立中期后脚跟姿势、两脚支持面积、行走辅具、步态变化（Boyd & Graham，1999）。OGS 的信度，Kappa 值为 0.43 ~ 0.91；效度方面，以三维空间的实验室步态分析当黄金标准，Kappa 值为 0.38 ~ 0.94，为可接受范围；然而在两脚支持面积与站立中期后脚跟姿势两项，信效度皆较低（Mackie et al.，2003）。类似的视觉观察性步态量表还有"沙佛步态量表"（Salford Gait Tool）等，专门为 CP 所设计（Toro et al.，2007）。

　　CP 儿童临床实用的脚印法的测量信度，研究结果显示一周内重测信度于走路速度 $r = 0.99$，步长 $r = 0.98$，测试者间信度也高达 0.99 至 1.0（李淑贞与凌汶，1994）。

　　实验室可使用动作分析仪。以三维空间步态分析痉挛型双边 CP 儿童，探测这些 CP 儿童走路时候的对称性，结果显示 CP 儿童在步态参数上有高程度的对称性，例如髋膝关节的角度、踝关节的力矩与下肢的 5 个主要的肌电图。然而一般来说，动力学的资料比运动学与肌电学呈现较低的对称性，因此临床上即使从外观来看，CP 患者两侧表现出相似的步行步态，仍应小心检查两侧动力学的参数是否有一样的不对称的现象（郭蓝远等，2001）。

与行走功能及步态参数有相关的临床测试：针对 200 位 4 ~ 12 岁的半边或双边痉挛型脑性瘫痪儿童进行临床测试与步态参数相关性研究，其临床测试项目包括：被动关节活动度、骨骼排列、痉挛程度、肌力以及选择性动作控制；步态参数包括：行走的时间和空间各项参数、动力学和运动学参数。结果显示肌力及选择性动作控制与步态参数有显著相关，痉挛程度和被动关节活动度与步态参数的相关性低。由于临床测试及步态参数间仅有中度相关，临床上应同时考量临床测试结果以及步态评估以厘清脑性瘫痪儿童可能动作困难的原因（Desloovere et al.，2006）。

为了解 CP 儿童其移动的方法受时间及场域的影响，Tieman 等人追踪 6 ~ 14 岁 GMFCS 层级 Ⅰ ~ Ⅳ 的 CP 儿童 3 ~ 4 年，结果显示，这些儿童长大后的移动方法不是没变，就是改变成需要较少粗大动作控制的方式，因此 CP 儿童的移动的行为会受时间及场域的影响，所以建议要不断检验移位元方式，且在 CP 儿童进入新环境时，通常要干预使他能使用适当有效的移动方法（Tieman et al.，2004）。

（六）平衡功能评估

以聪敏平衡测试仪对 5 ~ 12 岁可独站的双边痉挛型儿童进行平衡功能信度研究，结果显示在静态平衡的中心目标、闭眼、睁眼动支持面、闭眼动支持面及视冲突等情境下的同一测试者的同日再测信度具有从低到高的信度（ICC = 0.33 ~ 1.0）；在动态平衡部分，左右两侧规律移动在每 2 秒 1 回及每 1 秒 1 回的测试具有良好的一致性（89% ~ 100%）（Liao et al.，2001）。临床睁眼单脚站测试再测信度良好（ICC = 0.99）（Liao et al.，2001）。后续研究显示 CP 儿童利用聪敏平衡测试仪进行眼睛张开、闭眼以及摇晃三种情境下的表现，单脚站立维持时间与维持在脚尖对脚跟站姿的时间与其粗大动作能力相关。此外，闭眼时的姿势稳定性可以预测并解释 64% 的粗大动作能力的变异性（Liao & Hwang，2003）。

二、身体构造和功能的评估

（一）肌力与肌耐力测量

综合而言，在轻、中度 CP 儿童中，肌力或肌耐力测试具有良好的信度。

1. 等张肌力测试

荷重坐站动作测试：双边痉挛型儿童相隔一周的再测信度高（ICC = 0.80 ~ 0.97）（Gan & Liao，2002）。轻度双边痉挛型儿童的标准化坐站一次最大荷重（将最大荷重除以儿童体重）越高，其行走速度越快、效率越佳，但仅低度相关（刘金枝等，2004）。

坐 / 站 5 次测试（STS5）：为"计时站起测试"之一种，测量坐 / 站 5 次的时间，测试前要求儿童站直，记录其完全站直的高度。再要求两手叉腰以最快速度（但需站直至先前记录的高度下）测量完成坐 / 站五次的时间（Finch et al.，2002），测三回，取其平均值。此测试于成人信效度良好，儿童方面资料缺乏。

2. 等速肌力测试

肌力测试中最具信度的是等速肌力测试仪，许多肌力测试研究都以等速肌力测试作为黄金标准，应用于一般儿童的相关信效度资料见第五章。等速肌力测试仪于 CP 儿童具有良好信度，膝伸直肌离心及向心肌力测试皆具有中度至良好的信度（ICC = 0.77 ~ 0.95）；且如同一般儿童，因习惯化，CP 儿童第二次所测得的尖峰力矩都高于第一次（Kramer & MacPhail，1994）。虽然有高度重测信度（ICC = 0.9 ~ 0.99）（Ayalon et al.，2000），但再测信度低于一般儿童，速度越快信度越低 [r = 0.84（30° /s）- 0.65（120° /s）]，因此建议 CP 儿童以 30° /s 速度测试会有较好的再测信度（van den Berg-Emons et al.，1996）。

3. 等长肌力测试

使用手握式测力器来测量最大等长肌力（MVC），对健康者、神经疾患、脑伤者、肌肉萎缩者、小儿麻痹患者、智慧不足者、CP 患者都具有高信度（Hwang & Liao，2002；Aikens et al.，1989；Alexonder & Molnar，1973；Gan & Liao，2002）。手握式测力器在测量上，分为阻断测试及达成测试，CP 儿童适合达成测试。研究结果显示 CP 儿童在同一测试者不同日的再测信度，除了肘伸直肌及髋内收肌不具信度以外，其余皆有中度至高度的信度（ICC = 0.60 ~ 0.93），测试者间重测信度，除了肩伸直肌、肘伸直肌及髋伸直肌以外，皆有中度至高度信度（ICC = 0.62 ~ 0.91）（Hwang et al.，2002）。

4. 肌耐力测试

肌耐力指肌肉能持续收缩抵抗一外力或持续产生一定的力量或能抵抗疲乏一段时间等（Kisner & Colby，2002）。CP 儿童肌耐力测试大部分以 Wingate 无氧试验进行，此测试是以骑脚踏车方式测试 CP 儿童在 30 秒内所产生的功率，以有氧功率代表肌耐力的表现。研究结果显示其在 CP 儿童中具有良好重测信度（r = 0.90 ~ 0.94），后测的肌耐力较前测增加，但无显著差异（van den Berg-Emons et al., 1996）。在正常儿童中，会以 1RM 重复次数代表其肌耐力。以训练前 1RM 阻力在训练后测试其增加的重复次数，代表肌耐力疗效（Faigenbaum et al., 1999）。

（二）身体组成的评估

身体组成的评估在 CP 儿童再测信度皆良好（ICC=0.96 ~ 0.99）（廖华芳等，2002）。动作功能较好的儿童的身体非脂肪质量与下肢肌力具有高度相关，动作功能较差的 CP 儿童上述二参数间的相关较不明显（廖华芳等，2002）。

（三）关节活动度与姿势的评估

有关于 CP 儿童被动关节活动度测量的信度研究显示，于 6 ~ 17 岁双边麻痹儿童，在同一测试时间中，重测平均绝对误差为 1 ~ 4.2 度，与一般儿童类似，因此痉挛不会影响关节活动度测量信度；而同一测试时间中，再测 ICC 值大于 0.9；然而 7 天前后再测平均绝对误差高达 7.1 度，再测 ICC 值小于 0.8，即使测两次取其平均值，其信度还是没有改善，因此推估要进步 15 ~ 20 度才可能是超过测量误差的真正改变（Kilgour et al., 2003）。于 2 ~ 10 岁 GMFCS I ~ V 的痉挛型儿童测试者间 ICC 值为 0.7，可接受；而重测的平均误差值为 5 度，95% 信赖区间值广（Fosang et al., 2003），因此以被动性关节活动度当评量幼儿治疗成效指标时要小心。

"脊椎排列与关节活动度测量"（Spinal Alignment and Range of Motion Measure, SAROMM）共有 26 题，分为两个部分，脊椎部分 4 题，肢体部分 11 题，肢体部分分为两侧；每一题 0 ~ 4 分，0 分代表角度或排列准线正常，4 分代表脊椎排列严重的异常或是被动关节活动度及肌肉延展性有严重受限。其信度方面，测试者间 ICC 值 > 0.8；在效度方面，SAROMM 分数与儿童年龄及 GMFCS 层级有显著相关；因此 SAROMM 可在临床上测量 CP 儿童（Bartlett & Purdie, 2005）。

坐姿姿势控制测量（Seated Postural Control Measure, SPCM）为一观察式量表，共有姿势排列与功能性评量两部分，在姿势排列部分分别从正面观、侧面观及上面观来观察儿童在坐姿系统上的姿势表现，各项目皆有其不同的评估标准及给分方式，信度在可接受范围（Fife et al., 1991；Field et al., 2011）。

（四）肌肉张力的评估

评估高张力时，要注意焦虑会影响高张力，因此在检查肌肉张力时，尽可能使儿童放松且支持检查部位，且维持儿童头部在正中姿势。完整的肌肉张力评估方式学者建议如下（Sanger & Delgado et al., 2003）：

（1）触摸以了解在休息状况下肌肉是否还有收缩。

（2）在儿童躺着、坐着或站着的时候，给予关节被动动作，以检查阻力程度。

（3）以慢、中或快三种被动动作速度来测量其阻力，最快速是尽可能快，慢速约3秒内完成完全角度，中速约在0.5秒完成。记下阻力是在一开始时或在动作开始后那一个角度产生，如有突然被阻的感觉，此即痉挛被阻。

（4）要在慢、中或快三种速度下突然进行反方向的动作，若在反方向立刻有阻力产生，就表示有同时收缩现象；在返回到一段距离才有，属痉挛被阻。

（5）在进行一侧的肌张力测试时，要求儿童的对侧肢体同一关节，远端关节，或同侧远端关节做主动动作，以观察不自主动作，如有肌肉张力的改变，此即反射溢出现象。

1. 修正式艾许沃斯氏量表

临床常采用"修正式艾许沃斯氏量表"（Modified Ashworth Scale, MAS）（Bohannon et al., 1987；Bohannon & Smith, 1987），其计分标准如下：

0：无肌肉高张力。

1：轻高张力，在被动运动过程中稍有阻力，但很快阻力消失或仅是在最后的关节活动角度中有轻微阻力。

1+：稍高张力，在被动运动过程中，在最后一半活动度中有感觉轻微阻力（小于正常活动度一半角度）。

2：中度高张力，在被动运动过程中一半以上的角度都有感觉到阻力，但阻力的程度不至于大到被动关节活动困难。

3：重度高张力，在整个被动运动过程中一半以上的角度都可感觉到阻力，且活动关节需费大力才能搬动。

4：僵直，关节呈现僵直状态，处于屈曲或伸直角度，被动运动极度困难。

"修正式艾许沃斯氏量表"对成人中枢神经障碍的测试者间一致性为87%，有显著相关（Kedall tau系数=0.85）（Bohannon & Smith, 1987）。于2～10岁痉挛型CP儿童，测试者间的信度低，测量误差高，因此对MAS的结果必须小心解释（Fosang et al., 2003）。MAS效度方面，以等速肌力测试仪的被动牵拉加上表面肌电图当黄金标准，分析其与MAS量表的相关性，结果发现在肌张力极高儿童MAS与黄金标准高相关，然而于轻中度痉挛者，相关性就不高。

在股四头肌张力方面，MAS 分数与以等速肌力测试仪的阻力速率改变及开始有阻力的角度的相关性高于等速肌力测试仪的最大力矩值；MAS 高者其动作功能较差（Damiano et al., 2002）。因此 MAS 量表的信效度有待继续探讨。

2. 修正式塔尔迪厄氏量表

"修正式塔尔迪厄氏量表"（Modified Tardieu Scale，MTS）主要是用来测动态的高张力，也有人说用来测动态的肌肉长度，而归类于关节活动度测试（Boyd & Graham, 1999）。测试者以三种不同的速度（慢速、中速、最快速）给被动关节动作，分别记录肌肉出现阻力的角度、强度和阵挛持续时间。根据阻力的强度，给 0～5 分，无阻力 0 分，一点阻力 1 分，明确有折刀现象（clasp-knife phenomenon）2 分，有阵挛 < 10 秒 3 分，有阵挛 > 10 秒 4 分，无法移动 5 分（Boyd & Graham, 1999），并记录开始出现阻力的角度。以踝关节为例，固定膝关节在伸直角度，以 3 种速度背屈踝关节，用量角器测量有阻力时的角度（Sätilä et al., 2005; Boyd & Graham, 1999）。其信度方面，于 2～10 岁痉挛型儿童，测试者间信度 ICC=0.7，其重测信度的测量误差平均值 5 度，但 95% 信赖区间值非常高，因此对于 MTS 的结果必须小心解释（Fosang et al., 2003）。于半边痉挛型儿童以 MTS 测量肘屈曲肌的痉挛程度，结果显示，不同治疗师会重叠使用快速及慢速，测量误差中位数为 3～5 度，绝对误差为 4～13 度，慢速与中等速度重测误差大于 20 度（Mackey et al., 2004）。对 6～17 岁双边麻痹儿童下肢，同一天再测 ICC 值大于 0.9；然而在 7 天前后再测，慢速与中等速度重测量误差可以高达 30 度（Kilgour et al., 2003），因此慢速与中等速度 MTS 较不可信。

（五）选择性动作控制的评估

选择性动作控制指于动作时可使用正确的肌肉群控制一个关节（Desloovere & Molenaers, 2006）。选择性动作控制评估其计分标准如下（白伟男等，1993）：

0：无任何动作。

1：无任何选择性控制，动作完全为协同形态。

2：有一些选择性控制，但会伴随有协同形态（在不抗重力下状态）。

3：有选择性控制，但极用力时，伴有协同形态（在抗重力状况下）。

4：完全为选择性单独关节动作。

以踝背屈动作为例，让儿童在长坐的姿势，根据其后腱肌的长度调整脚部与骨盆间的高度，使儿童坐得舒服且可看到脚，然后要求儿童跷起他的踝关节，做背屈动作去碰踝关节上方的一个东西，看儿童是否仅做踝背屈动作，有无合并膝屈曲动作，同时观察儿童胫前肌、拇趾伸肌以及伸趾肌间的平衡性（Boyd & Graham，1999；Graham et al.，2000）。若完全以胫前肌在膝伸直下做踝背屈动作4分，以胫前肌在合并髋膝屈曲动作下做踝背屈动作3分，以胫前肌与拇趾伸肌在合并髋膝屈曲动作下做踝背屈动作2分，主要以拇趾伸肌及伸趾肌做踝背屈动作1分，无踝背屈动作0分（Boyd & Graham，1999；Graham et al.，2000）。目前，此测试有两个测试流程版，信度为中度及以上（Smits et al.，2010）。

（六）髋关节移位的评估

以前位向骨盆摄影来评估髋关节移位的程度与不同时间的改变程度，通常用脱臼比率（MP）与髋臼指数（AI）两个指标。于11个月～8岁的痉挛型儿童，测试者间及测试者内信度研究结果显示，MP测试者内误差为±6%，在6个月前后改变的误差值±8.3%。AI测试者内测量误差为±2度，6个月前后角度改变的误差数±3.7度，因此以MP及AI来评估髋关节移位变化是可接受的（Parrott et al.，2002）。通常痉挛型CP儿童MP大于40%，AI大于27度，会考虑开刀（Cornell et al.，1997）。

第七节　预后与判断指标

在过去50多年间，CP的自然进程有很大的改善，若没有其他并发症，且在适当的医疗照护下，寿命跟一般人差不多；但若合并水脑、重度肢体障碍、癫痫或极重度智能障碍者，则寿命较一般低（Koman et al.，2004）。影响CP儿童独立行走或成长后功能的预后因素，通常以CP类别、发展速度、反射发展、严重度（如，GMFCS）来推测。

一、存活率

随着健康照顾质量提升，除了极重度的CP儿童外，多数CP可长大成人。多数早产所导致的CP儿童的寿命与一般人相似或略短。动作、认知和视觉障碍程度可能影响寿命长短（Hutton，2006；Hutton & Pharoah，2006）。此外，童年期体重也可能影响存活到成人期的概率。动作障碍较轻CP儿童，如GMFCS层级Ⅰ～Ⅱ，体重若轻于5百分位等级，死亡的危险比为2.2（95%的CI为1.3～3.7）。而较重度CP儿童，如GMFCS Ⅲ～Ⅴ，体重若轻于20百分位等级，发生死亡的危险比为1.5（95%的CI为1.4～1.7）（Brooks et al.，2011）。GMFCS层级Ⅴ且有胃瘘管的CP儿童在19岁前死亡率高（Westbom et al., 2011）。

虽然缺乏精准统计数字，但是 CP 个案的预期寿命并不短于正常人。举例来说，在美国预估目前约有 1 000 000 位 CP 个案，其中很多超过 45 岁。在英国，相较于一般英国民众的存活率 90%，能够长大到 20 岁 CP 个案中能活超过 50 岁的占 86%。虽然 CP 的脑部本身不会恶化，但是 CP 对个案的影响是终身的。目前已了解次发性的肌肉骨骼和神经系统问题包括疼痛和疲倦、活动力减低，减少精细动作控制，减少独立能力。但目前系统性长期追踪讨论 CP 老化的研究仍有限（Haak et al., 2009）。

二、动作改变的多因子预测模式

"脑性瘫痪儿童动作改变的多因子预测模式"认为原发性机能损伤是直接影响儿童基本动作改变的最主要因子，次发性机能损伤也会影响儿童动作改变程度，此外，家庭的生态环境也会直接影响动作改变（Barlett & Palisano，2000）。

原发性机能损伤除了直接影响动作改变外，也会经由次发性机能损伤与健康照护服务影响动作改变；此外，儿童的个性特征则会经由次发性机能损伤、家庭生态环境及健康照护服务影响动作改变；健康照护系统则经由家庭生态与次发性机能损伤来影响动作改变（见图 3-5）。原发性机能损伤的主要变量为动作损伤，如动作里程碑出现年龄、肌力与冲力、抗地心引力的姿势控制、共同收缩、肌张力及异常动作形态、受损的部位多寡、感觉损伤；而次发性的机能损伤变量包括：关节活动度、肢节排列、肌力、耐力等；家庭的生态变量则包括家庭对儿童的支持、家庭的期望及家庭得到的支持；儿童的个性指平常儿童对环境的反应与 / 或行为方式，主要变量为动机与气质；健康照护系统变量包括可用性、可近性、服务模式（Barlett & Palisano，2000）。

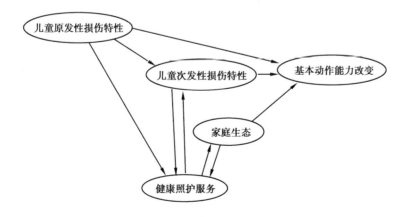

图 3-5 脑性瘫痪儿童基本动作改变的影响因素

精熟动机被认为与动作发展有关。精熟动机为一种不需要外界加强，让儿童有内在动力要去完成挑战的能力，只为了满足自我成就感；具中度挑战性的活动与精熟动机密切相关，儿童会自己持久且专注尝试去独立完成此活动（Barlett & Palisano，2000）。研究报告显示，4 ~ 14 岁儿童中动作发展较好者通常都有一点冒险精神与精熟动机，能持续主动练习具中度挑战性的活动，因此动作行为表现较佳（Cintas，1995）。

三、参与预测模式

预测 CP 儿童参与的模式方面，根据对 5 ~ 8 岁脑性瘫痪儿童的研究，与参与融合教育最相关的因素为粗大动作能力与智力（解释度为 90%）；与社会互动最相关的因素为智力、粗大动作能力、精细动作能力（解释度为 74%）；而与移动活动的参与最相关的因素为粗大动作能力、精细动作能力、智能（解释度为 62%）。例如，预测方程式为：（Beckung & Hagberg，2002）

教育参与程度 $= -0.134 + 0.67 \times$ 智商 $+ 0.315 \times$ 粗大动作功能分级系统（$R2 = 0.62$）。

在其研究中定义：智商正常 = 1；智商轻度不足 = 2；智商重度不足 = 3；而粗大动作功能为 GMFCS Ⅰ ~ Ⅴ级（Beckung & Hagberg，2002）。因此若 GMFCS 层级 5，智商 = 3（重度）；教育参与程度 = 3.5（中重限制）；若 GMFCS 层级 5，智商 = 1（正常），则教育参与程度 = 2.1（轻中限制）；若 GMFCS 层级 3，智商 = 1（正常），则教育参与程度 = 1.5（无至轻限制）。

四、判断预后的指标

（一）行走功能的预后

1. 依严重度来推估

GMFCS 是判断 CP 儿童行走功能预后的最常用方法。如表 3-3 所示，在 GMFCS 第Ⅰ ~ Ⅱ级者占 40% ~ 61%，因此约一半 CP 儿童可独立行走；第Ⅲ级占 7% ~ 19%，即这级儿童有行走辅具的协助即可独自行走（Beckung & Hagberg，2002；Palisano et al.，2006）。

2. 依 CP 类别来推估

由动作障碍类别来看，以痉挛型半边麻痹儿童独立行走概率（95% ~ 100%）与协调不良型预后（100%）最好，其次为痉挛型双边麻痹儿童（60% ~ 100%）；痉挛型四肢麻痹（49% ~ 68%）与动作不良型（徐动型）CP 儿童（15% ~ 100%）

较差。3 岁就能独立行走的比例在痉挛型半边麻痹、痉挛型双边麻痹、徐动型儿童中分别为 100%、63% 和 41%，痉挛型四肢麻痹儿童仅有 18%（Molnar，1979）。

3. 依粗大动作发展速率来推估

根据 Molnar 或孙立芸等人的研究，粗大动作发展里程碑出现的快慢，与脑伤的程度和发展的潜能相关，因此可用粗大动作发展里程碑来当作预测将来痉挛型 CP 病童能否独立行走的指标（孙立芸等，1987；Molnar，1979）。在 2 岁前可坐或走，则其日后行走能力不受任何限制且不需辅助器；在 3 岁前能独坐者，50% 的儿童日后行走不受任何限制；在 3 岁以后才能独坐的儿童，纵使日后能走路，大部分需仰赖辅助器；在 4 岁后还不能独坐的儿童，则日后几乎没有可行走的机会。

4. 依反射情形来推估

Bleck 以 73 位 CP 或动作发展迟缓儿童，检视他们 10 个月大以后的反射情形，并将所得结果与将来行走的功能互相比较（Bleck，1975）。七个被选取作为预测指标的反射为：不对称颈张力反射、对称颈张力反射、摩罗反射、颈翻正反射、足部放置反应、降落伞反应及正支持反应。若有一个不正常反射或没有正常反应就给 1 分，根据每个儿童的总分来判断他们的行走预后，预测率达 94.5%。0 或 1 分者 95% 可独立行走，2 分以上者 6% 可独立行走（Bleck，1975）。

5. 依并发症的有无推估

智力的高低、关节变形与否、有无其他知觉障碍、有无癫痫等亦可能影响患童的行走功能（Olney & Wright，2006）。

（二）粗大动作能力的预后

如前所言，不同严重度 CP 患者的发展极限年龄也不同，轻度 GMFCS 第 I ~ II 级者其粗大动作能力持续进步的空间较大（Palisano et al.，1997；Rosenbaum et al.，2002）。

GMFM-88 百分比或 GMFM-66 量表分数随年龄变化的动作成长曲线于各 GMFCS 层级不同（Beckung et al.，2007；Hanna et al.，2008）。越重度 CP 者越会提前进入平原期。Hanna 等人对 657 CP 儿童追踪至青春期，分析 GMFCS 各层级 GMFM-66 的分数变化，GMFCS 第 I ~ II 级者在成人期前没有功能退化，但是第 III ~ V 级则会有动作恶化（Hanna et al.，2009）。于 GMFCS 第 III ~ V 级 CP 儿童及青少年 GMFM-66 量表分数退步的相关因素，包括关节活动度、脊柱准线排列、疼痛、营养、肌力或肌肉横截面积（Bartlett et al.，2010）。

（三）发展商数的预后

廖华芳等人选取 1～6 岁的 CP 儿童，以学龄前儿童发展量表（Chinese Child Development Profile, CCDI）评估 8 个发展项目，结果显示 CP 儿童粗大动作 DQ（发展年龄／生理年龄，GMDQ）平均为 38 ± 17，其中痉挛型双边儿童为 35 ± 14，痉挛型半边儿童为 57 ± 19，痉挛型四肢儿童为 26 ± 8；CP 儿童精细动作 DQ 平均为 59 ± 16，其中痉挛型双边儿童的平均为 67 ± 23，痉挛型半边儿童的平均为 70 ± 30，痉挛型四肢儿童的平均为 30 ± 16（廖华芳等，1987）。FMDQ 高于 GMDQ。

（四）独立生活能力的预后

根据 O'Reilly 1975 年的调查显示，成年之后的 CP 患者在日常生活方面有 51% 可以完全独立，7% 需中度的协助，42% 则是完全依赖；至于在独立就业方面，58% 有独立工作的能力（O'Reilly, 1975）。美国的长期追踪研究显示，12%～17% 的 CP 成人可以从事一般社会挑战性工作（Olney & Wright, 2006）。

针对 101 位 27～74 岁的自愿参与调查的 CP 成人显示，一半以上（67%）可以独立生活自理，其中 34% 需要成人监督，33% 不需要成人监督；而且 53% 可以从事一般工作，其中 20% 收入可自足，不需要福利救助；然在语言方面，仍有 50% 的功能性口语沟通有障碍（Murphy et al., 2000）。

CP 者就业（一般工作）比例由 1975 年的 24% 增加至 2000 年的 53%，主要是由于早期疗育、特殊教育、职业康复与科技辅具的功效。CP 者适合的工作除文书与电脑相关工作外，尚包括木工、金属工、研磨工、电视机械师、包装人员等（Murphy et al., 2000；O'Reilly, 1975；Sillapaa, 1982）。

行走功能与生活独立有相关。将 CP 患者依其移位能力分为独立行走组、辅具行走组、使用手动轮椅组及电动轮椅组等，以"生活习惯量表 1.0 版"（Life-Habits Assessment）评估儿童生活各方面的独立性。"生活习惯量表 1.0 版"依据世界卫生组织 1980 年提出的失能模式中残障分类的意义建立，评估项目包括行动能力、教育、休闲、家庭关系、沟通等 12 项分测验，可提供总测验与分测验的分数（1～10 分）。量表评分以需他人协助作为标准，协助越多分数越高，分数越低则其独立性越高。结果显示移位能力高者其总测验分数较低，显示可以行走的 CP 儿童需他人的协助越少。另外，儿童行走速度也与生活习惯量表各项分测验有低到中度相关，行走速度与量表的移动能力分测验的相关性最高（Lepage et al., 1998）。综合上述结果可知，维持或促进 CP 儿童行走功能对其独立性是重要的。

（五）儿童至成人期行走能力变化情形

CP 儿童行走功能可能随年纪增长而变差或丧失。4 ～ 14 岁可以独立不需辅具行走的痉挛型双边 CP 儿童，以动作分析仪评估步态，两次评估间隔 16 ～ 56 个月，结果显示行走速度及步长有降低趋势，但统计上无显著差异（Johnson et al，1997）。

追踪独立行走且未接受过骨科手术的 CP 儿童（68% 是痉挛型双边），由平均 7.8+2.4 岁至 12.2+3.3 岁，结果显示标准化行走速度（行走速度／腿长）显著降低（Bell et al.，2002）。

以问卷调查 20 ～ 58 岁的 CP 群体行走能力的改变，结果有 20 位（9%）曾经可以行走但在成人后失去行走能力，其中 17 位在 35 岁前就失去行走能力（Andersson & Mattsson，2001）。另一个调查结果也类似，30.5% 的 CP 成人表示其行走功能变差，包括行走距离变短及需使用辅具等，而 13 位无法独立行走的 CP 成人中，有 9 位在 20 ～ 40 岁失去行走功能（Bottos et al.，2001）。

第八节　医疗服务

除了一般医疗外，脑性瘫痪的医疗服务包括物理治疗、职能治疗、听语治疗、装具、科技辅具、药物及手术等。医疗服务需求方面，研究显示，0 ～ 17 岁 CP 儿童所接受的医疗服务比一般儿童多很多，每位 CP 儿童一年平均门诊次数是 16.1 次，为一般儿童的 5.5 倍；每 100 位 CP 儿童一年平均住院次数为 29.2 次，为一般儿童的 7 倍（Boyle et al.，1994）。根据加拿大的健康信息机构资料显示，不论是青少年还是年轻成年 CP 个案，导致住院的共同原因是感染、消化道问题和精神疾病。但是青少年 CP 个案特别有骨科关节问题、呼吸问题、和脊椎侧弯。在年轻成年 CP，心理疾病是第三个常见住院理由，其他还包括下肠胃道或便秘问题、营养不良或脱水、上呼吸道问题、骨折和尿道感染（Young et al.，2011）。

医疗服务干预是希望通过启建或康复来使 CP 儿童能力最佳化。我国台湾地区的研究显示，一年内在八大医院康复科接受医疗的病患中，CP 占所有患者的 1.4%，占所有脑部疾患者的 9 %。其中接受康复治疗的项目包括物理治疗 53%，职能治疗 11%，语言治疗 9%（连倚南等，1993）。

台湾北部地区 18 岁以下 CP 儿童接受一般医疗及康复医疗的情形及其影响因素，调查结果显示在过去半年来有 95% 曾接受西医门诊，平均次数为 11.7 ±

10.4 次（范围 1 ~ 67 次）；其中以小儿科（77%）为最多数，康复科其次（50%）。曾接受中医门诊者占 24%，曾接受针灸者 76 位（20%）。医疗保险实施后，西医门诊次数略有上升。在康复方面，95% 的 CP 儿童过去曾接受康复医疗，在调查期间 3 个月内有 58%CP 儿童仍接受康复医疗；其中物理治疗占 51%，职能治疗占 23%，语言治疗占 12%，装具辅具占 12%，心理治疗占 4%。平均接受物理治疗 6.2±3.8 次 / 月（中位数 4 次 / 月），职能治疗 5.4±3.2 次 / 月，语言治疗 4±2.7 次 / 月。因此所接受的各项康复医疗中以物理治疗为最多。73% 主要照顾者认为所接受的康复医疗仍不够。影响有无接受康复医疗的因素包括：儿童年龄、儿童功能、确定 CP 诊断时医师给予的建议、父母亲的教育程度、家中收入与家长对儿童未来独立的预期。儿童家长对医疗的需求以提供有关医疗信息者占最多数（廖华芳等，1997）。影响接受康复医疗的因素包括年代、社会阶层与智慧。随着年代的增加，儿童接受康复治疗的次数有增加的趋势；儿童为低社会阶层者，开始康复的年龄较晚，接受康复的次数也较少；智慧发展轻度迟缓或正常者较智慧中重度迟缓者接受康复的次数高。作者建议对于处于不利发展环境的低社会阶层 CP 儿童，应优先主动提供早期康复干预服务（廖华芳等，1997。）

非手术及非药物的干预方法主要目的是维持或增进关节活动度，加强肌力提供支援，增加、促进或是使动作发展正常化；并借由科技辅具，增加个案的日常生活独立性或参与（Koman et al.，2004）。欲矫正 CP 儿童肌肉骨骼异常，可从痉挛、肌肉紧缩、挛缩、动静态关节变形、骨骼扭转性变形或不正常的动作控制等方面着手（Koman et al.，2004）。

从 1980 年代后，痉挛的处理越来越普遍，如使用药物，肌内注射去神经药物或在脊髓内施加药物，或外科手术。以家庭为中心的全方位干预已是一个潮流，但成本效益尚不清楚。另类疗法开始萌芽，但其治疗效果还不清楚。传统的医疗如物理治疗、支架及手术，到目前为止还是治疗主流（Koman et al.，2004）。物理治疗、职能治疗、听语治疗、装具等疗效研究很多，但实证资料还不够强。然而，成功的药物以及外科治疗通常都合并有物理治疗、职能治疗，因此仍不容忽视。

一、痉挛的处理

脑性瘫痪的痉挛越早处理越好，以避免挛缩的形成（Graham et al.，2000）。CP 儿童在 3 ~ 4 岁之前，很少因痉挛会发展出固定性变形或挛缩，因此接受一般的物理治疗、口服药物、装具或是神经肌肉阻断药物较易有成效；然而当年纪渐长后，固定性的挛缩、髋关节脱臼、变形等会增加，因此需要外科干预的比例就会增加；如通常 2 ~ 6 岁 CP 儿童对肉毒杆菌的反应最好，在此年龄阶段，使用肉毒杆菌、物理治疗及支架等可以改变 CP 儿童的发展。而后跟肌腱延长术较好的反应通常在 6 岁以上；骨头旋转截断手术对 8 岁儿童有较好效果。对于在儿童骨骼成熟之前的骨骼或软件组织手术，通常配合石膏或药物治疗，以维持手术效果，而骨骼成熟的儿童或成人，也可以经由药物减少因痉挛所造成的疼痛或符合摆位或功能的需求（Koman et al.，2004）。

根据检查结果，痉挛的严重度及分布是决定要用哪种痉挛处理方法的主要因素，大部分轻度儿童只要 1 ~ 2 种简单方法，中度儿童就需要较多处理方式，如口服药、肉毒杆菌、物理治疗或装具等（见表 3-5）（Koman et al.，2004）。

表 3-5　痉挛处理的药物与手术方法及其作用

	全身性	局部性
永久性可逆性	选择性背根切除术口服药物 脊髓腔内注射肌肉松弛剂	骨科手术肉毒杆菌注射

（整理自 Flett，2003）

（一）肉毒杆菌

肉毒杆菌毒素（Botulinum Toxin，BTX）是一种厌氧性革兰氏阳性杆菌所产生的神经毒素，它有七种亚型，其中 A 型毒素是目前应用最广的。1980 年美国 Scott 医师开始将其用于治疗斜视及其他运动障碍，副反应少且效果比传统治疗方法佳，1989 年美国食品药物管理局正式核准其上市作为临床的治疗药物，而首先将 BTX 用于痉挛型 CP 儿童的是 1993 年骨科医师科曼（Koman）（Wong，2003），中国台湾卫生部门也在几年前批准此药物在台湾上市。目前通过事前项目审查，部分 CP 儿童可以获得健保支付 BTX 注射治疗（林裕晴，2004）。目前在美国有一种 A 型毒素及一种 B 型毒素可供使用；在中国台湾则有两种 A 型毒素可供使用（林裕晴，2004）。

BTX 的作用是抑制神经肌肉交接处的神经传导物质（乙酰胆碱）释放，使痉挛或收缩的肌肉松弛，原则上适用于治疗任何因肌肉不正常收缩造成的症状。目前临床上应用较广的适应症包括半面痉挛症、眼睑痉挛症、肌张力不全症（痉挛性斜颈症、痉挛性声音障碍、写字性痉挛症等）、CP 患者的痉挛张力、斜视、偏头痛、背痛、多汗症及皱纹等（林裕晴，2004）。注射后 1 周内效果即会出现，于 2 ~ 4 周时降低痉挛最明显（Boyd et al.，2001），通常维持 3 ~ 6 个月。CP 患者最适当的治疗年龄于下肢是 1 ~ 6 岁（Jankovic & Brin，1997；Graham et al.，2000）；于上肢是大于 4 岁（Graham et al.，2000）或在 5 ~ 15

岁（半边麻痹儿童）（Boyd et al.，2001；Olney & Wright，2006），或许与能否配合功能性训练有关。BTX 治疗效果的有利因子包括：注射目标为局部性的且有预期的功能性预后、个案动态肌肉紧张性较高、个案有肌肉高张力且有功能性目标等；BTX 治疗效果的不利因子包括：严重的固定挛缩、骨骼及关节稳定度不佳、需要治疗的肌肉太多、有出血性的问题等（Graham et al.，2000）。注射前与病患或家长讨论治疗计划、治疗目标及如何评估注射结果是重要的。

　　为了解 BTX 对痉挛型脑性瘫痪儿童的效果，客观的临床评估须在 BTX 施打之前后进行，包括：髋关节活动度、动态的关节活动度（MTS）、肌力、痉挛（MAS）、选择性动作控制（Graham et al.，2000）、被照顾的容易或困难度、步态与动作功能。

　　注射剂量过大或注射部位错误可能会产生局部虚弱无力而丧失功能或跌倒；对于已挛缩变形的关节，此药注射后可能没有作用，故注射前的详细评估是非常重要的，如此才能达到最佳的治疗效果，且避免副反应的产生。使用最小的有效剂量注射、注射正确位置、尽量延长两次注射的间距及避免短期内追加注射是必须严格遵守的原则（林裕晴，2004）。使用 BTX 注射来治疗 CP 的主要目的，是为了改善患者的功能，借由异常张力的早期获得控制，再通过适当的训练及辅具使用，可使 CP 儿童减少肌肉张力，改善步态，或因上肢功能改善而有较高独立自主的日常生活能力（Styer-Acevedo，2008）；另外，肉毒杆菌毒素可让肌肉不再短缩而生长得较正常，进而避免产生关节挛缩变形（Boyd & Graham，1997）。除了降低肌肉的痉挛张力以改善患者的功能外，肉毒杆菌毒素于 CP 的临床应用尚有改善流口水、控制手术前后痉挛张力疼痛，以及作为模拟手术效果的参考等（林裕晴，2004；Autti-Ramo et al.，1999）。

　　对 2 ~ 10 岁 CP 儿童的研究显示，BTX 注射后，经 1 ~ 3 个月的追踪，肌肉高张力有明显改善，所有下肢肌肉快速的 MTS 皆有显著改善。在功能评估方面，GMFM 及日常活动功能皆有显著进步。观察性步态量表（OGS）评分，除了站立中期膝盖的角度和站立中期后脚跟姿势，其余分项皆有显著进步。大部分家长认为治疗后患童的日常活动功能与行走能力有改善（吴恩瑄等，2004）。

　　目前随机对照试验证实 BTX 可有效改善马蹄足步态（Wong，2003）；施打在腓肠肌腹中段较注射于近端两头步态改善效果略好，但无统计显著差别（Sätilä et al.，2005）。某系统性文献回顾结果显示 BTX 治疗对脑性瘫痪儿童的步态改善证据强度不足，仍需进一步研究（Lannin et al.，2006）。此外，要小心的是虽然肉毒杆菌没有致死的报告，但是目前已有副反应报告（O'Flaherty et al.，2011）。

（二）选择性背根神经切除术

长期有效降低痉挛的方法之一为"选择性背根神经切除术"（Selective Dorsal Rhizotomy，SDR）。所谓 SDR，为对背根神经做选择性的切除。在手术过程中，利用肌电图检验背根神经的反应，将造成异常肌电反应的背根神经予以全部或部分的切除，以减少其输入至前角细胞（运动神经细胞）的信号，进而减少运动神经元的兴奋以降低痉挛。

背根神经切除术最早由 Sherrington 于 1898 年提出，当时他发现背根神经切除可消除猫的伸肌僵直（Sherrington，1898）。随后 Foerster 于 1913 年首先将手术施行在 159 名痉挛型病人身上，当时他切除范围由第 2 腰椎到第 2 荐椎，但为保留股四头肌的肌力，第 4 腰椎的背根神经则予以保留（Foerster，1913）。然而当时背根切除为全部切除的方式，易造成病人本体感觉异常与大小便失禁的问题，目前已不被采用。随后不少学者致力于背根神经切除的选择与认定。Fasano 等人首先于 1978 年以肌电图的反应作为背根切除的选取标准，他们制订出三个反应标准（Fasano et al.，1978）：

（1）若电刺激后仅在同侧肌肉产生收缩，表示此背根正常，予以保留。

（2）若电刺激后肌肉产生持续且同时收缩，则表示无正常的抑制作用，应予切除。

（3）若发现某背根有抑制过多的情形，表示附近的背根可能抑制不足，亦需切除。

随后 Peacock 等人进一步调整 Fasano 的肌电生理标准，并将手术的部位由圆锥改至马尾，以便辨识出支配膀胱与肛门括约肌的荐神经根，减少大小便失禁的副反应（Peacock & Arens，1982）。Vaughan 则更进一步将异常的肌电图反应分成几种模式，例如不足或方型、持续收缩型、反应过度型与并有震颤的多期反应型。前者表示肌电的反应局限在被刺激神经根所支配的肌肉，属于正常反应，因此予以保留；后三者均表示肌电有反应过度，甚至扩散到同侧的远端与对侧的肌肉，属于异常反应，应予以切除（Vaughan et al.，1991）。

由于病人的选取标准，切除背根的选择认定，与手术技巧的进步，SDR 曾被某些人认为是治疗痉挛型 CP 的标准神经外科方式。病患的选取标准如下：年龄 3～8 岁、GMFCS 层级 III～IV（McLaughlin et al.，2002）、有接受物理治疗（Olney & Wright，2006）、选择性动作控制较佳、无关节角度受限或畸形、认知功能好与动机强、父母配合度高的儿童（McDonald，1991）。

基于实际需要与医学伦理的考量，CP 儿童在进行 SDR 手术后都会接受一段积极性的物理治疗，之后也会持续地接受物理治疗。由于此期间内，CP 儿童肌肉力量特别差，所以治疗的内容除了一般的摆位与关节活动外，特别强调躯干与下肢肌肉，例如髋伸直肌、髋外展肌与膝伸直肌的肌力训练。并积极加强配合功能性活动的肌力训练，以及强调动作协调与反应速度（成戎珠与赖仪娟，2001）。一项统合分析研究显示，SDR 合并物理治疗比单纯 SDR 的 GMFM 有统计上的显著进步（McLaughlin et al.，2002）；SDR 对步态的疗效尚无一致的结论（Olney & Wright 2006）。SDR 对于 3 ~ 8 岁，GMFCS 第Ⅲ ~ Ⅳ级且合并物理治疗的 CP 儿童较有效（McLaughlin et al0，2002）。如前述，目前已有的部分回溯性研究结果显示其长期效果不显著。Macwilliams 等对双边麻痹接受 SDR 的 CP 个案，回溯性比较曾接受骨科手术和无骨科手术的长期步态及功能，两组年龄及功能相配对，结果显示 SDR 组未优于其他两组，且功能有退化，因此建议接受 SDR 的个案不要大于 10 岁。此结果是否适用其他医院尚属未知（Macwilliams et al.，2011）。目前 SDR 长期追踪结果陆续被发表。

（三）脊髓腔内注射肌肉松弛剂

脊髓腔内注射肌肉松弛剂（Intrathecal Baclofen，ITB）是将巴氯芬药物灌到一个泵内，此泵会置入到个案的腹腔内，同时有导管导入至脊髓腔中，定时释放药物，达到放松的效果。2004 年 Fitzgerald 等人提出适用 ITB 的选取条件，主要有四点（Fitzgerald et al.，2004）：

（1）至少大于 4 岁才有空间将泵放进去，而应用在小于 4 岁儿童的临床资料并不多。

（2）严重的痉挛型四肢麻痹，且 MAS 大于 4 分。

（3）痉挛严重影响步态。

（4）痉挛有会导致畸形趋势或是增加照顾上的困难，如摆位，且对传统治疗的干预，如物理治疗、肉毒杆菌、手术和辅具皆无效果。

首先在脊髓腔中注射药物量，观察个案是否有不良反应出现。一开始的剂量会由 25 毫克慢慢增加到 100 毫克，每 20 天重新灌药。电池的寿命是 3 ~ 5 年，所以需要定期更换。需注意有时会因为导线泵或手术问题，导致急性戒断症状或是大脑脊髓液的漏出。

Awaad 等人分析 ITB 配合物理治疗的成效，不论是年龄或是功能分类，ITB 都能够有效地解决痉挛问题，但年纪大于 18 岁或是 PEDI 移动分量表原始分数低于 15 分者，功能进步较不显著（Awaad et al.，2003）。

二、固定变形的处理

骨科手术对 CP 个案干预有久远历史，骨科手术干预包括神经切除术、肌腱切除术、关节融合术、骨头切除术、骨切开术、肌腱转移术、肌腱延长术、肌腱分散延长术、多脊椎节融合术等。因为个案接受手术的原因差异性大，缺乏随机性研究比较和控制组，多是回溯性的研究。但整体而言，骨科手术可以帮助将 CP 儿童的肌肉骨骼排列放到一个较佳姿势，有助于动作控制，进而促进功能（Koman et al.，2004；Lynn et al.，2009）。有兴趣者可以参考 Miller 的著作（Miller，2005）。澳大利亚的小型随机控制研究比较接受单次多位置手术的双边痉挛型 CP 儿童和接受渐进式肌力训练的控制组，结果显示在一年内手术组有较好的动作功能及生活质量，但在两年后效果就不显著（Thomason et al.，2011）。未来仍需更多这类高实证层级的研究，以厘清骨科手术最佳干预的时间和个案。

第九节　物理治疗干预综观

一般而言，CP 儿童都会接受物理治疗以诱发其动作发展，并促进其动作、生活自理、游戏及休闲活动中的独立性（Ketelaar et al.，2001）。CP 儿童的物理治疗训练以运动治疗、功能训练、物理治疗仪器与科技辅具使用最多，出现多元化的干预方式，如利用动物的特色或各类活动来促进儿童参与治疗，包括马术治疗（Cherng et al.，2004）、动物辅助治疗（叶明理等，2002）、滚球运动、艺术治疗与音乐治疗（Peng et al.，2011）等。本节主要介绍理论架构、指引与常用干预方法。

一、处理理论架构

脑性瘫痪儿童的处理理论架构如下（O'Neil et al.，2006）。

（一）以儿童的家庭或学校为中心

建议评估或治疗以在家中或学校等自然环境进行为原则，在评估与疗育过程中皆有家长参与，疗育目标的设计以家长及老师的需求为优先考量，训练以配合家中或学校生活作息为主，因此治疗师的服务方式包括评估、沟通协调、文书记录、咨询、间接治疗与直接治疗，而不仅是直接治疗。根据此原则，考虑儿童生活环境中的评估工具，如"儿童功能障碍评量表"（PEDI）、"学校功能评估表"（SFA）等。

O'Neil 与 Palisano 的研究显示美国物理治疗师以儿童利益为优先考量，乐意接受以儿童的家庭为中心的执业方式（O'Neil et al.，2001）；而 Cole 比较学龄前动作发展迟缓儿童的物理治疗于教室内和教室外模式的疗效，结果两组疗效并无显著差别，对老师发问卷调查的结果显示老师较偏好教室内模式（Cole，1989）。

（二）以功能为取向

功能取向即训练目标以功能为导向，而不是以缓和症状为主，由于情境会引发行动，个体会主动探索环境，因此功能取向强调动作学习的主动性，而非被动等别人教，个案是为达成功能性目标而主动以动作解决问题，而非反复去练习一些正常的动作形态（Ketelaar et al.，2001）。因此，目前不太强调肌肉张力的正常化或抑制不正常的动作形态，转而强调儿童的移动能力及在学校中参与学校活动的能力是否加强。直接在自然场域评估与训练强调任务取向的训练方法（O'Neil et al.，2006）。治疗中强调情境的安排使儿童在既有的限制下能主动开始行动（Ketelaar et al.，2001）。引导儿童在目标导向任务下于自然场域反复练习其动作能力（Ketelaar et al.，2001）。Bower 等人的研究显示使用可测量目标的物理治疗，其进步效果比一般目标更为明显（Bower et al.，1996）。

（三）注重物理治疗质量与成果

近几年来，物理治疗相关杂志皆大幅报道有关疗效评估的研究，也架设相关网站及出版书籍鼓励临床物理治疗师以实证为临床决策的参考；有鉴于强化家长与专业团队参与的重要性，在服务层面应加强卫生教育与亲职教育。以 ICF 模式将有关 CP 物理治疗的成果分为：改善机能损伤程度与改善功能障碍、社会参与等方面（Mulligan & Specker，1998；WHO，2001）。因此疗效包括：①改善机能损伤，含反射、关节活动度、各方面发展、姿势、生理功能；②促进儿童功能并增加于生活环境中的参与；③增进健康状况；④避免次发性并发症；⑤提升儿童及其家人的满意度；⑥亲职技能；⑦提升儿童及其家人的生活质量；⑧成本效益等向度的指标（Butler，2001）。

（四）运用动态系统理论

在 CP 儿童的动作发展、动作学习或动作控制上，应根据动态系统理论进行评估与干预（O'Neil et al.，2006）。在动作学习相关研究的佐证下，集中式的训练不见得优于分散式的训练，一成不变的强迫式学习也较活泼、生活化与儿童主动参与的学习效果差。

二、痉挛型双边麻痹的处理

O'Neil 等人根据"个案处理模式"与 ICF 模式列出"物理治疗对痉挛型双边麻痹的处理建议"、临床决策流程图与测试工具建议（O'Neil et al.，

2006）。根据 PTCMR-SD，在评估方面，在自然场景中进行，可根据儿童的年龄，在新生儿加护病房、医院门诊中心、发展中心、学校系统或家中等场域进行评估；当儿童被转介至物理治疗时，一定要有完整评估，后续则是依据儿童的年龄进行完整的再评估，如 3 岁以下，通常半年，至少一年一次再评估，而 3 岁至 21 岁间，根据规定是一年或至少三年评估一次；评估内容如"个案处理模式"所建议的，包括家长的期待及经验，儿童在不同环境中的参与情形等；评估身体系统最主要是肌肉骨骼、神经肌肉及心肺系统。在测量工具方面，可依据 ICF 模式，选取适合评估其社会参与、活动能力、身体构造与功能及环境系统等向度的工具。

在评量方面，根据家长期待及儿童年龄或功能的需求，分析儿童发展相关的有利因素及妨碍因素，以及是否可改变。在物理治疗诊断方面，对痉挛型双边麻痹儿童最常见的功能诊断是功能性移位困难。在预后方面，于目标设定上，根据 IEP 及 IFSP 的精神，由专业团队一起设定。物理治疗目标一定要含功能性动作能力；对 6 岁以下儿童，其目标由专业人员与家长共同制订；对 6 岁以上儿童，要让儿童参与目标制订，其目标也包括儿童自我倡导与自我决定。

在干预方面，干预内容包括三大类，即协调／沟通／文件、教导及处置干预。

协调／沟通／文件：包括适当的转介。

教导：在幼儿期，将幼儿照顾者当共同伙伴，教导家中照顾与训练的执行方法，并能够考虑到照顾者的压力，不要给予太多额外负担，尽量将治疗计划融合在日常生活作息中；给予的训练建议，必须是照顾者认为有意义且能够接受的；当儿童大于 6 岁时，主要的教导对象应是儿童，让儿童了解如何自我训练；到青少年时期，协助个案利用社区资源，让其选择适合自己的休闲运动或娱乐方法，让训练目标能够融合到这些休闲活动中。

处置干预：主要目标增加个案的功能及社会参与度，着重增强个案在家、社区、学校、游戏场域中的参与度，因此，不仅是改变个案个人的能力，也要修正任务及动作的经验，使个案的动作技巧能够概化，在现有的能力之下完成参与各种任务的可能性；并同时改善造成功能动作限制的身体机能损伤。一般而言，年纪较小的、障碍程度较严重的或刚接受过手术者，其需要物理治疗的频率较高（O'Neil et al.，2006）。

三、脑性瘫痪治疗的指引

Wilson Howle 提出以下 CP 儿童治疗指引（Wilson & Howle，1999）：

（1）治疗目标应符合在特定时间范围内的特殊需求。随年龄、家庭考量及治疗开始时障碍程度而变化，且需建立重新评估的时间表。治疗目标应随问题变化而改变。

（2）治疗目标是由家长、儿童及疗育团队成员共同设定的，且以功能性具体目标的语言来陈述。对于较大的儿童，应让其参与治疗目标的设定。

（3）治疗方法和技术随儿童的年龄、功能独立的需求及功能和动作障碍而改变。年纪小的宝宝喜爱被抱着玩、治疗、穿衣及喂食，其天然的环境就是母亲的怀抱，大部分治疗能够在这里有效地进行。而2岁的儿童需要发展独立能力，训练方面可以为坐在椅子上完成穿衣，或需要更多的活动度、探索性和自我启动的活动安排。十几岁的青少年大部分喜欢运动和体育活动，可将体能训练合并于他们的生活方式里，也可让其负责自己的居家训练活动的安排与执行。

（4）应提供家属关于儿童的问题和处理的资讯，同时确定他们能够了解并吸收这些信息。

（5）建议家属的训练活动尽可能地务实。治疗师必须记住家属除CP儿童外，尚对家中其他儿童、家人、工作或自己有责任。将训练融入一般的日常照顾当中可减轻照顾者负担，例如当儿童要伸出手臂穿上外套或脱下上衣时，即同时配合上肢的关节活动度运动。

（6）治疗应与儿童在生长及发育上所需的功能相呼应。用于日常生活上的功能，包括穿衣、进食及个人卫生，都是治疗技术应满足的重点。

（7）治疗应被设计为运用儿童的长处，要了解儿童的能力。若儿童有很好的想象力和语言的技巧，说故事则可集中儿童的注意力，而想象可以提供移动时所需的空间架构。着重在儿童的长处可助其建立自尊，并发挥其于不同年龄阶段所需的能力。

（8）感觉刺激整合于动作活动中。强烈的听觉和视觉刺激能用来提升注意力和产生有力的动作，然而强烈刺激不应该用在易分心或情绪反复无常的儿童身上。

（9）设计治疗着重儿童主动的行为表现。在产生肌张力、动作形态，或动作学习的改变上，被动动作比主动动作的效果差。

（10）游戏要融入治疗当中，以提供动机和功能性目的，可加强和引导动作反应。治疗中的游戏要小心监控，才不至于给予儿童过度的刺激，干扰欲有的动作反应，或造成不正常肌肉张力增加。运动或舞蹈的模拟对学龄儿童或十几岁的青少年是适当的游戏方式，为高动机且有功能导向的活动。

（11）尽可能由儿童自己启动动作。动作控制是由治疗师来协助维持的，但儿童本身可主导治疗和活动的进行。例如，目标为改善在坐姿举臂前伸的动作。治疗师将儿童摆置于适当的坐姿，并在不同的方位提供刺激性的玩具引发儿童伸手去触碰玩具，此时儿童的手在空间中移动，需要改变、调整、修正肌肉力量与神经肌肉协调，稳定躯干、肩膀、手臂和手，且练习将手定位到目标物的准确性。儿童在启动举臂前伸和忙于玩各种不同的游戏项目时，通常不知道治疗师已经提供了所需的练习环境。

（12）治疗包括动作计划和解决动作问题。动作计划开始于单一步骤目标导向的问题，且渐进到多重步骤开放式的功能，如最初问："你要如何将手臂放入袖子当中？"如此渐进地展现示范，然后问："你如何准备好衣服，并在上学之前穿好呢？"

（13）重复练习在动作学习当中是很重要的要素。一个特定任务，在一个治疗期间不断重复及在家里以功能性方式进行动作活动，比鲜少练习的技巧更可能变成儿童习惯功能的一部分。可鼓励较大的儿童尝试更多方式来完成同一任务。重复并不代表必须练习同样的一件事，或同样方式一再重复，而是以多种策略来达成相同的功能性目标。

（14）在单一治疗时段中，从儿童最能够做到的姿势渐进到最有挑战性的姿势。从一个姿势的动作练习，作为准备进入另一个姿势动作的基础。渐进式、挑战性且成功经验多的活动，会让儿童更乐于挑战困难度较高的活动。

（15）为了鼓励儿童努力参与治疗，环境布置极具影响力。

（16）个别治疗时间是设计用来评估此时间内的治疗效果、了解儿童与照顾者的问题、教导训练方法的，而平时训练应尽量于团体活动或融入日常生活活动中进行。

（17）物理治疗须与其他相关医疗及教育目标和活动相互协调。

四、疗效研究分级与评量向度性

近年逐渐重视实证健康照护及强调疗效的测量及研究，相关的疗效研究可以协助专业人员做临床工作决策（Jette，1995）。Pippenger 等人以一位 7 岁 CP 儿童的步态训练为例，在相关网站寻求有效的肌力训练的决策过程（Pippenger & Scalzitti，2004），或可协助读者了解如何利用实证信息进行有疗效的干预。

回顾有关 CP 儿童的研究，以往着重探究功能受限的因素；而 1980 年代中期以后则强调治疗的成效（Bulter，2001）。对疗效的研究需考量疗效的研究设计及在失能模式中的疗效向度。"美国脑性瘫痪及发展医学协会"（American Academy Cerebral Palsy and Developmental Medicine，AACPDM）将疗效实证研究分类（Bulter et al.，1999），并将实证强度分为五级，Ⅰ 级研究实证最强，可直接引用；Ⅳ 与 Ⅴ 级只是可能证据（Darrah et al.，2008）。AACPDM 及 Lollar 等人根据对疗效的评估，都建议以失能的概念架构，即以 ICF 模式去了解干预对儿童的影响，并作为临床人员拟订 CP 儿童治疗计划的参考，以及不同治疗方法的疗效比较（Lollar et al.，2000）。除此之外，对疗效的评估，不能只评估机能损伤，必须同时评量失能等；需要进行多向度的评量，主要是因机能损伤与失能并非线性关系，且影响失能的并不是单一因素（Campbell，1996；Jette，1995）。

五、其他考量

（一）物理治疗及其治疗次数

Mayston 呼吁虽然物理治疗（PT）要以实证执业的精神治疗 CP 儿童，然实证执业 PT 疗效的文献尚无，而类似新观念的完整性在职训练课程仍缺乏，因此需假以时日，以实证执业为导向的 PT 服务才会普及化（Mayston，2005）。根据 2006 年一篇有关 CP 儿童物理治疗疗效的回溯性文章，其以实验报告综合标准（Consolidated Standards of Reporting Trials，CONSORT）来分析疗效文献的层级，在 15 篇随机对照试验文献中，有将近一半 CONSORT 项目，但仍有一些标准项目未被提及，所以 CP 儿童物理治疗疗效的实证资料仍有限，未来要加强疗效研究质量控制，以充实疗效证据（Anttila et al.，2006）。

有关物理治疗次数对治疗效果的研究，12 岁以下 CP 儿童采较密集式治疗效果是否较好并无一致结论。Bower 对 2～12 岁 CP 儿童进行密集式物理治疗（一周 5 小时），发现比常规式物理治疗（一周 1 小时）更可促进动作技巧（Bower & McLellan，1992）。然而 Bower 等人在 2001 年持续进行相似的研究，将 56 位 GMFCS 层级Ⅲ～Ⅳ的儿童随机分成四组，密集式（每天 1 小时）或常规式（一周 1 小时），一般目标或具体可测量目标，为期 6 个月，结果密集训练组与传统训练的进步并无显著不同（Bower et al.，2001）。

为比较为期五周的密集医疗治疗、引导式教育及特殊教育三种疗育方式对 CP 儿童的疗效，采用 RCT 研究方法，分别以 PEDI、GMFM、PDMS 精细动作量表比较测试前后分数的改变。密集医疗治疗为一天 5 小时，每周 5 天的物理治疗、职能治疗与语言治疗；物理治疗与职能治疗为每天一对一 1 小时及团体训练，语言治疗每天团体治疗一个小时。引导式教育则是一天 6 小时，一周 5 天。特殊教育是一天 6 小时，每周 5 天，有个别化教育计划，此外，尚有每周 2 天，每天 45 分钟的物理治疗、职能治疗及语言治疗的团体治疗。结果显示，在治疗后，三组儿童在 PEDI 的生活自理、社会功能以及 GMFM 的爬分量表分数都有改善，然只有密集医疗治疗组才有统计显著增加。在问卷调查部分，不论是专业人员或是父母都觉得儿童在身体功能方面有进步。因此，密集医疗治疗组比其他两组进步较多（Stiller et al., 2003）。不过，此研究个案中，引导式教育组年龄高于其他两组，总个案数仅 19 位，因此在证据层级较低。

Arpino 等对密集训练做了一个统合分析讨论，结果显示对 CP 儿童的密集训练虽可以改善动作成效，但是仅有效果值的检验仅达中度（Arpino et al., 2010）。高质量 PT 疗效证据仍需加强，治疗次数对疗效的影响也尚无定论，在讲究成本效益的趋势下，此方面研究仍需持续进行。

（二）改善步态的治疗与疗效

根据 Paul 等人对 CP 儿童的统合分析，将改善步态的治疗方法分为四类，即骨科手术、痉挛控制、装具处方与其他（Paul & Siegel et al., 2007）。骨科手术包括肌腱转移与肌肉延长术等；痉挛控制包括背神经根切除、肉毒杆菌或神经阻断等；装具处方主要为踝足装具等；其他则包括连续性石膏、肌力训练与生物反馈等。统合 63 篇研究结果，在行走速度改善方面，骨科手术、痉挛控制、装具处方都有显著效果，其整体效应值是 0.17；其速度的增加主要来自步长的增加（Paul et al., 2007）。另一篇有关下肢装具与石膏的系统性文献回顾，显示装具鞋，限制踝关节的装具鞋对踮脚行走的步态有立即的效应，但长期的效果还不清楚，因此装具的长期疗效尚待验证（Autti-Ramo et al., 2006）。要使装具达到良好的成效，医护人员必须清楚知道个案的步态异常及功能缺损的情形，再给予正确的装具处方（Davids et al., 2007）。

以下将讨论目前常见 CP 个案的多种主要干预和疗效作一简介，值得提醒的是目前有关 CP 研究很多，建议临床工作者在选定有兴趣的治疗干预方法后，可以进一步查询该治疗最新的实证。

第十节　常见物理治疗处置性干预及疗效

理论的演进反应于评估或训练，物理治疗已由过去着重中枢神经系统转至全面考量身体各系统对儿童知觉动作的影响，由单纯着重身体机能的促进（如肌肉张力、关节角度、平衡功能）转至功能的促进，更甚而注重实际生活环境的适应能力，如由房间走到餐厅的能力，到家附近游乐园游玩的能力，自行吃饭、刷牙、洗脸的能力，参与学校唱游课、体育课的能力，维持良好坐姿以及完成操作学习活动的能力等。所以实际参访儿童的生活环境对了解儿童的能力相当重要，然而目前健保给付状况难以实施到家访视或疗育模式。另外，物理治疗对 CP 儿童的干预也由过去偏向正症状（如高张力、异常动作形态）的消除转而加强负症状（如肌肉衰弱、无移动动机、缺乏平衡反应、缺乏主动探索环境）（Fetters，1991）。以下各训练方法常融入物理治疗、运动治疗与功能训练中。

一、发展活动

（一）神经发展治疗

神经发展治疗（Neurodevelopmental Treatment，NDT）主张对痉挛型 CP 儿童利用反射抑制形态（Reflex Inhibiting Pattern，RIP）配合感觉处理、功能训练与摆位降低高肌肉张力与促进动作功能。RIP 原则如下：

（1）其目的降低高张力、痉挛或强直。

（2）需逐渐引进并不要同时多处使用。

（3）不要由张力最强或最明显之处开始着手。

（4）反射抑制应合并诱发技巧。儿童应逐渐增加自我抑制异常反射的能力。

（5）提供儿童不同的姿势形态，并合并特定的治疗阶段相似的形态。

（6）不要使用促使痉挛产生的姿势。

NDT 在动作控制和学习研究的冲击下，有许多的修正，但不是所有人都看法一致，因此面临定义不清导致疗效研究的困难。然而，多数 NDT 训练师并不赞成使用被动的 RIP，在操作中强调下列几点：

（1）主动和姿势排列：也就是利用关键点控制来协助儿童在好的姿势排列下主动做肌肉收缩和控制。

（2）支撑面：强调让个案有好的支撑面下进行活动平衡训练。

（3）身体质心：强调让个案做身体质心的转移（Bly，1991；Howle，2003；Bierman，2010）。

NDT 对 CP 的效果的文献回顾指出，由于 CP 儿童的损伤程度及功能差异很大，因此对于疗效仍未定论，也建议疗效研究的 CP 个案应是同质性高的，且需控制个案数以避免个案数过少而使研究的检力不足，造成研究实证薄弱（Bulter & Darrah，2001）。因此，NDT 的成效仍有争议。不过，目前许多其他的治疗疗效研究中常合并有 NDT 的干预或利用 NDT 作为控制组。

支持证据：双盲研究设计，实验组接受 NDT 治疗，控制组只接受被动关节运动。CP 儿童在 1.5 岁前就进入实验，并至少追踪到 2 岁，至少接受半年治疗与发展评量。结果显示实验组不论在动作、社会性发展或是在生活处理上都显

著地高于控制组（Scherzer，1976）。将年龄小于 18 个月的 CP 儿童分为实验组（1 周 1 次 DNT）和对照组（1 月 1 次 DNT），结果显示，实验组在功能方面都显著地比对照组好；此外，母亲的教育程度也会影响训练的效果（Mayo，1991）。GMFCS 层级 Ⅰ ~ Ⅲ 的 CP 儿童随机分为两组，一般组接受一周 2 次 NDT 治疗，密集组接受一周 5 次 NDT 治疗，共 4 个月。结果显示密集组儿童的 GMFM 分数显著高于一般组，因此作者建议密集性的 NDT 治疗（Tsorlakis et al.，2004）。

不支持证据：一连串研究比较婴儿发展刺激课程与 NDT 对 CP 幼儿的效果，结果显示婴儿发展刺激课程的动作认知发展优于 NDT，然而两组对幼儿的气质，亲子互动与家庭环境的效果差别不大（Palmer et al.，1988；Palmer et al.，1989；Palmer et al.，1990）。2 ~ 12 岁不同严重度与类型的 CP 儿童进行 6 周 NDT 训练，每周 3 次，每次 75 分钟。结果显示，个案训练前后与追踪 6 周后比较，在训练后 GMFM 及 PEDI 的分数有显著改善，但干预停止后便会退步到原来的水平上（Knox & Evans，2002）。

（二）感觉处理

利用不同的感觉评估与处理，如用前庭觉、视觉、本体觉等来协助 CP 儿童的动作控制与环境互动。一般而言，短而快速的刺激产生全身大而短暂的动作反应与惊吓反应，较常应用于反应测验。持续性快速的刺激产生全身持续稳定的动作反应与清醒反应，较常用于临床训练上；如振动引起的张力振动反射，张力迷路倒转反应。慢而规律性刺激产生身心舒缓作用，用于降低紧张。稳定不变的刺激产生稳定反应或放松反应。利用大球产生张力迷路倒转反应给予前庭刺激，以增进身体抗地心引力的正常伸直张力。在肩与肘关节给予持续性快速按压，以产生关节的稳定性。感觉统合也是一种在临床上单独或与 NDT 一起使用在 CP 个案的手法。虽有些研究显示其有效果（Bumin & Kayihan，2001），但是整体而言实证少且层级低。

（三）契尔努特动作组织治疗

契尔努特动作组织治疗（Tscharnuter Akademie for Movement Organization，TAMO）由契尔努特博士于 1990 提出，是根据动态系统理论与知觉理论针对神经与骨骼系统障碍导致的动作疾患所提出的一种知觉动作组织化治疗方法（Tscharnuter，1993），着重自我组织动作形态的自发性适应、非线性概念、知觉—行动互动、身体内—外力互动、主动获取任务相关信息等对动作的影响

（Tscharnuter, 2002）。儿童的动作形态的描述面向主要为重力力矩、个体支持面、个体重心与支持面互动、动态稳定度等（Tscharnuter, 1993; Tscharnuter, 2002）。治疗干预前，治疗师进行动作评估时的重点为：①分析儿童活动过程中所使用的动作策略的有效性；②分析儿童最常使用的动作模式的稳定性，还有对不同环境情况的适应性；③观察儿童自发性地转换动作或姿势时的起始方式，例如：个案是否使用地心引力来带动动作、是否使用动作惯性、如何变动其支援面等。治疗重点乃在于逐渐重新分布各种加诸在身上的"力"，但力是儿童主动行使的，由治疗师引导，当改变量达到某一临界点，即可引发出一新的自动性动作（王慧仪，2006）。治疗师于治疗中提供任务相关信息，强调信息与行动间互动、学习动作协调的规则而非特定动作形态（Tscharnuter & Baltacis, 2001）。目前缺乏其疗效研究成果。

二、功能性训练

以家庭为中心的功能性训练，主要是请个案家人或／和个案参与制订最有意义及最优先的功能性目标，并积极参与，从原本的被动接受治疗，变成主动的问题解决者。功能性目标即"活动与参与"的目标。

由于游戏是儿童日常主要活动，CP 幼儿要考虑游戏参与。游戏参与可借由环境（照顾者、摆位与玩具）来促进，游戏的评估可使用"玩兴测验"（Test of Playfulness, ToP）（Skard & Bundy, 2008）与"1～3 岁脑性瘫痪幼儿玩具检核表"（谢协君与何东墀，2008）。

支持证据：轻中度 2～7 岁的 CP 儿童进行为期 6 个月的治疗，并追踪一年的 RCT 研究，结果发现功能性训练组与传统物理治疗组（如 NDT）两组儿童在基本的动作能力（如 GMFM）及功能性能力（如 PEDI）都有进步；然而两组在GMFM 无显著差别；功能训练组则在 PEDI 的功能性技巧及照顾者协助方面都比传统组有显著增加。（Ketelaar et al., 2001）。1.5～6 岁的痉挛型 CP 儿童（AB研究设计）进行 5 个月功能性训练干预，每周一次，每次 3 小时。结果发现，个案在 GFMFM-66 的进步以第三至第五个月最多，干预后 PEDI 在功能调查表中三大领域皆有显著进步（Ahl et al., 2005）。因此，功能性训练对 CP 儿童的功能性能力有疗效。

为了解物理治疗频率和治疗目标设定对 CP 儿童动作技巧的影响，Bower 等人设计单盲随机研究，将 44 位 3～11 岁痉挛型四肢麻痹儿童任意分为四组，分别接受传统（一周 1 小时）或密集式（每天 1 小时）物理治疗，治疗前给予一般目标或具体可测量目标。结果显示，经两个星期的训练，82%的CP儿童皆有进步，且密集式物理治疗比传统式物理治疗效果更好，使用可测量目标的物理治疗，其进步效果较为明显（Bower et al.，1996）。

为了解情境对于动作控制的影响，针对8～14岁痉挛型半边麻痹儿童，测量三种情境下（伸手去压按钮使灯变亮，伸手去按电钮但灯光不会变亮，或伸手去碰触墙上的标志）的伸手动作运动学参数，结果显示，不论正常侧上肢或患侧上肢，在功能性情境下，动作控制方面会较好，尤其是患侧（Volman et al.，2002）。因此进行功能性训练要注意功能性情境的安排。

三、肌力训练

肌力训练指渐进阻力训练，使肌肉抵抗阻力的能力增加（Webb，1990），与阻力训练的意义相同（Guy & Micheli，2001）。对于中枢神经系统受损的儿童（如CP儿童），1980年之前并不建议使用肌力训练，因认为其动作障碍由肌肉张力异常所导致，肌力训练可能增加不正常肌肉张力及反射，且无助于其动作功能或运动表现（Bobath，1983），但这些推论并无实验证据（Damiano et al.，1995）。最近肌力训练已经被证实可以促进CP病患的功能，体适能强化使患者在休闲或工作的参与度增加（Koman et al.，2004）。

近年来CP儿童治疗方法也由过去的减少正症状，逐渐朝向改善负症状（Fetters，1991）。美国脑性瘫痪运动协会于1976年开始推动CP患者参与竞争性的活动，残障个体参与运动的机会才慢慢增加，且与肌力相关训练研究也越来越多（McCubbin & Shasby，1985）。

（一）肌力训练注意事项

（1）儿童身心须够成熟且能听懂指令遵守安全守则，在训练之前需仔细评估身体状况（如心脏血管系统），并熟知阻力训练的禁忌（Faigenbaum & Bradley，1998）。

（2）不能将儿童当成小大人来训练，运动环境需安全且有合格的教练教导；使用适合儿童身材的器具。

（3）训练新动作时，结合肌力和耐力训练比单独肌力训练效果好；开始训练时重量不能太大，等儿童熟悉如何用力后再慢慢增加重量，且应先示范以减少学习新动作的焦虑（Faigenbaum & Bradley，1998；Falk & Tenenbaum，1996；Fleck & Kraemer，1987；Lillegard & Terrio，1994）。

（4）儿童肩关节、腹部肌肉、躯干肌肉发展速率较慢，训练时较容易受伤，所以运动之前须先对这些肌肉进行暖身运动（Webb，1990）。训练过程应包括暖身（5～10分钟）、阻力训练、功能性技巧活动、肌肉伸张冷却，注意阻力训练内容及执行方式（Faigenbaum & Bradley，1998；Fleck & Kraemer，1987）。

（5）运动执行的顺序：以大肌肉为先，再来是小肌肉；训练儿童时动作不可一成不变，需以开放式动力链或闭锁式动力链交替使用吸引其兴趣，而得到理想的结果。

（6）均衡的训练：好的训练计划应包含关节两侧的肌肉，如此可避免因肌力发展不平衡而受伤的可能性，但已有两边肌力不平衡的状况则不受此限。

（7）完全关节活动度：如果正确执行肌力训练将可增加柔软度，当肌肉对抗一个阻力收缩时，同时对关节内部组织产生一个拉力，阻力越重拉力越大。所以须做到完全关节角度以确定弹力组织能受拉力及增加整个关节角度的肌力；且每一次收缩都须做到最大收缩使每个角度肌力皆能发展（完全关节角度会造成疼痛除外）。

（8）呼吸控制：肌力训练时需减少闭气的行为，因为会造成血压快速变动，所以教导训练者在用力时吐气，回到起始位置时吸气。举起重物的速度，无一定动作速度，但一般举起的时间应比放下快，如举起2秒放下4秒。在举起重物时避免上下晃动及利用动量举起的现象，因为这样对肌力的增加并无改善且会造成受伤。

（9）定期记录：包括阻力量及执行情形（Zumerbick，1997）。

（二）肌力训练原则

肌力训练要能有效增加肌力，必须考虑以下几项：特异性、训练阻力量、训练频率、训练量。

1. 特异性

肌力训练具有特异性，肌力的增加主要视肌力训练方式而定，如以等张肌力训练，等张肌力快速增加，等长肌力无显著增加（Rutherford & Jone，1986）；或等张肌力增加的程度较等长肌力多（Rooney et al.，1994）。

2. 训练阻力量

肌力训练时须有足够阻力并渐进增加，在儿童的训练阻力上则尚无一致的结论。1994年Lillegard等人认为儿童训练阻力在4～6 RM时，主要增加肌肉的力量及功率，而阻力在 20 RM 以上时，则主要是增加儿童的肌耐力（Lillegard & Terrio，1994）。1990 年 Webb 建议儿童重量训练的阻力以 10～20 RM 较合适（Webb，1990）。2001 年美国运动医学及体适能的会议中对于儿童肌力训练建议在初期以低阻力为主，让儿童熟悉及学会动作，当儿童完成动作时，训练阻力以 8～15 RM 为主（American Academy of Pediatric & Committee on Sports Medicine，2001）。在 2000 年 Faigenbaum 建议儿童在等张运动或重量训练时，应以多关节的运动为主，且认为中阻力（13～15 RM）、高重复次数的方式，会比高阻力（6～8 RM）、低重复次数的方式有利（Faigenbaum，2000）。Kisner 与 Colby 等人建议以 30%～50% 1 RM 为起始训练阻力对于无力肌群会较合适（Kisner & Colby，2002）。

3. 训练频率

在训练频率的研究上，每周 2 天的训练就能有效增加肌力。1993 年 Faigenbaum 等人选取 25 位 8～12 岁的一般儿童，训练阻力为 10 RM、每周 2 天持续 8 周的肌力训练，结果显示训练后肌力显著增加（64.1%～87%），证实每周 2 次的肌力训练就可以有效增加肌力（Faigenbaum et al.，1993）。

4. 训练量

训练量在训练动作的回数中，一般以一天 3 回为主，但在儿童则无相关比较的研究。在 1990 年 Webb 建议儿童以 3～4 回为主，每一回需有适度休息（Webb，1990）。

总括来说，有关儿童增加肌力所需的最少训练强度相关研究仍不足，综合过去研究建议以次大阻力、一天 1～3 回为原则，频率以每周 2～3 次为主。

（三）肌力及／或体适能训练疗效分析

CP 儿童肌力或有关体适能等运动治疗训练常包含有其他的体适能训练，因此将肌力或有关体适能等运动治疗疗效共同整理于表 3-6，并以 ICF 架构介绍如下。

表 3-6　脑性瘫痪个案肌力训练的效果

作者发表年代	受试者	干预方式	成果测量与结果
Healy，1958	8～16岁，痉挛型	膝伸直肌向心等张或等长肌力训练，开放链，10 次/回，3 回/天，3 天/周，8 周	· 肌力及关节活动度增加 · 等张与等长组无差别
McCubbin & Shasby，1985	10～20岁，各类 CP	等速肌力训练，向心及离心收缩，开放链，10 次/回，3 回/天，3 天/周，6 周	· 肘伸直肌单位时间产生的力矩有显著增加

续表

作者发表年代	受试者	干预方式	成果测量与结果
MacPhail & Kramer, 1995	12～20岁，具独立行走能力	等速肌力，膝伸直/屈曲肌的离心及向心收缩，开放链，5次/回，3回/天，3天/周，8周	·肌张力并无增加 ·膝伸直肌的最大力矩及功增加，持续3个月 ·52%个案GMFM有进步 ·行走速度及EEI无显著改变
Damiano et al., 1995	6～14岁，可行走	等张肌力训练膝伸直肌，开放链，5次/回，3回/天，3天/周，6周	·膝伸直肌等长肌力增加
Damiano & Abel, 1998	6～12岁，痉挛型，可行走	等张肌力训练下肢最无力的两块肌肉，开放链，5次/回，4回/天，3天/周，6周	·训练的肌肉肌力增加 ·自选及最快走路速度显著增加 ·PCI无显著改善 ·GMFM走路分测验有显著增加
Blundell et al., 2003	4～8岁	功能性肌力训练（多关节闭锁链肌力训练）以及跑步机上行走、站立平衡训练、上下斜坡/阶梯	·训练后某些肌肉肌力有显著增加 ·侧上阶梯的次数有显著增加 ·"从坐到站"的椅子高度有显著降低
McBurney et al., 2003	8～18岁，GMFCS I～Ⅲ	居家荷重功能性肌力训练（踮脚尖、半蹲站、上下阶梯），8～10次/回，3回/天，3天/周，6周	主观问卷： 好处：力量增强、姿势、行走、阶梯、学校与休闲活动参与度 缺点：需器材与家长协助
Anderson et al., 2003	23～47岁，痉挛型双边麻痹	健身房，全身肌力与柔软度运动，1小时/天，2天/周，10周	·等长与等速肌力比控制组增加 ·GMFM的D&E比控制组增加 ·行走速度比控制组增加 ·Time up & go比控制组速度快
Dodd et al., 2003	8～18岁，GMFCS I～Ⅲ	居家荷重功能性肌力训练（踮脚尖、半蹲站、上下阶梯），10次/回，3回/天，3天/周，6周	·下肢伸肌肌力增加，持续3个月 ·GMFM走路分测验有增加，但无统计显著意义
Taylor et al., 2004	＞40岁CP成人	健身房的划船、伏地挺身、仰卧起坐等全身大肌肉阻力运动，10次/回，1回/天，2天/周，10周	·肌力增加 ·坐站速度增加 ·自选及最快走路速度无显著增加

续表

作者发表年代	受试者	干预方式	成果测量与结果
Dodd et al., 2004	8～16岁，痉挛型，GMFCS Ⅰ～Ⅲ	居家荷重功能性肌力训练（垫脚尖、半蹲站、上下阶梯），10次/回，3回/天，3天/周，6周	儿童自我知觉量表 ·总分数虽有增加倾向，但在学业能力方面比控制组明显降低
Eagleton et al., 2004	12～20岁，具独立行走能力	健身房或学校体育室，躯干与四肢肌肉阻力训练，40～60分/天，3天/周，6周	训练后走路速度、距离、步长与EEI比训练前有显著增加
Allen et al., 2004	＞40岁CP成人	健身房的划船、伏地挺身、仰卧起坐等全身大肌肉阻力运动，10次/回，1回/天，2天/周，10周	主观问卷： 好处：力量增强、日常活动容易进行、好玩、有社交互动。 缺点：肌肉疲劳、酸痛、进步不如预期
Morton et al., 2005	6～12岁，GMFCS Ⅲ	等张肌力训练，膝伸直/屈曲肌，开放链，5次/回，3回/天，3天/周，6周	·训练的肌肉肌力增加 ·GMFM走路分测验显著增加 ·自选及最快走路速度无显著增加
Patikas et al., 2006	6～16岁，开刀后3周	下肢的肌力训练，开放链，阻力先用重力再弹力带，5次/回，2回/天，3天/周，9月	PCI，步态参数，GMFM：肌力训练组与一般物理治疗组的效果无差别
Engsberg et al., 2006	9.7±3.3岁，GMFCS Ⅰ～Ⅲ	等速肌力，踝伸屈肌，3天/周，12周	肌力、GMFM-E实验组比控制组显著改善；行走速度两组无显著差异
Liao et al., 2007	6～12岁，GMFCS Ⅰ～Ⅲ	在家荷重坐站阻力训练，1回/天，2～3天/周，6周	GMFM-88、荷重坐站阻力1RM、行走PCI实验组比控制组显著改善；行走速度两组无显著差异
Lee et al., 2007	6～12岁，GMFCS Ⅱ～Ⅲ	等速肌力与蹲站及侧登阶功能性肌力训练，3天/周，5周	肌力、蹲站与行走时间参数实验组比控制组显著改善；GMFM与侧登阶两组无显著差异

1. 身体结构及功能的疗效

肌力的增加： 研究结果都证实肌力训练确实可以增加肌力。于单关节肌力训练方面，研究对象包括6至40岁CP个案，有等张、等长或等速肌力训练，有离心或向心收缩；训练阻力量为10 RM至最大等速肌力；训练频率每周

3 天，持续 6 ~ 8 周。训练结束时肌力皆有增加（Healy，1958；McCubbin & Shasby，1985；MacPhail & Kramer，1995；Damiano et al.，1995；Damiano & Abel，1998；Morton et al.，2005）；肌力增加效果至少维持 3 个月（MacPhail & Kramer，1995）；训练前期肌力增加幅度会高于后期（Damiano et al.，1995）。

近年来认为以任务为取向的功能性肌力训练对肌力、活动能力与心理方面可能有疗效（Dodd et al.，2003；Blundell et al.，2003；McBurney et al.，2003；Liao et al.，2003）。对 4 ~ 18 岁 CP 个案，以等张离心及向心收缩肌力训练；训练内容包括在跑步机上行走、站立平衡训练、上下斜坡／阶梯以及肌力训练，其中肌力训练的运动包括往前／侧上下阶梯、（荷重）坐到站、双脚伸直阻力运动、脚尖于方块上反复踮高放下等动作，训练强度以增加重复次数、困难度或荷重重量，如降低椅子高度或增加速度等。训练阻力量为 1 RM 的 8% ~ 50%；训练频率每周 2 ~ 3 天，持续 4 ~ 6 周。研究显示训练结束时肌力皆有增加（Blundell et al.，2003；Dodd et al.，2003；Liao et al.，2007）。

肌张力的影响：肌力训练对肌张力的影响研究结果显示，CP 儿童的膝关节肌张力确实较一般儿童高，但在肌力训练后并不会使肌张力增加（Fowler et al.，2001），对高张力肌的拮抗肌的肌力训练，也不会使拮抗肌因牵张反射影响而改变肌力（Damianom et al.，1995）。因此肌力训练对痉挛型 CP 儿童不会改变肌肉张力，也不会影响拮抗肌肌力。

身体组成的改善：GMFCS 层级 Ⅰ ~ Ⅱ 的痉挛型双边麻痹儿童分为两组：一组接受荷重坐站阻力训练；另一组接受低阻力，即以无荷重下重复坐站动作 5 次。持续 6 周，每周 3 天。以皮脂夹测量肱三头肌、肱二头肌、脊上髁肌及肩夹下肌的皮下脂肪厚度，测量 3 次取平均值。依 Deurenberg 公式推估体脂肪百分比并得身体非脂肪重量（Deurenberg et al.，1990）。训练前后所有儿童的体脂肪厚度总合、体脂肪数及身体非脂肪重量皆无显著差异（未发表）。目前有关 CP 儿童肌力训练对身体组成的相关研究有限，不过短时间内肌力训练对身体组成似乎影响不大。

耐力改善：CP 青少年若进行肌力或有关体适能等运动治疗，可促进大动作功能及工作耐力。对会行走的 CP 者进行 8 周的体适能训练，可以明显增加工作耐力，使其获得预期一天工作 8 个小时的能力（Fernamdez & Pitetti，1993）。8 个月的循环运动对于 GMFCS 层级 Ⅰ ~ Ⅱ 的 7 ~ 18 岁的 CP 学童可显著增加有氧或无氧的体适能（Verschuren et al. 2007）。台湾 CP 儿童的 RCT 研究中，训练组给予 1 RM 的 50% 阻力量的阻力训练 8 周后，荷重坐站肌耐力测试平均增加 30.4 次，而控制组只增加 4.3 次（刘盈绮，2003）。而一般儿童以 13 ~ 15 RM 训练 8 周后，评估训练前 1 RM 阻力在训练后重复的次数，其平均次数增加 5.2 ~ 13.1 次（Faigenbaum et al.，1999）。因此给予 CP 儿童阻力训练后，与一般儿童一样皆能有效增加肌耐力。

2. 对活动能力的疗效

肌力及 / 或体适能训练疗效对活动能力的疗效虽有实证显示成效，但仍需更进一步探讨。GMFM 分数方面，大部分研究显示有改善，尤其 D 或 E 领域（MacPhail & Kramer，1995；Damiano & Abel，1998；Anderson et al.，2003；Engsberg et al.，2006；Liao et al.，2007），少部分研究显示无显著改善（Dodd et al.，2003；Patikas et al.，2006；Lee et al.，2008）。行走速度的疗效，尚无结论，部分研究显示无改善（MacPhail & Kramer，1995；Damiano & Abel，1998；Anderson et al.，2003 ；Taylor et al.，2004；Engsberg et al.，2006；Morton et al.，2005；Liao et al.，2007），部分则有显著改善（Damiano & Abel，1998；Anderson et al.，2003；Eagleton et al.，2004；Lee et al.，2008）。根据 Buchner 等人提出机能损伤对功能表现影响的阈值理论，如肌肉无力低于行走速度所需的控制，则增加肌力会改善行走功能，但肌力超过阈值则增加肌力并不会改变其行走速度（Buchner et al.，1992），因此训练前个案肌力损伤程度与训练方法可能是影响疗效的因素。行走的能量消耗指数的疗效方面，也是尚未有结论，有支持的实证（Eagleton et al.，2004；Liao et al.，2007）与不支持的实证（MacPhail & Kramer，1995；Damiano & Abel，1998；Patikas et al.，2006）。其他被提出的效果包括：行走步长（Blundell et al.，2003）、动作灵巧度及体育活动能力（Verschuren et al. 2007）等。

3. 其他成效

对 7 ~ 18 岁 GMFCS 层级 Ⅰ ~ Ⅲ 的 CP 患者的研究显示，居家荷重的功能性肌力训练组与控制组相比，儿童自我知觉量表（Self-Perception Profile for Children）的总分数虽有增加倾向，但在学业能力分量表有明显降低（Dodd et al.，2004）。于健康相关生活质量、认知与自主性动作方面也都有显著的益处（Verschuren et al. 2007）。对大于 40 岁 CP 成人的研究显示，健身房的阻力运动，主观问卷问到好处有：力量增强、日常活动容易进行、好玩、有社交互动；缺点：肌肉疲劳、酸痛、进步不如预期（Allen et al，2004）。

综合过去肌力训练对于 CP 儿童粗大动作功能的改善的研究并未有一致结

果。2003 年 Dodd 等人选取 11 篇研究对 CP 儿童肌力训练疗效做系统性回顾，然而所选研究都是单关节的肌力训练且其研究实证较低，且较少探讨对个案生活参与度对训练的影响，也较少考虑环境、个人因素对训练的影响（Dodd et al.，2003）。Wescott 对于以单一肌肉为训练肌的方式质疑，认为功能性动作的产生需要多肌肉相互协调，只训练单一肌肉对整个动作的改变应是有限的（Wescott，1995）。以多关节功能性阻力训练似乎可有效改善 CP 儿童的行走功能（Liao et al.，2007；Liao et al.，2010），但仍需进一步探讨。综合以上的结果可以了解，肌力训练确实可以增加 CP 儿童的肌力（Taylor et al.，2005），不会使肌张力增加，因此肌力训练对 CP 儿童是安全的，然而对于功能的改善与主观感受，包括生活质量，并无一致结论（Taylor et al.，2005）。

四、动作及移动训练

（一）限制导引的动作治疗

限制导引的动作治疗（Constraint-Induced Movement Therapy，CIMT）限制健侧动作以鼓励患侧肢体的使用（Hoare & Wasiak，2007；Taub 1980；Wolfe et al.，1989）。其假说是限制较优侧使儿童专注于患侧肢体，将减少习得无助的现象（Hoare & Wasiak，2007）。除限制健侧或较好侧外，CIMT 尚包括患侧肢体的集中练习及密集的行为改变技术中的雕塑技巧（Boyd et al.，2001；Taub et al.，1994；Taub et al.，2002）。CIMT 主要应用范围为上肢，多用在半边麻痹个案。CIMT 的临床指引于 National Guideline Clearinghouse 可见（Cincinnati Children's Hospital Medical Center，2009）。

CIMT 的训练强度、方法与疗效有密切关联（Taub et al.，1999），根据一篇 Cochraine 文献的定义，CIMT 要素包含：限制较优侧，每天至少有 3 小时的物理治疗或职能治疗训练，连续两周（Hoare & Wasiak，2007）。然而运用于儿童的修正版 CIMT 较不严格。

过去中风病人的限制导引的动作治疗（CIMT）或其修正方法显示成效良好或有正向效果（Taub et al.，1993；van der Lee et al.，1999；Dromerick et al.，2000；Page et al.，2002；van der Lee，2003；Pierce et al.，2003；Shi et al.，2002；Corbetta et al.，2010；Shi et al.，2011），而于 CP 儿童的报告虽较少，也在逐渐增加（Charles et al.，2001；Willis et al.，2002；Pierce et al.，2002；DeLuca et al.，2003；Brady et al.，2009；Sakzewski et al.，

2009；Smania et al.，2009；Taub et al.，2011）。限制导引动作治疗运用于
CP 或 TBI 儿童的相关研究结果，证实儿童的动作功能在治疗后有显著增进（见
表 3-7）。

表 3-7　限制导引动作治疗或其修正版应用于脑性瘫痪儿童的相关疗效研究

作者及发表年代	受试者	干预方式	评估时间	成果测量	结果
Charles et al.，2001	3 位痉挛型半边 CP 儿童（年龄 3、8、11 岁）	6 小时／天，连续 14 天	进入研究时、干预前 1 周、干预后、干预结束后 2、4、6 周	JTTHF、TPD 指尖力量	JTTHF：在受试者间无一致结果 TPD：改善，敏感度增加 指尖力量：时间控制及协调皆有改善
Willis et al.，2002	25 位痉挛型半边 CP/TBI 儿童（年龄 1 ~ 8 岁）	健侧上肢打石膏 1 个月 交叉研究设计	进入研究时、进入研究后第 1、6、7 个月	PDMS（精细动作量表）	拆除石膏后，PDMS 的得分有显著增加效果可持续至 6 个月后
Pierce et al.，2002	1 位痉挛型半边 CP 儿童（年龄：12 岁）	PT 和 OT 每周各 2 次，每次 1 小时 连续 3 周	干预前、干预后、干预停止后 8 周	WMFT	·完成动作任务的时间在干预后和干预后 8 周都有减少
DeLuca et al.，2003	1 位痉挛型四肢瘫痪 CP 儿童（年龄：15 个月、21 个月）	PT 和心理研究所学生居家进行训练 第 1 回：6 小时／天，5 天／周，连续 3 周 第 2 回：6 小时／天，连续 21 天	每回干预前后	第 1 回：PDMS，DDST，PMAL，TAUT 第 2 回：PMAL，TAUT	第 1 和 2 回：所有成果测量的得分或表现都有进步

续表

作者及发表年代	受试者	干预方式	评估时间	成果测量	结果
Taub et al., 2004	18 位痉挛型半边 CP 儿童（年龄 <8 岁）	PT 和 OT 6 小时／连续 21 天	干预前、干预后及干预结束后 3 周。干预组儿童干预结束后追踪评估 3 个月、6 个月	活动：EBS PMAL，TAUT	干预后获得更多新的动作技巧，在数量及质量都有增加，实验室动作测试改善为自发性使用患侧上肢增加，效果可持续至 6 个月后
Sung et al., 2005	31 位痉挛型半边 CP 儿童（年龄 <8 岁）	OT（日常生活），1 小时／周，连续 6 周	干预前、干预后	活动：BBT EDPA WeeFIM	患侧上肢在 BBT 及 EDPA 的分数皆有改善，WeeFIM 中的自我照顾分数也有进步
Charles et al., 2006	22 位痉挛型半边 CP 儿童（年龄 4~8 岁）	·PT 和 OT，6 小时／天，连续 10 天	干预前、干预结束后 1 周、1、6 个月	身体结构：Graspstrength、TPD、MAS 活动：J-T Test、BOTMP、CFUS	改善患侧上肢的动作效率
DeLuca et al., 2006	18 位痉挛型半边 CP 儿童（年龄 7 个月~8 岁）	PT 和 OT，6 小时／天，连续 21 天	干预前、干预后、干预结束后 3 周	活动：QUEST PMAL、EBS	QUEST、PMAL 及 EBS 分数都有改善，而 QUEST 及 PMAL 的改善可持续至干预结束 3 周后
Smania et al., 2009	10 位痉挛型半边 CP 儿童（年龄 1~9 岁）	PT，2 小时／周，共 5 周	干预前、干预后、干预结束后 4 周	USE Test、Function Test	患侧手的使用及功能皆有改善，且效果可持续至干预结束 4 周后

续表

作者及发表年代	受试者	干预方式	评估时间	成果测量	结果
Taub et al., 2011	20位痉挛型半边CP儿童（年龄2~6岁）	6小时／天，连续15天	干预前、干预后、干预结束后6个月	PAML、INMAP、PAFT	儿童在日常生活中更加频繁地使用患侧手，并且变得较灵敏 INMAP：患侧手出现大量新的动作模式 PAFT：动作的质量有改善。 效果都可持续至干预结束6个月后。控制组6个月后跨越进行限制导引动作治疗干预，也显示有很大改善

JTTHF：杰布森－泰勒手功能测验（Jebson-Taylor Test of Hand Function）

TPD：两点辨别测验（Two-point discrimination test）

PDMS：皮巴迪动作发展量表（Peabody Developmental Motor Scale）

WMFT：渥夫动作功能测验（Wolf Motor Function Test）

DDST：丹佛发展筛检工具（Denver Developmental Screening Tool）

PMAL：儿童活动日志（Pediatric Motor Activity Log）

TAUT：幼儿上肢使用测验（Toddler Arm Use Test，TAUT）

EBS：新兴行为量表（Emerging Behaviors Scale，EBS）

BBT：箱子和积木测验（Box and Block Test，BBT）

EDPA：手部发展评估表（Erhardt Developmental Prehension Assessment，EDPA）

WeeFIM：儿童功能独立评定量表（The Functional Independence Measure for Children，WeeFIM）

MAS：修正式艾许沃斯氏量表（Modified Ashworth scale，MAS）

J-T Test：Jebsen-Taylor 上肢功能测试（Jebsen-Taylor Test of Hand Function，J-T Test）

BOTMP：布鲁茵克斯－欧西瑞斯基动作精炼度评量（Bruininks-Oseretsky Test of Motor Proficiency，BOTMP）

CFUS：照顾者功能使用调查（Caregiver Functional Use Survey，CFUS）

QUEST：上肢技能质量测试（Quality of Upper Extremity Skills Test，QUEST）

INMAP：（Inventory of New Motor Activities and Programs instrument，INMAP）

PAFT：儿童上肢功能测试（Pediatric Arm Function Test，PAFT）

　　7个月至8岁大的半边麻痹CP儿童随机分为两组，训练组进行每天6小时、为时3周的CIMT训练。结果显示训练组患侧手的使用、载重皆比控制组改善（引自 Boyd et al., 2001）。强迫平均 3 岁痉挛型半边麻痹儿童使用患侧 6 周，上肢的评估量表分数进步较一般康复计划佳（Sung et al., 2005）。而 7 个月至 8 岁大的半边麻痹 CP 儿童经 3 周的 CIMT 训练，动作技巧与使用患侧肢体的频率较高，且效果会持续 6 个月（Taub et al., 2004）。

近年来 CIMT 的治疗更受到各国学者重视，因此有很多修正式方法出现，让儿童能更加愿意参与训练，如夏令营模式或在家训练等。虽然治疗效果经数篇系统性文献分析结果显示实证效果倾向良好（Hoare et al., 2007；Huang et al. 2009；Brady et al., 2009；Sakzewski et al., 2009），但其在临床执行时，经济效应仍是一大挑战。此外 CIMT 需个案及家人高度配合，如长时间配戴限制器具、在相对少的休息时间状况下重复练习动作等，这些要求对儿童是一大挑战。作者认为 CP 儿童的疗效除动作外，宜全盘考量功能与发展的需求，CIMT 的执行不宜过度加重儿童的挫折感。

目前除了 CIMT 外，还有数种针对上肢的训练常在研究中被讨论，包括双手训练（Boyd et al., 2010；Gordon et al., 2011）、镜像训练（Smorenburg et al., 2011）等。

（二）跑步机训练与悬吊带的运用

跑步机加上部分体重支撑的悬吊系统（BWSTT）合并跑步机与支撑体重悬吊系统，由 Finch 和 Barbeau 等人在 1986 年首度提出（Barbeau & Fung, 1999）。一般跑步机可以进行行走与跑步功能的训练、行走平衡训练以及心肺功能训练。合并悬吊带使用更可适度地减轻下肢的载重、提供姿势稳定以提早开始行走训练，诱发双下肢的动作。训练的特异性是很重要的，而 BWSTT 训练为一种行走特异性的训练方式，允许个案不断练习完整的步态周期，而非训练步行中某一控制环节（Hesse et al., 1994），且悬吊系统提供部分体重支撑可增加躯干稳定度，协助维持平衡，加强跨步动作的练习，使患者能学习正确的重量转移及选择适当肌肉收缩，并可加强肌肉的使用，达到肌力训练的目的（Hesse et al., 1994）（见图 3-6）。近年来，还有价格昂贵的机器辅助训练器及配合虚拟实境的相关训练研究，但个案不多（Borggraefe et al., 2010；Koenig et al., 2008）。

BWSTT 训练方法已被证明能有效增进及改善脊髓损伤患者及中枢神经系统疾病成人的步态，并增进步行能力。跑步机训练在理论上可活化脊髓及上脊髓的中枢形态发生器，而活化天生的步行能力。

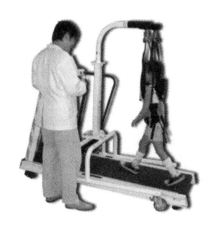

图 3-6　跑步机合并悬吊系统

1.BWSTT 的好处

使用 BWSTT 的好处很多，可以分为两个部分作探讨。

（1）跑步机的好处：

①跑步机上持续移动的跑带，让儿童在跑步机上做重复性的"完整"步态周期训练。

②由治疗师在旁辅助步态训练，强迫儿童使用患侧，因而减少代偿机会，避免不正常步态产生。

③跑步机跑带重复往儿童前进的相反方向移动的特性，增加肢体在步态末期的大腿后展角度，诱发同侧大腿屈肌收缩，因而加强同侧大腿在摆动前期前跨动作的产生。

④跑步机上单纯、没有障碍物的行走环境于行走训练初期可使儿童能专注于行走动作的练习。

⑤儿童在行走时能有较对称的步态。

（2）悬吊系统的好处：

①体重支援系统能够提供原本因严重行走障碍或是过度肥胖的儿童早期活动的机会，减少因长期不动而造成的并发症（例如，肌肉萎缩、肺炎等）。除此之外，更能增加儿童在行走能力上的自信，进一步提升其在康复训练计划的配合度和动机。

②降低下肢承重，让儿童在跑步机上有更直立的躯干姿势，增进平衡能力。

③减少能量耗损并且能降低运动时的心肺需求。

④减少治疗师负担，使其更容易执行儿童行走时躯干和下肢的控制训练。

⑤安全，儿童无跌倒的危险。

2.BWSTT 的禁忌证

神经性损伤病患使用 BWSTT 的禁忌证包含：

（1）严重心肺疾病。

（2）肋骨骨折。

（3）鼠蹊部或骨盆处有褥疮或其他伤口。

（4）合并其他骨科疾病（例如，脊椎骨或下肢骨折）。

3.BWSTT 的训练策略

为脑性瘫痪患者在跑步机加悬吊手法在治疗的控制因子，除了包括训练频率与期间外，在训练过程中可以调整速度、承重比率、跑道面的柔软度和斜度，以及配合反馈仪器，或功能性电刺激来提升或加强动作控制，让个案习得行走的动作控制（Wu et al., 2008；Wu et al., 2010；Angulo-Barroso et al., 2007；Willoughby et al., 2010）。

支撑体重的百分比：临床上 BWSTT 使用支撑体重百分比的原则是，依儿童步行能力来选择一开始使用的百分比，最多不超过体重的 40%，并且在训练的过程中，逐步降低支撑的百分比（如，40% → 30% → 20% → 10% → 0%），直到最后儿童能以完全承重方式在跑步机上做行走训练。而改变支撑体重程度的准则，治疗师可依据儿童在跑步机上较差侧下肢的体重转移比率或行走稳定度而调整其支撑体重的百分比。

跑步机跑带速度：临床上 BWSTT 所使用的跑步机跑带速度依儿童行走能力不同而有不同的选择。一般而言，选定的速度为儿童自觉舒适的速度（大多低于平地走路速度）（Katherine et al., 2002），或儿童可走出设定的步态参数目标，且随着儿童行走能力增加而加快跑步机跑带速度。于后期，利用改变跑带速度，可训练动态平衡，进而加强跑步能力。

1 ~ 2 位治疗师协助：临床上执行支撑体重的跑步机步行训练时，通常开始需要 1 ~ 2 位治疗师协助，一位跨站在儿童后侧，另一位则蹲站在儿童患侧边。随儿童的进步，协助便可逐渐减少。治疗师协助儿童在跑步机上步行训练的重点包括（Visitin et al., 1998）：

（1）直立的躯干。

（2）跨步时的体重转移。

（3）着地期肢体的承重（尤其是患侧下肢）。

（4）着地期或摆动期患侧下肢的控制（例如，在着地的瞬间以脚跟先着地，避免着地时膝盖过度伸直等）。

（5）延长着地期时间，避免 CP 儿童未成熟的肢体摆动期启动（Schindl et al., 2000）。

4.BWSTT 的训练程序

经由以上策略，制订在临床上使用支撑体重的跑步机步行训练的程序，一般训练的准则为：逐渐降低支撑体重的百分比（40%→0%）、逐渐增加跑步机跑带速度（0.5 mph→3.5 mph）、逐渐减少治疗师协助程度。而训练过程中训练参数的改变则根据每一位治疗师不同的主观判定与客观评估。可依需要合并使用功能性电刺激。刚开始儿童能力较差时，可提供跑步机扶手使用，一旦步行能力进步，则可要求其放开扶手训练平衡感。亦可由调整跑步机斜度，增加向前推力的要求。对于初期无法挺直躯干，身体重心在后的儿童，可在骨盆处加弹性带协助骨盆向前。规律且对称的步伐是 BWSTT 训练主要目标，一旦下肢对称的步态出现后，则可开始加强双上肢前后摆动的步态。节拍或节奏明显的律动音乐可有帮助。

5.BWSTT 的训练量

BWSTT 的训练频率和时间依据病患的步行能力决定，最多不超过 30 分钟，在训练中可弹性加入休息时间。而每次训练的频率依住院或门诊病患可有不同的设定，门诊病患一周训练 2～3 次，住院病患一周则可训练 5 次，研究显示至少约 12 周才有疗效。

6.跑步机合并悬吊系统训练疗效

（1）支持证据：1.7～2.3 岁 CP 儿童（行走能力由"无法起始跨步动作"至"在支撑下可行走"），每周 4 次、每次 45 分钟（跑步机时间约 15 分钟）、持续 4 个月。训练后儿童的 GMFM 总分数有增加；步态参数分析方面，步行速度增加（Richards et al., 1997）。6～18 岁不同行走能力的 CP 儿童 BWSTT 训练每次 10～25 分钟，每周 3 次，持续 3 个月，训练后于功能性行走能力分级上升，GMFM D/E 分测验分数增加（Schindl & Forstner, 2000）。一篇个案报告亦显示，对于脑室内出血（层级Ⅲ）的 5 个月大 CP 高危险群婴儿，以跑步机训练，每周 3 天，6 个月后，该个案已可在跑步机上走出规律交互步态，停止跑步机训练并追踪至 19 个月大，除足部姿势，个案行走步态对称，大部分都在正常范围（Bodkin et al., 2003）。但上述研究皆无控制组，无法解释此进步是否为自然成长所造成。

（2）不支持证据：一个统合分析的研究显示，BWSTT 训练对行走速度的改善实证尚不强（Molina-Rueda et al., 2010）。

（三）平衡及协调

1.外力干扰训练

平均 9 岁的痉挛型 CP，接受移动支持面的反应性平衡反应训练连续 5 天，在"稳定平衡所需的时间"和"恢复平衡时平均足底压力中心每秒移动的面积"两个参数，经训练后会有明显的改善，且效果可以持续一个月（Shumway-Cook et al.，2003）。另有研究显示，随机干扰训练可以增加 CP 个案动作功能，可能借由随机的干扰导致儿童无法使用旧有的姿势调整，因此发展出较佳的平衡能力（Bar-Haim et al. 2008）。

2. 视觉压力中心反馈训练

5～11 岁的痉挛型半边麻痹儿童随机分为两组，训练组接受每周 3 次共计 6 周的视觉回馈平衡训练；结果显示，训练组在平衡训练的动作表现都较好，在步态方面也较控制组对称（Ledebt et al.，2005）。因此平衡训练可能有助于 CP 学龄儿童的姿势控制与动作表现。

作者个人的经验显示，由悬吊系统或类似设备，可调整姿势稳定度的协助程度，儿童因而可练习姿势控制能力，是不错的平衡训练方法，然而其疗效如何，仍有待进一步研究。

五、娱乐、游乐、休闲活动

（一）交互式计算机游戏

交互式计算机游戏（ICP）是指计算机游戏或虚拟实境技术，儿童可以和电子影像界面产生互动与游戏。交互式计算机游戏是一种新兴的用来改善脑性瘫痪儿童动作功能的工具。交互式计算机游戏干预的相关研究中曾经使用过的训练器材，包括 GX 系统（Reid，2002；Reid，2004；Harris & Reid，2005）、IREX 系统（You et al.，2005；Reid & Campbell，2006；Bryanton et al.，2006）、虚拟实境手部康复系统（康琳茹等，2005；Chen et al.，2007）、EyeToy™（Jannink et al.，2008；Li et al.，2009；康琳茹等，2005；Chen et al.，2007）、Wii Sport（Deutsch et al.，2008）。有研究者提出以市售游戏机（Wii）增进脑性瘫痪儿童的功能（Deutsch et al.，2008），但这些研究的层级并不高（刘文瑜等，2010）。虽然缺乏大型的随机控制训练，目前相关的创新训练仍有很多值得参考（Bilde et al.，2011）。

（二）治疗性骑马训练

所谓"治疗性骑马训练"，即将骑马的活动作为儿童康复方法，而不只是娱乐或教导骑马技术。治疗性骑马训练于西方已发展多年，然而疗效报告不多。

根据国外文献报道，治疗性骑马训练的可能好处包括身体及心理两个层面。在身体方面包括：促进平衡、增加肌肉力量、增加关节活动度、促进动作的协调性以及使肌肉张力接近正常。可能的原理如下：骑在走动的马背上提供一种前后、左右、上下三维空间动作感觉的刺激，与一般人行走时的视觉、前庭觉、本体觉类似，因此可以促进平衡反应的发展与增强姿势控制的能力。此外，骑马者必须随时用力以控制身体的晃动，防止跌下马来，因此肌肉力量得以增加。对于痉挛型患者，两腿张开骑坐在马背上，可以抑制两脚交叉的高张力与姿势，使其保持良好的坐姿，以及下肢髋关节大角度活动。规律性地摇动，给予本体觉刺激，可放松痉挛；在肌肉放松下，同时进行一个协调性且需控制技巧的动作，因此，使肢体的协调性能力增加。此外，骑马时的人与马、人与人之间的触觉刺激可使感觉过分敏感或感觉过分迟钝的现象得以改善。骑在马背上，需要维持一个对称与直立的姿势，因此可以改善坐的姿势及站立的姿势。

治疗性骑马训练疗效分析：

（1）支持证据：痉挛型 CP 儿童进行 18 周治疗性骑马训练，训练后 GMFM 平均增加 7.6%（Sterba et al.，2002）。3～12 岁痉挛型 CP 儿童接受 4 个月每周 2 次、每次半小时的训练，结果显示治疗后粗大动作功能有明显进步（Cherng et al.，2004）。

（2）不支持证据：痉挛型 CP 儿童进行 18 周治疗性骑马训练，追踪 6 周后 GMFM 效果无法维持，因此无长期效果（Sterba et al.，2002）。

研究显示治疗性骑马训练是 CP 儿童喜爱且可行的休闲与训练活动。但经费、人力、马匹与场所等问题都有待克服（Cherng et al.，2004）。长期疗效更有待进一步研究。

（三）水中运动或游泳

水中运动可降低关节载重及动作与平衡的需求，因此适合 CP 儿童（Kelly & Darrah，2005）。

支持证据：5～7 岁的 CP 儿童任意分成两组：实验组接受每周 2 次、每次半小时的游泳训练及 1 次的运动治疗；控制组则接受一周 4 天的 NDT 训练。结果显示游泳组经过 6 个月训练之后肺活量增加 65%，而控制组仅增加 23%（Hutzler，1998）。根据文献回顾，水中运动一周 2～3 次，持续 2～6 个月，可提升自我形象、心肺耐力、行走速度、EEI、肌力与肩关节活动度（Kelly & Darrah，2005）。

六、辅具及治疗器具

（一）石膏或石膏鞋

对于痉挛造成下肢关节挛缩儿童，使用连续石膏可以增加关节活动度

（Flett，2003）。然而2010年的统合分析结果显示牵拉或使用石膏固定对神经病患关节活动度的短期或长期效果并不好（Katalinic et al.，2010），因此需合并其他治疗。研究显示，连续石膏与肉毒杆菌对降低痉挛与增加踝关节活动度的疗效类似，然而连续石膏会增加照顾者的负担（Flett，2003）。其他报告也指出病童于石膏固定当中会有情绪变化，且情绪变坏者，其石膏效果的持续时间即较短（Hayes & Burns，1970）。因此，给予石膏鞋应考虑儿童的个性，除非张力非常高，不然可随时穿脱的支架鞋于儿童照顾上优于石膏载重鞋。台湾早期也有石膏载重鞋相关个案疗效报告（廖华芳等，1983），结果显示两片式抑制痉挛支架鞋可增加动作控制能力，两片式抑制痉挛支架鞋会延长石膏鞋的效果（廖华芳等，1989）。

（二）阿德里装治疗及治疗装

治疗装可被归在软性支架。阿德里装治疗（Adeli Suit Treatment，AST）是由太空医学专家Siemionowa教授1990年代所发展出来的，主要是由肩部、腰部以及膝部等软垫加上类似弹簧性的连接，因此可以给脑性瘫痪儿童的身体加压，以用来纠正儿童的姿势与动作，是用来调整儿童肌肉的自主动作，可是在动作时需要用较多的力量，这力量是可调整的，衣服也可以根据身体的大小而有不同的尺寸。阿德里装治疗有三个主要部分：阿德里装、密集物理治疗一个月、儿童主动动作参与（Bar-Haim & Harries，2006）。穿阿德里装前先按摩、被动牵拉治疗。穿上阿德里装后有密集高度的阻力训练及与行走功能相关的个别化功能训练。阿德里装治疗的原则是在儿童行走或动作时给予些微阻力，由较正常的感觉输入影响大脑的动作控制。

阿德里装是经由美国物理治疗师Izabela & Richard Koscielny改良并取得FDA认证合格的软性动态本体装具，取名为治疗装。其适用证包括各类型脑性瘫痪。禁忌证则为：髋关节脱臼比率≥50%、脊柱侧弯卡柏角度≥25°、固定性挛缩、新陈代谢异常（快速疲累）。此外，由于其强调合并密集性运动，因此应注意肌力或耐力训练相关事宜。

阿德里装治疗疗效分析：

6~12岁GMFCS层级Ⅱ~Ⅳ的CP儿童，随机分为阿德里装治疗（AST）与NDT治疗组，两组都接受1天2小时、每周5天的治疗，共1个月，并追踪9个月。结果显示，训练后两组在GMFM-66与能量消耗方面都有进步，而在追踪9个月时，AST组在能量消耗方面长期效果比NDT好，GMFM-66方面两组无显著差异（Bar-Haim et al.，2006）。因此AST可能对轻度CP儿童能量消耗效率较有疗效。

（三）莱卡弹性衣

莱卡弹性衣是一种量身定制的弹性衣（Gracies et al., 1997），又称肢体弹性矫正套。其可以治疗神经障碍个案的上下肢功能，目的是改善患者的活动功能，以及矫正长期扭曲的体态。其原理是借着对特定的肌肉群逐渐施力，而改善因异常张力造成的异常姿势（Gracies & Fitzpatrick, 1997），以改善患者的本体感觉，进而加速其对身体各部位正确姿态的觉察；或给予身体逆向阻力，从而改善动作控制能力；或借由提供稳定支援面而改善姿势控制（Hylton & Allen, 1997）。通常穿全身莱卡弹性衣需 2 周适应期，每天连续穿 6 小时（Gracies et al., 1997）。

莱卡弹性衣疗效分析：全身莱卡弹性衣对 8 位 5 ~ 11 岁已会行走的痉挛型或混合型的 CP 儿童的研究结果显示，其可增加行走时的近端稳定度，但于 PEDI 各向度分数则无显著改善（Rennie et al., 2000）。上肢的莱卡弹性衣的研究显示，对于脑性瘫痪儿童一天穿 6 个小时维持 6 周以 PEDI 来看，儿童在近端关节稳定性有增加，然而在穿脱莱卡衣及大小便的处理方面通常较麻烦，所以 12 位儿童当中只有 1 位家长愿意持续使用它，因此莱卡弹性衣对于近端关节的稳定性有促进，但在使用及生活独立上的缺失有待改善（Nicholson et al., 2001；Elliott et al., 2011）。

（四）辅助科技的使用

瑞典的研究显示 3 ~ 18 岁 CP 儿童使用特殊座椅的个案为有 42%，站立支撑的有 31%，协助站立动作的有 19%，协助坐下的有 18%。越严重者所需辅具越多。学龄前 CP 幼儿是最常使用的一群（Rodby—Bousquet & Hägglund, 2010）。

1. 站姿摆位

站姿摆位通常是 CP 儿童常用的姿势处理方法，对不具站及行走能力的 CP 儿童的站姿摆位计划需使用站姿辅具，如站立架，以协助其维持站姿一段时间（见图 3-7）。理论上，于站姿可刺激抗重力的肌力与耐力，诱发独站能力，站立时的载重可以增加骨质密度。然而 CP 儿童每天站姿的时间多长，至今尚无定论。在一般儿童扶家具行走年龄，即 9 ~ 12 个月大，开始给予 CP 儿童站姿摆位。根据儿童的能力，站姿可是完全直立或倾斜站。调查显示，用站立架站立的 CP 儿童，平均每天站 0.5 ~ 1 小时（Caulton et al., 2004）。

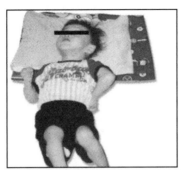

A. 平躺时未使用辅具的无功能且异常
姿势

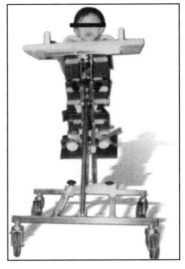

B. 使用站立架呈现头部控制、下肢载
重且对称的功能性姿势

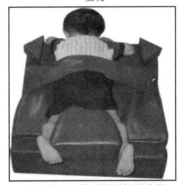

C. 在俯卧下使用楔形物的姿势

图 3-7　重度脑性瘫痪儿童摆位辅具的应用

2. 坐姿摆位

McNamara 和 Casey 回顾 10 篇研究结果，建议痉挛型 CP 儿童坐在向前倾的椅面会减少下肢的伸直张力。功能性坐姿相较于后倾有好的手部功能。但功能性坐姿较会有较多的姿势晃动（McNamara & Casey，2007）。由于个别差异大，坐姿选择时需要谨慎地个别评估。

（五）下肢装具对脑性瘫痪儿童的疗效

有关下肢装具对 CP 儿童的效益的初步研究仍然十分缺乏，需要更多原创的、设计良好的研究来协助厘清支架鞋的效益（Autti-Ramo et al.，2006）。Morris 对 1994 年至 2000 年间 CP 儿童的下肢装具的疗效进行系统性文献回顾，由于各文献的研究方法、辅具种类、样本数异质性高，且研究等级不高，因此疗效结论尚需保守看待（Morris，2002）。横断式研究文献显示，踝固定型 AFO 可有效预防踝跖屈挛缩；动态 AFO 则无法预防踝跖屈挛缩。穿着 AFO 可以改善步态时间参数，如：走路速度、步伐长度；对于轻度障碍的儿童，穿着限制较少的 AFO，在走路以外的动作功能可获得较多改善（Morris，2002）。另一文献回顾结果发现：①使用下肢石膏可以对被动关节活动度有短期效果；②限制踝部跖曲动作的支架鞋对马蹄足步态有正面效益，但其是否有长期效果仍不清楚；③对轻度动作障碍的儿童，限制较多的 AFO 可能妨碍其功能（Autti-Ramo et al.，2006）。

1. 不同下肢装具对痉挛型双边麻痹儿童步态的影响

比较踝固定型 AFO、踝上矫具与一般运动鞋对有踮脚尖步态或屈膝步态的 4 ~ 11 岁痉挛型双边麻痹儿童的步态的影响，结果显示，踝固定型 AFO 比踝上矫具及一般运动鞋较可改善步态（Carlson et al.，1997）。针对有动态马蹄足步态的痉挛型双边麻痹儿童的相关研究发现，踝固定型 AFO 和动态 AFO 都能让儿童表现出较长的步长、允许在足部着地前重新调整足部位置以及在摆动期控制踝部过度跖屈（Lam et al.，2005）。踝固定型 AFO 可增加腓肠肌的肌电活动值与降低中位数频率变量值，因此增加腓肠肌于行走时的效率，或可提高行走耐力；而动态 AFO 并无法如同踝固定型 AFO 那样显著降低肌电中位数频率变量值；然而动态 AFO 使儿童于行走时的踝关节活动度远高于踝固定型 AFO；换言之，动态 AFO 具有提供踝关节较少动作限制的优点，此优点可以进一步避免肌肉萎缩以及增进矫具使用度（Lam et al.，2005）。

2. 不同下肢装具对痉挛型双边麻痹儿童的影响

关于站动作对 2 ~ 5 岁站立时呈现踮脚尖姿势的尚无独立行走能力痉挛型双边麻痹儿童的影响，比较穿踝活动型 AFO 与踝固定型 AFO 在坐站活动下的运动学与动力学参数，结果显示踝活动型 AFO 比较好（Wilson et al.，1997）。

3. 不同下肢装具对痉挛型半边麻痹儿童的影响

比较三种 AFO（踝固定型 AFO、踝活动型 AFO 及后弹簧叶片型 AFO）对行走的影响，结果显示踝活动型 AFO 和后弹簧叶片型 AFO 可使膝关节与踝关节表现较佳的行走动作形态，并可降低行走的能量消耗（Buckon et al.，2001）。

三种 AFO（踝固定型 AFO、踝活动型 AFO 及后弹簧叶片型 AFO）和赤足对上下楼梯时的 PEDI 评量结果并没有统计上的显著差异；动作分析则显示上下楼梯时，踝活动型 AFO 允许儿童在站立侧踝关节处有最大的背屈角度；与赤足相比，三种 AFO 都减少了踝关节跖屈的角度；因此 AFO 并不会使痉挛型半边麻痹儿童的上下楼梯表现恶化（Thomas et al.，2002）。

比较赤足和穿着踝活动型 AFO 行走两种状况下的下肢肌电信号，赤足行走时，所有受试儿童的痉挛侧都有过度踝跖屈和脚趾先着地的典型半边痉挛步态；穿着踝活动型 AFO 时，便可表现出脚踝 – 脚尖步态。和赤足行走相比，穿着 AFO 时，胫前肌的肌电信号最大值在足部着地初期和脚趾离地后分别减少了 36% 和 57%。此外，踝活动型 AFO 也使下肢近端肌肉在摆动期的活动略微降低，并增加步长、降低步频、提高步行速度、增加最大髋关节屈曲角度以及降低踝关节跖屈角度（Romkes et al., 2006）。

因此总结上述回顾，限制踝部跖曲动作的支架鞋对于马蹄足步态、走路速度、步伐长度有短期效果；对轻度动作障碍的儿童，尤其已独立行走者，限制较少的 AFO 可能较好；有屈膝步态者踝固定型 AFO 优于踝上矫具，地面反作用力型 AFO 更佳；AFO 并不会使痉挛型半边麻痹儿童的上下楼梯表现恶化；踝活动型 AFO 对站立呈现踮脚尖姿势的痉挛型双边麻痹儿童的坐到站的动作比踝固定型 AFO 较有效果；对于屈膝步态的 CP 儿童，宜使用踝固定型 AFO；有关支架鞋对于 CP 儿童的长期效益仍不十分清楚。

七、电刺激

CP 儿童的电刺激可分为两大类，一类为神经肌肉电刺激（NMES），另一类为阈值电刺激（TES）（Kerr et al., 2004）。NMES 为使用强而短的电刺激，主要经由超载原则与选择性征召第二类肌纤维而增加肌力；TES 为使用达感觉阈值不引起肌肉收缩的夜间长期电刺激，因增进促激素分泌，增加刺激肌肉的血液循环，增加肌肉横断面积（Kerr et al., 2004）。功能性电刺激（FES）也是一种 NMES，主要是用电刺激使受刺激肌肉配合功能动作进行，而令个案能再次恢复某种肌肉功能或活动功能。

（一）NMES 参数设定原则

神经肌肉电刺激参数设定原则如下：

电流强度：应考量儿童可以忍受的电流强度范围及产生预期的动作反应。

频率：先使用低频率（1 ~ 7 Hz）帮助我们决定电极位置，当适当的电极位置决定好后，把所使用的电流强度调小，并把频率增加到 30 ~ 35 Hz。使在儿童可以忍受范围内产生最大收缩。

电刺激 / 休息时间比：初次接受电刺激的儿童，建议先以 5 秒输出以及 20 或 25 秒休息的比率为一循环。当儿童随着疗程演进接受度提高，电流输出时间需提高为 10 ~ 15 秒。而休息时间则可渐减。肌肉越衰弱的儿童其休息时间要较长。一般电刺激时间不超过 15 秒。

电流输出的渐升时间：渐升时间是指由电流输出开始到电流最强的时间，较舒服的感觉是将渐升时间延长至 2 ~ 4 秒。

波型与电极片：一般小于 6 岁的儿童为小块肌肉的适用对象，采用非对称性双期波型和较小的电极片较适当。

（二）值电刺激参数设定原则

电流强度：达感觉阈值，一般低于 10 毫安培；

刺激时间：睡眠时间，约每天 8 小时，一周 5 ~ 7 天；

其余参数：如 NMES（Kerr et al., 2006）。

（三）不适合接受电刺激的状况

不适合接受 NMES 的状况如下：

年龄：一般在临床上对年龄不足 16 个月大的儿童不施予电刺激治疗。

心智认知能力：对电刺激害怕的儿童不宜。

合作度：不肯配合。

气质：适应度不良或反应度太强者。

一般健康状况不佳：心脏状况不佳的患童或是体内安置心脏节律器的 CP 儿童及脑部组织尚未稳定者（如癫痫发作），均不建议使用神经肌肉电刺激，特别是在头颈区域。

皮肤问题：对于有皮肤缺陷或开放式伤口的儿童也不适合电刺激治疗（廖华芳，2001）。

（四）电刺激疗效分析

Steinbok 等人对 41 个痉挛型 CP 儿童（20 位实验组、21 位控制组），进行一年的 TES，结果发现实验组的 GMFM 分数比控制组有显著增加（Steinbok & Reiner, 1997）。然而后续两篇研究却未能显示增加 TES 比一般物理治疗有效改善肌力、步态、肌张力或动作功能（Sommerfelt et al., 2001；Dali et al., 2002）。

以 NMES 刺激 8 ~ 16 个月大的脑性瘫痪儿童，合并密集性物理治疗 6 周，于刺激腹肌与背肌可有效改善脊柱的关节活动度并增 GMFM 坐分测验的分数（Park et al., 2001），而对 5 ~ 12 岁大痉挛型半边麻痹 CP 儿童于行走时于胫前肌施以 NMES 配合一般物理治疗，可比仅接受一般物理治疗组于踝关节主动及被动关节活动度显著增加，踝肌力也有效增强（Hazlewod et al., 1994）。对 22 位痉挛型 CP 儿童于臀大肌施以 NMES 却未能显示比一般物理治疗于肌力、关节活动度、GMFM 分数或步态上有较好的效果（Linden et al., 2003）。一个案研究显示，使用 NMES 可增加肌力并具有动作教育的功效，而训练时若给予反馈比无反馈者可得较佳的动作学习结果（甘蜀美与廖华芳，2000）。

60 位 CP 儿童以双盲随机对照研究，分成 NMES（18 人）、TES（20 人）、安慰组（22 人），并评估测量受试前的股四头肌肌力最大力矩、GMFM 与生活形态分数。在给予家长仪器与使用指导后，将电刺激带回家使用 16 周以训练股四头肌肌力。结束治疗后与 6 周后追踪，结果在股四头肌肌力与 GMFM 方面 3 组无显著差别；治疗结束时 NMES 和 TES 组比安慰组在生活形态分数有统计上明显进步，而 6 周后追踪时仅 TES 组比安慰组的生活形态分数较佳。因此 Kerr 等人建议若做阻力肌力训练时遇到困难，使用电刺激来辅助增进 CP 儿童的肌力或许仍是可行的（Kerr et al., 2006）。然因 Kerr 等人未提供生活形态分数的心理计量学信息，于临床运用仍需审慎。

对 3 ~ 11 岁的痉挛型儿童的 FES 研究显示，于行走时使用 Respond II 在前推期刺激腓肠肌，与无电刺激时比较，结果显示步速、步频与步长皆无明显改变，而电刺激时行走的冲力会明显增加（Ho et al., 2006）。最近 Cauraugh 等人的统合分析显示 ES 在行走和活动有中度的效果（Cauraugh et al. 2010）。

八、生物反馈

肌电图生物回馈治疗：为了解肌电图生物回馈治疗对 CP 儿童踝跖屈肌痉挛及步态的疗效，大于 5 岁的痉挛型麻痹儿童，随机分为两组，回馈治疗组接受肌电图回馈（30 分 / 天）及传统运动治疗（2 小时 / 天），而控制组接受传统的运动治疗（2.5 时 / 天），共 10 天。肌电图回馈主要增强胫前肌主动动作与放松踝跖屈肌。结果显示，生物回馈组在步态功能、踝跖屈曲肌张力及踝主动关节活动度都显著比传统治疗组好，因此肌电回馈治疗可改善 CP 儿童的马蹄足步态及行走功能（Dursun et al., 2004）。

第十一节　个案范例

以下为一位 3 岁 9 个月痉挛型双边麻痹儿童，GMFCS 层级 II，经物理治疗师评估完成的儿童物理治疗评估表与个别化服务方案范例，可作为临床评估与疗育的参考。

儿童物理治疗评估表

诊断/并发症：　脑性瘫痪（痉挛型双边麻痹），GMFCS Ⅱ　评估日期：__2006/05/01__

性别：__男__　　生日：__2002/08/05__　　年龄：__3岁9月__

电话：__24*****3__　　地址：__＼__

注意事项：__＼__　　　　　　　　转介医师：王**

治疗起始时间：

物理治疗：__94年/11月__　职能治疗：__94年/11月__　语言治疗：__＼__　心理治疗：__＼__

出生史：

怀孕周数：__32周__　　出生序：__G1P1__　　出生体重（%）：__2018克__　　其他：__＼__

目前体重（kg/%）：__＼__　　目前身高（cm/%）：__＼__　　目前头围（cm/%）：__＼__

可能造成发展障碍原因：__早产，脑性瘫痪__

相关检查结果（X光，脑波，血液检查等）：__1.5岁（**医院）：MRI；3岁（*大医院）：骨盆腔X光正常__

疾病史：__＼__

治疗史（含相关各科及早期疗育）：__约2岁时在××医院开始PT，因个案当时配合度不佳，PT断断续续；一直到3岁在**医院接受治疗才比较能配合__

目前是否使用药物：□否，□是；药物名称及作用：__＼__

达成发展基石的年龄（月）：

头部控制__1岁__；　　翻身__1岁3月__；　　独坐__1岁6月__；　　贴地爬__1岁6~8月__

离地爬__约2岁__；　行走（5步）尚未，目前独立行走4步；说话（5个单字）1岁__＼__

家属的期待：__可以放手走路，能够专心学东西__

评估：

1. 环境障碍和整合：家庭经济没有问题，周一至周五住在奶妈家，周末才回家住，奶妈家有足够安全的环境供他玩耍。个案是大家庭唯一的孙子，故祖父母及父母亲对他比较宠爱，而家人对个案的态度，认为只要会走路就可以了，其他的事情不是很重要

2. 辅具需求与使用：已有双边踝活动型AFO&后推型助行器&四脚拐，使用良好

3. 家中或社区活动（课内外活动）执行与参与：目前个案的生活自理都是由奶妈帮他完成，未上幼儿园

4. 动作控制、协调与学习（包含功能性行走能力、姿势控制与转/移位能力等）：移位：独立行走4步，以后推型助行器的行走速度慢，上下楼梯在大人监督下可以自己执行；转位：可以从蹲到站、站到蹲，但跌倒概率有80%；平衡：独立站维持1~2分钟

5. 警觉性、注意力、认知、行为：对一项活动的注意力通常<5分，但对于喜爱的活动，如看电视或玩小汽车，则可以达半小时以上；认知在正常~临界范围，有数字的概念，但数量概念还不清楚；行为：情绪起伏大，容易因挫折而逃避不做，以大哭或生气来表示，兴奋或生气时会打人

6. 体适能（包含身体组成、心肺耐力、肌力与肌耐力、柔软度等）：心肺耐力：目前可走跑步机30分钟；肌力：除了右踝跖屈肌肌力差外，其他肌力都有可以上的程度；柔软度：右踝跖屈肌&双边后腱肌&髋屈曲肌紧缩，但可拉至正常范围

7. 身体机能构造（包含关节角度、关节与姿势变形、感觉知觉、肌张力等）：被动关节活动度：正常；无关节变形；感知觉：可能有异常；肌张力：双边踝跖屈肌及后腱肌有高张力存在，MAS2

续表

8.其他（如发展评估、职前评估）："婴幼儿综合发展测验"（2006-04-25）发展年龄/发展商数：认知——33月/68，语言——39月/81，粗大动作——13月/＜54，精细动作——21月/＜54，社会——28月/75，自理——22月/＜54；总量表）25月/53

9.相关福利服务（残障手册、发展迟缓证明等）：不需＿＿＿   已具备＿√＿   需要＿＿＿＿

主要问题：

粗大动作：

1.功能性行走能力不足，只能独自行走4步，站立平衡能力不足（跨步反应及规律性重心位移的能力不足）；使用后推式助行器行走的速度慢，因对后推式助行器使用尚不精熟，双下肢协调尚不足

2.转位及移位的动作策略不佳，仍有70%～80%时间会跌倒

3.有挛缩危险性，因双下肢的踝跖屈曲肌&双边后腱肌与髋屈曲肌紧缩与高张

4.注意力维持度不佳，对一般活动只能维持5分钟的时间

5.对于活动缺乏追求成就的动机，大多需要大人一直在旁边提醒他才能从事活动

6.生活自理能力不佳，目前日常生活都依赖大人帮他完成

7.照顾者的态度与互动有待加强：目前未上幼儿园，主要是家属对个案能力不够清楚且态度不够积极，认为先学会走路比较重要，其他的事情次之；主要照顾者通常给予过度协助与指导

治疗目标：

长期目标（至2006年12月31日）：

1.让主要照顾者了解个案的需求与目标，并使主要照顾者用正确的引导方法

2.可以放手在室内行走20步（没有穿AFO）及穿AFO可行走5米

3.可以放手在站姿转为蹲姿及蹲姿到站姿都不跌倒

4.可以在转位时有适当的动作策略而不跌倒

5.可以有正常范围的下肢柔软度

6.对于活动的注意力维持时间可达30分钟

7.对于活动能有主动寻求成就的动机

8.生活自理在饮食可达独立，脱衣服在监督及口头提示下可执行，穿衣在监督到轻微协助下可执行，穿鞋袜在轻到中度协助下可完成

短期目标（至2006年8月31日）：

1.对于活动在大人鼓励与适度协助下可独立完成，并得到鼓励以得到成就感

2.可以放手在没有穿AFO之下，室内连续行走15～20步及穿AFO可行走5米（成功率50%）

3.可以放手在站姿转为蹲姿及蹲姿到站姿（成功率50%）

4.可以在转位时，大人口头提示及监督下有适当的动作策略而不跌倒

5.可以有正常范围的下肢柔软度

6.对于活动的注意力维持时间可达20分钟

7.生活自理在饮食可达轻度协助，脱衣服在肢体提示下可执行，穿衣在轻微到中度协助下可执行，穿鞋袜在中度协助下可完成

治疗计划：

1. 与家属做更多的沟通及卫教，让家属对个案的其他能力有正确的期待及适当的态度，鼓励家长能让他去上幼儿园，学习一般小朋友在此阶段该学的能力，包括遵守行为规范、生活自理应独立、同伴互动技巧

2. 改善站立平衡能力，包括跨步反应的诱发及规律性重心位移的训练，并加强蹲站之间姿势转换及控制

3. 提升功能性行走能力，大人以行走固定带协助他独立行走或教导他以一手扶墙壁的方式来达到独立行走的功能

4. 促进转位及移位的动作策略，引导他如何安全地上下大人的椅子及不同环境下独立移位的动作策略

5. 增进双下肢的肌肉柔软度

6. 延长对活动的注意力，利用行为改变技术中的操作制约以及活动的工作分析原则，提供适当的增强物和给予适当难度的活动，来鼓励他的正向行为并延长活动的注意力，并期望能逐步养成他主动寻求成就动机的行为

7. 改善生活自理的能力，包括饮食、穿脱衣及鞋袜的训练，并教导家属如何给予适当协助及训练方法

居家训练计划：

1. 适度安排活动，并加以协助，让其练习生活自理活动，如饮食、穿脱衣及鞋袜

2. 利用后推型助行器行走 30 分钟，1 次 / 天，以尽可能快的速度行走

3. 牵拉双下肢踝跖屈曲肌 & 双边后腱肌与髋屈曲肌 10 下 / 次，2 次 / 天

4. 以行走固定带适度保护，让其独立行走距离逐渐增加。

问题与讨论

1. 脑性瘫痪儿童的定义、分类是什么？

2. 脑性瘫痪儿童常见动作问题有哪些？于治疗上的原则与方法是什么？

3. 脑性瘫痪儿童的行走功能问题，评估方法及如何判断 CP 儿童的行走预后？

4. 如何从实证网站寻找适合治疗个案且具疗效的治疗方法？

5. 脑性瘫痪儿童的物理治疗原则与指引为何？

6. 痉挛形步态的类别与处理建议。

7. 痉挛的原理、评估与处理方法。

第四章

智能障碍

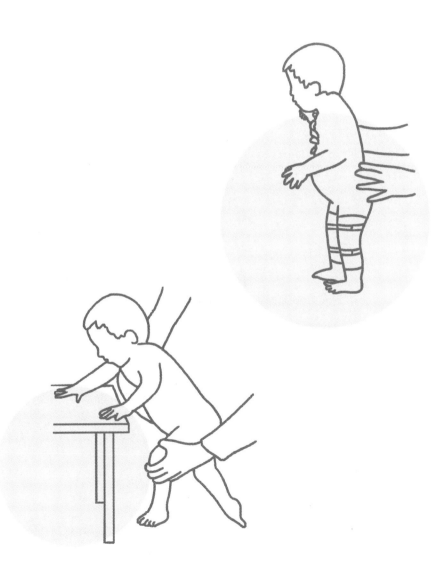

第一节　前言

　　有智能障碍的儿童通常合并有动作发展迟缓、动作学习及动作控制困难等问题，中重度认知损伤儿童尤其明显；而需要物理治疗的动作障碍儿童，如脑性瘫痪、心肺功能损伤或肌肉骨骼损伤，也常合并有认知损伤，因此物理治疗师需了解认知损伤儿童的学习特点，并针对其学习特点来拟订治疗策略（McEwen & Hansen，2006）。为减少过去过分强调以智力商数评断智能不足（MR）儿童的能力，目前比较少用智能不足一词，而代以智能障碍。本章并不特别区分智能障碍、认知损伤或智能不足。

　　有研究显示，非特异性身心发展迟缓儿童由1岁半追踪至4岁半，结果70%最后诊断为智能不足，14%为正常，11%为脑性瘫痪，5%尚未确定诊断（Liao et al.，1996）。因此发展迟缓儿童亦可能发展成智能正常儿童；于疗育中需定期评估，避免提早标记。由于发展迟缓幼儿成长后有智能障碍的可能性高，因此本章也介绍发展迟缓儿童的相关议题。文中的身心发展迟缓或认知发展迟缓儿童指无合并神经异常症状且认知发展商数或智商小于70的儿童。

一、智能障碍的定义

　　智能障碍的定义一直有很大争议，主要是有些智能障碍由文化或语言因素造成，如移民不熟悉当地文化或当地语言导致认知表现较低；或因动作障碍，无法符合标准化测验规定的回应方式，而被归类为智能障碍。中国台湾卫生部门的"身心障碍等级"（2008）定义智能障碍为"成长过程中，心智的发展停滞或不完全发展，导致认知能力和社会适应有关的智能技巧的障碍"。"美国智能与发展障碍协会"（American Association on Intellectual and Developmental Disabilities，AAIDD）（该协会的前身为美国智能不足协会，American Association of Mental Retardation）定义智能障碍是指"18岁前在智力功能和适应行为上有显著的限制而表现在每日的社会与实务技能上的一种障碍"。智力功能是指一般心智功能，如学习、推理与解决问题等，即智力商数小于70。所谓适应性行为，指的是概念、社会和实务三方面的技能（钮文英，2003；AAIDD，2011）。在台湾特殊教育系统新制订的"身心障碍及天赋优异学生鉴定原则鉴定基准"（2006）第三条中，也对智能障碍赋予新定义，指"个人的智能发展较同年龄者明显迟缓，且在学习及生活适应能力表现上有严重困难者；其鉴定标准为：①心智功能明显低下或个别智力测验结果未达平均数负两个标准差；②学生在自我照顾、动作、沟通、社会情绪或学科学习等表现上较同年龄者有显著困难情形"。

所谓智力商数(Intelligence Quotient,IQ)，最早由德国的 Stern 提出，即将"比西量表"（Binet-Simon Test）所得的心智年龄除以实际年龄，再乘 100，以作为智力的指标。但因为每个年龄组的题目内容不同，该智力商数在各年龄层的分布情形不尽相同，Terman 和 Merrill 于 1960 年重新修订"斯坦福 – 比纳量表"（Standford-Binet-LM Test）时采用差数智商，即不用一个人的实际出生年龄为分母，而是以同年龄者同一量表上的原始分数平均值与标准差作为标准化参考，将该年龄层原始分数的平均值设为智商 100，标准差设为 16 或 15，在这个常态分布的假设下，得到其智商。因此，智力商数可由心智年龄或是差数智商计算而得（陈美珍，1980）。

适应性行为是有符合年龄与社会文化的行为以达到日常生活安全与独立。AAIDD 指出概念性适应行为包含沟通与读写、金钱、时间与数字概念，以及自我指导（如自动自发学习或工作，自己安排时间与活动等）等技能；社会性适应行为包含人际互动、社会责任、自尊、易受骗性、戒心、社会性问题解决、遵守规范及法律与不受害等技能；实用性适应行为包含生活自理、工作 / 学校、健康照顾、旅行 / 交通、作息与行程规划、安全、金钱使用、电话使用等技能（AAIDD，2011）。

二、发展迟缓的定义

"发展迟缓"的判定尚无普遍认可的标准，几个常用标准包括：

（1）儿童能力低于同龄儿童 15% ~ 50%ile 以下（Brown & Brown，1993；Effgen，2000）。

（2）和常模平均值比较，低于 1 ~ 2 个标准差（Bayley，1993；Petersen et al.，1998）。

（3）和地区或机构常模比较后而决定，也与经费、政策相关，故各地区、各机构间会有不同。

在小儿医学中，发展迟缓指儿童达成发展状况或能力落后常模范围（Council on Children with Disabilities，2006）。全面性发展迟缓指儿童表现迟缓的发展领域超过一个（领域包括粗细动作、语言、认知、人际社会、日常生活自理）（Petersen et al.，1998；Srour et al.，2006）。而根据美国联邦"发展障碍法案"，发展障碍指 5 岁以下儿童有身体或 / 与心智损伤，以致在其主要生活活动方面有明显功能限制，障碍会持续至成人（Council on Children with Disabilities，2006）。因此以医学角度看，此二名词略有不同。然而在"儿童及少年福利法施行细则"的内涵中，发展障碍也属发展迟缓。

三、智能障碍或发展迟缓的成因

（一）智能障碍的成因

智能障碍成因可依损伤发生时间分产前、产中、产后。根据挪威的流行病学研究，中重度（IQ < 50）智能障碍者，其产前、产中、产后比率分别为70%、4%与5%；而轻度（IQ为50 ~ 70）者，分别为51%、5%与1%；另有18%、11%不知损伤发生时间（Pivalizza & Miller，2011a）。轻度智能障碍儿童较多无确实病因（McLaren & Bryson，1987）。

学者将智能障碍成因归为两大类，一类是生物因素，另一类是社会因素。前者包括先天与后天因素，如遗传、基因构造或功能异常、大脑中枢神经系统损伤等。后者是多种不利环境因素交错的结果，包括家境贫穷、父母教养不当、生活环境不佳等因素（MacMillan，1982）。有确实病因者，有多种诊断类别，读者可进一步参考Pivalizza和Miller的研究（2011）。所谓的"社会行为性智能不足"，又称"心理社会性智能不足"，属社会因素，此类占智能不足成因的70% ~ 80%，常是轻度智能障碍（Garber & McInerney，1982）。特教学者亦发现益智班学生的家长社经地位较低，兄弟姊妹亦多；同时，其家庭教育环境及文化刺激机会也不佳，如少课外读物及玩具、旅游经验贫乏等（陈荣华，1981）。

（二）发展迟缓的危险因子

发展迟缓的危险因子也包括生物与社会因素。发展迟缓的生物性危险因子综合过去研究结果，包括以下（Bear，2004；Chen & Chen et al.，2002；Shevell et al.，2000）。

1. 高危险群因素

（1）出生体重小于1250克。

（2）怀孕周数小于30周。

（3）脑室内出血／脑室周围白质软化症。

（4）严重缺氧。

（5）严重神经性疾患。

（6）慢性肺病变需要氧气支持。

（7）复杂性先天性／缺氧性心脏病。

（8）在出院时有不正常的神经性表现。

（9）有喂食问题或是需用管灌饮食。

（10）颅内异常：先天或后天。

（11）曾使用体外循环。

（12）横膈疝气。

（13）新生儿持续性肺高压。

（14）血液循环系统衰竭。

（15）先天性感染。

（16）长期低血糖。

（17）先天性或染色体异常。

2. 中度危险群的生物因素

（1）出生体重在 1250 ～ 1500 克。

（2）需长期用呼吸器。

（3）有生殖器畸形 / 腹裂 / 脐膨出等需外科干预的适应证者。

（4）气管切开。

（5）代谢性疾病。

第二节　分类与流行率

由于智力测验的效度与儿童标记的考量，有关智能障碍的分类仍有许多争论。智能障碍的严重度可由智力功能、适应行为功能或特殊教育需求来判定。智能障碍的诊断与分类，可根据检查、测验、评量或观察，描述个体在智力功能与适应行为的优缺点、教育与各项早期疗育需求，并注明个体资料获得的来源（Jakab，1982）。

一、根据智力功能分类

依智力功能所作的分类，主要是根据标准化的智力测验进行的，如"斯坦福—比纳测验""韦氏儿童智力量表"（Wechsler Intelligence Scale for Children，WISC）。表 4-1 即为根据智力测验结果所做的分类，依测验的种类，通常将智商平均值定为 100，其标准差可为 15 或 16（Kiely，1987；Lunnen，1984）。精神疾病诊断手册第四版（DSM-IV）也将智能不足分为四类：轻度、中度、重度与极重度（孔繁钟，1996）。参考成人的心理年龄，叙述如下（身心障碍等级，2008）。于 ICD-10 编码，智能不足位码为 F70-79，轻度为 F70，中度为 F71，重度为 F72，极重度为 F73，非特指为 F79。

表 4-1　根据智力测验智商的智能障碍分类及成人后技能

分类	智力商数	身心障碍等级	成人后技能
轻度	55～69	平均值以下2～3个标准差	成年后心理年龄介于9岁～未满12岁之间，在特殊教育下可部分独立自理生活，以及从事半技术性或简单技术性工作
中度	40～54	平均值以下3～4个标准差	成年后心理年龄介于6岁以上～未满9岁之间，于他人监护指导下仅可部分自理简单生活，于他人庇护下可从事非技术性的工作，但无独立自谋生活能力
重度	25～39	平均值以下4～5个标准差	成年后心理年龄在3岁以上～未满6岁之间，无法独立自我照顾，亦无自谋生活能力，需依靠人长期养护
极重度	<25	比平均值低5个标准差以上	成年后心理年龄未满3岁，无自我照顾能力，亦无自谋生活能力，需靠人长期养护

（Kiely，1987；Lunnen，1984）

二、根据适应性行为功能分类

使用各种适应行为量表与 AAIDD 的"诊断性适应行为量表"（Diagnostic Adaptive Behavior Scales），即可依据常模，了解智能障碍儿童在某个适应行为向度的严重度。各类适应行为严重度的表现可参考表 4-2。

表 4-2　文兰适应行为量表中文编译版的内容

领域	次领域	类目（题目数）
沟通技巧	接受性	了解（5），注意倾听（3），听从指示（2）
	表达性	语言前期的表达（3），开始说话（7），对谈（9），使用抽象概念（1），造句遣词技巧（5），构音（1）
	读写能力	表达复杂概念（3），开始阅读（6），阅读技巧（9），书写技巧（7）
日常生活技巧领域	个人生活技巧	饮食（9），如厕（6），盥洗（5），修饰仪容（5），注意健康（2），穿衣（9）
	家庭生活技巧	家事（11），使用厨房的能力（7），料理衣物（3）
	社区生活技巧	安全技巧（6），电话技巧（6），使用金钱能力（9），时间和日期（5），辨别左右方向（1），餐厅用餐能力（1），教室技巧（14）

续表

领域	次领域	类目（题目数）
社会化领域	人际关系	表达情绪（2），模仿（3），社会性沟通（6），体贴（2），友谊（3），归属群体（1）
	游戏与休闲	游戏（7），分享和合作（2），电视和收音机（4），嗜好（2），和朋友外出（3）
	应对技巧	礼仪（5），遵守规矩（3），保守秘密（2），道歉（2），控制情绪（3），责任感（3）
动作技巧领域	粗大动作	走和跑（5），游戏活动（11）
	精细动作	操作物体（6），画图和使用剪刀（7）

（吴武典等，2004）

Roszlowski（1981）比较根据智力功能与适应性行为所作的两种智能障碍分类，发现这两个分类系统虽然相关，但仍有 35% 个案分类结果不一致，根据智商分类所得的结果通常比适应行为较严重（引自 Lunnen，1984）。而卢台华等人对小学 368 个智能障碍学生同时施予文兰适应行为量表与韦氏儿童智力量表，发现智力仅能解释适应行为量表分数变异量的 8%～26%；有 28 个学童据智力量表被鉴定为智能障碍，但于适应行为则在正常范围（卢台华，1999）。

三、根据教育需求分类

特殊教育的分类，除智商与适应行为外，尚建议根据其心理与情绪、身体与健康及环境三个向度来描述其所需要的特殊教育的活动、支持功能及需求程度（卢台华，1999；Bertoti，2008）。

特殊教育需求分类如下：

（1）课业或资优支持；

（2）学习支持；

（3）生活技巧支持；

（4）情绪支持；

（5）感觉与沟通支持；

（6）视觉障碍支持；

（7）语言支持；

（8）身体支持；

（9）多重障碍需求与支持（Chinn et al., 1979）。

四、根据发展迟缓分类

根据发展领域分类如下：

（1）动作发展迟缓；

（2）语言发展迟缓；

（3）认知发展迟缓；

（4）社会适应或情绪心理发展迟缓；

（5）全面性发展迟缓；

（6）自闭症；

（7）其他。

中重度智能不足在早期可能以呈现全面性发展迟缓居多，动作发展迟缓通常最早被发现（Wendt et al., 1984），而轻度个案在早期以语言发展迟缓或认知发展迟缓表现较为明显。

五、流行率

若以智商在 70 以下即为智能障碍作估计（Kiely, 1987），流行率为 3%，其中轻度智能障碍占全人口的 2.5%，中度占 0.3%，重度占 0.1%（Bertoti, 2008；Leung et al., 1995）。但这只是理论上的推估，与事实上的统计资料有很大的差异，尤其轻度智能障碍会有较大出入，中重度智能障碍儿童的流行率为 0.3%～0.5%（Kiely, 1987）。英美研究显示智能障碍的流行率为 0.6%～2.5%（Baldor & O'Brien, 2011）。

Boyle 在 1988 年进行全美 17110 位 0～17 岁发展障碍儿童的流行率调查，结果生长或发展迟缓类别的儿童有 683 位，占 4%；患有大于或等于一种障碍的儿童有 2776 位，占 17%（Boyle et al., 1994）。8～17 岁学童的世代研究显示，在排除唐氏综合征后，重度智能障碍的流行率有越来越低的趋势（Rumeau-Rouquette et al., 1997）。

中国台湾地区 2005 年针对 12 岁以下儿童的调查显示，学习障碍流行率约为 1.9%；发展迟缓为 1.8%；过动症为 1.6%；感觉统合失调症为 1.4%；有一种（含）以上障碍的特殊儿流行率 3.5%（陈秋娟，2008）。因此，若以生长或发展迟缓类别的流行率来估计，则发展迟缓儿童约占 4%，但可能低估。

六、唐氏综合征

由染色体异常而引起的"唐氏综合征"，是 1866 年英国医生唐（John Langdom Down）所发现而命名的。此症是智能障碍中很特殊的一类，智商大致属轻中度智能障碍（智商 35 ～ 70）（American Academy of Pediatrics, Committee on Genetics, 2001; Bertoti, 1999）。此外，其执行功能要素之一，动作计划，显著低于智力年龄相当的其他发展障碍儿童（Filder et al., 2005），一般很容易从个体外表认出，尤其是脸部特征明显时，例如脸部平坦、眼睑折叠向内（Pueschel, 1990）。

其染色体的异常现象，以拥有 47 个染色体为大多数，即 22 对染色体另加 3 个第 21 号染色体。35 岁以上孕妇有较高危险会产下唐氏综合征儿童（Abroms & Bennett, 1983）。唐氏综合征发生率约在 1/600（Wu et al., 2008）至 1/1200（Andriolo et al., 2010），男女比为 3∶1。

唐氏综合征者的身心特征如下：外表异状，如面部圆而扁平、耳朵较低、鼻梁低、舌突出、唇厚口小、颈短而粗、手纹有猕猴线（俗称断掌）、脐脱出、斜眼、水晶体不透明、睫毛稀而短、性器官不正常、手短而软厚、小指向内弯曲、四肢短小、皮肤松弛、脚趾短而差距大；其内部异状则如 40% ～ 50% 有先天心脏病（心房或心室中膈缺陷）、常罹患肺炎，75% 有听力障碍，50% ～ 70% 有内耳炎，60% 有眼科疾病，50% ～ 70% 有阻塞性睡眠呼吸停止、胸腺不正常，15% 有甲状腺疾患、牙齿异样、上颚发育不全、鼻根及鼻孔未发育完全、肾上腺发育不完全等现象。20% 唐氏综合征儿童有第 1、第 2 颈椎不稳定，此外尚有眼球震颤、低张力及韧带松弛的现象，后者会造成日后扁平足、髌骨不稳定、脊柱侧弯与肥胖等问题（American Academy of Pediatrics, Committee on Genetics, 2001; Cremers et al., 1993）。此外，他们还有脑容量（尤其是小脑）与脑神经突触较小；视觉缺损（Wu et al., 2008），肌力较弱，姿势反应的发展较迟缓等问题（Shumway-Cook & Wollacott, 1985）。

第三节   评估

智能障碍儿童依其智能严重度、适应行为及各种特质，在医疗、生活自理、谋生技能与教育方面都不相同，若能在早期加以评估，对于疗育目标的设定与家长心理建设都能有所助益。

一、评估原则

美国小儿神经科医学会于 2003 年曾针对医师提出"全面发展迟缓"儿童的评估指引，可作为小儿物理治疗师评估发展迟缓儿童时的参考。该指引建议执行小于 5 岁儿童的评估时，应（Shevell et al., 2003）：

（1）详细询问病史与发展史，并且进行详细的身体检查。

（2）参照听力与视力筛检。

（3）无一般例行新生儿筛检者，应至少有新陈代谢功能检查。

（4）疑似或有癫痫症状者应有脑波检查。

（5）必要时应进行自闭症与语言功能筛检。

（6）对全面性发展迟缓儿童的家庭成员进行评估。

（7）具有某些特别症状时应给予特别诊断。

（8）最后经由观察与测试，对全面性发展迟缓儿童作出诊断。

由于唐氏综合征儿童除了发展迟缓之外，常合并有听力、视力、心脏、脊椎等问题，因此美国小儿科医学会在 2001 年的指引建议对唐氏综合征儿童进行例行的追踪检查，内容除诊断性发展量表外，还需包含家长咨询、甲状腺筛检、听力筛检、视力筛检，并在出生时进行心脏超声检查，在 3 岁时进行颈椎 X 光检查（American Academy of Academy of Pediatrics, Committee on Genetics, 2001）。

对于智能障碍或发展迟缓的儿童，物理治疗评估原则可以参考本系列书相关章节，并依据相关的理论进行儿童的评估。此外，对于发展迟缓儿童需特别注意以下各点（American Physical Therapy Association, 2001）：

（1）需有完整的发展评估，以了解其各方面发展状况，作为早期干预的参考。

（2）从功能性取向或动态系统理论的观点去找出知觉动作功能发展受限的主要控制参数。

（3）要给予动作质量的质性评估。

（4）参考美国物理治疗学会的"个案处理模式"。

二、认知功能或适应性行为的评估

认知功能评估需使用标准化、具常模的认知发展诊断测试。认知发展测试通常由临床心理师或心理计量学专家来执行。

（一）婴儿知觉与认知功能的评估

对幼小儿童无法使用标准化认知测验时，我们通常会使用知觉动作为基准的婴幼儿发展量表。婴幼儿的感知觉为认知发展的基础，为了解婴幼儿的感知觉能力，常用的方法为：偏好法、习惯化法、诱发电位法、高强度吸吮法（Shaffer，2002:182），也有人根据婴儿微笑、心跳改变或其他反应来评量婴儿的信息处理能力（Zelazo & Weiss，1990）。研究显示，一般婴儿时期发展测验的结果对长大后的智商预测率非常低。在婴儿智力测验中，费根智力测验根据信息处理模式，以评量婴儿对新奇物体的偏好（视觉注意反应）来了解婴儿的智力（Fagan & Shephered，1987）。然而可能因后天环境因素影响，7～9个月婴儿的"费根婴儿智力"对5岁大的智商预测系数仅0.22，并不高，因此对一般婴儿使用此测试的解释宜持保守态度（Andersson，1996）。

在全球性的婴幼儿智力发展测验当中，贝莱氏婴儿发展量表（BSID）或其第Ⅱ、Ⅲ版被认为是目前最佳的婴幼儿智力状况评估工具。

McCall整理婴儿认知发展分数与未来智能的相关文献，总结1～6月、7～12月、13～18月、19～30月的发展分数与3～4岁时"比西量表"分数的相关性分别是0.21、0.32、0.50、0.59；接受测验的年龄越大，其预测度越高（Largo et al.，1990）。18个月以下婴儿的智能发展，对长大后智力分数的预测力不高（Kahn，1988；Largo et al.，1990；Bee et al.，1982）。但对于智能障碍儿童或是神经受损儿童，发展评估对将来的智力预测力高（Fishman & Palkes，1974；Kahn，1988；Largo et al.，1990）。研究显示，婴幼儿的精熟动机比标准化发展商数更能预测迟缓儿童的认知功能（Gilmore & Cuskelly，2009；Niccols et al.，2003）。

（二）儿童智商测验

儿童使用最多的智商测验是"比西量表"以及"韦氏儿童智力测验"（Flanagan & Alfonso，1995）。

"比西量表"（第五版）适用于评量3～11岁儿童的认知能力。其量表内容有四个向度、十五个分测验，包括（王佩玲，1997）：

（1）语文能力推理向度：词汇测验、理解测验、谬误测验、语文关系测验。

（2）数量推理能力向度：算数测验、数系测验、等式测验。

（3）视觉抽象推理向度：图形分析测验、仿造仿绘测验、填图测验、折纸剪纸测验。

（4）短期记忆向度：珠子记忆测验、语句记忆测验、数字记忆测验、物品记忆测验。

"韦氏幼儿智力量表修订版"（Wechsler Preschool and Primary Scale of Intelligence, Revised Edition; WPPSI-R）原为 Wechsler 编制完成（Wechsler, 1990），台湾版是 2000 年修正部分题目完成标准化，适用于 3～7 岁幼儿的个别化智力测量工具，有 900 名 3～7 岁儿童常模（陈荣华与陈心怡，2000）；并完成建构效度研究，台湾常模在 WPPSI-R 上呈现明显的语文与作业"二因素架构"，即有语文量表与作业量表（陈心怡等，2000）。语文量表有 6 个分测验，即常识、理解、算术、词汇、类同五项正式测验和一项替代测验（句子测验）；作业量表也有 6 个分测验，即物形配置、几何图形、图形设计、矩阵推理、图画补充五项正式测验和一项替代测验（动物桩测验）。测试时间 60～90 分钟。其衍生分数包括分测验量表分数（平均值为 10，标准差为 3）、语文量表、作业量表与全量表的智商分数（平均值为 100，标准差为 15）和百分等级。其智商分数的临床解释为：>130 为非常优秀，120～129 为优秀，110～119 为中上，90～109 为普通，80～89 为中下，70～79 为临界，<69 为智力障碍；并具体分析各个量表间分数的差异值（陈荣华与陈心怡，2000）。

"韦氏儿童智力测验"（Wechsler Intelligence Scale for Children-Revised, WISC-R）为 Wechsler 于 1949 年所编制，1974 年重新修订。此量表适用于 6～15 岁儿童，施测费时 60～75 分钟。全量表共有 12 个分测验，包括：

（1）语文量表：常识测验、类同测验、算术测验、词汇测验、理解测验、记忆广度测验。

（2）作业量表：图形补充测验、连环图系测验、图形设计测验、物形配置测验、符号替代测验、迷津测验。

（三）适应性行为量表评估

在适应性行为量表方面目前以美国智力障碍协会所出版的"适应性行为量表"（Adaptive Behavior Scales）及"文兰适应性行为量表"使用较多。"适应性行为量表"繁体中文版由徐享良改编为"修订中华适应行为量表"（徐享良，2006）。

"文兰适应性行为量表"（Vineland Adaptive Behavior Scales, VABS）的中文版由吴武典、张正芬编制，内容包括沟通、日常生活技巧、社会化及动作技巧四大领域内的适应性行为。共有三种版本：

（1）会谈版调查本，有 297 个题目。

（2）会谈版详细本，有 577 个题目。

（3）教室版，有 244 个题目。

每一版本同时具有评量、诊断、教育辅导、医疗康复及研究的功能。教室版适用年龄为 3 ~ 12 岁，其余版本皆可适用于 0 ~ 18 岁儿童。会谈版本（包括调查本及详细本）也提供不适应行为的评量。"文兰适应性行为量表"中文版于 1984 年完成，具有 3 ~ 12 岁台湾儿童的常模，但仅有教室版。

"文兰适应性行为量表"为一个别化评估工具，由儿童的父母、主要照顾者或教师回答。会谈版以会谈方式进行，故由熟悉量表且有会谈经验的专业人员实施。会谈版调查本需 20 ~ 60 分钟，详细本需 60 ~ 90 分钟。教室版由教师填写，需 20 ~ 30 分钟（吴武典等，2004）。

测试结果的解释：根据每个个案的标准分数及测量标准误、百分等级、适应水平和年龄分数等结果去解释。"文兰适应性行为量表中文版"的重测信度：$0.62 ~ 0.91$（$P < 0.01$），测试者间信度：$0.74 ~ 0.89$（$P < 0.01$）。效度方面，原始分数随年龄的增加而增加，显示具年龄区辨效度；各领域间相关系数均在 $0.44 ~ 0.97$（$P < 0.01$），显示全量表具有良好的内部一致性。可区辨一般儿童与轻度智障儿童，且轻度智障儿童高于中度智障儿童，又高于重度智障儿童；"文兰适应性行为量表"，具同时效度与 WISC-R 得分有显著相关（$r = 0.42$，$P < 0.05$）（吴武典等，2004。）

"中华适应行为量表"用于 5 ~ 15 岁儿童及青少年。分为两部分，第一个部分是依据早期美国智能不足协会（AAMR）建议的 10 个适应技能领域，分为 10 个分量表，每个分量表各有 20 题，共有 200 题，用来评量一般儿童及青少年在家庭、学校、社区、工作场所等日常生活情境中应具备的独立能力、自主能力、沟通能力、社会能力，再细分为 37 个特定能力群。第二部分有 50 题，分成两个分量表，一为独处不良适应，共 15 题；二为人际不良适应，共 35 题；用来评量一般儿童及青少年的偏差行为或异常行为。

"文兰适应性行为量表"中文版第一部分 10 个分量表分别为：

（1）沟通能力：通过符号行为或非符号行为去理解和表达信息的能力。

（2）自理能力：包括如厕、饮食、穿脱衣服、卫生习惯、打扮等技能。

（3）居家生活：包括洗衣、做家事、收拾自己的东西、准备食物与烹饪、依预算购物、安全居家、安排日常作息。

（4）社会技能：和他人交往的技能，包括自我介绍、与人互动、结束互动、遵守规章等。

（5）社区活动：适当地利用社区资源，包括在社区内活动、利用公共设施等。

（6）自我指导：自己作选择，如照时间表学习、完成必要的或交办的工作、表现适当的决断力和自我主张的技巧等。

（7）安全卫生：健康保持，如注意饮食、检查疾病、预防和处理疾病、基本急救等。

（8）实用知识：与学习有关，而且可直接运用于个人的日常生活，如学业知识的获得以及独立生活技巧的应用等。

（9）休闲生活：各种休闲和娱乐兴趣的发展，如独自娱乐或与他人共同活动等。

（10）职业活动：工作有关，如完成工作、评论及改进技能、理财、财政管理分配等。

第二个部分"独处不良适应分量表"评估个案一个人在独处或在团体中，个人表现出的与他人没有关联的偏差行为，如长时间呆看人、对周围人事物毫无反应、傻笑、自言自语、自我伤害、重复不必要动作等被认为不正常的行为。"人际不良适应分量表"评估个案在团体中，表现出的与他人互动的偏差行为，如对人动粗、破坏物品、发出噪声等不被团体接受的行为等。

（四）特殊教育需求考量的评估

为确定特殊教育中智障者的优缺点与其所需的特教支持体系，评量尚需包括以下三个向度的考量（卢台华，1999）：

（1）心理与情绪的考量：考量个体的心理与情绪，描述其优缺点。

（2）身体、健康与病因的考量：描述个体的整体身体健康状况，并陈述其病因。

（3）环境考量：描述个体当前的环境安置情形，以及有利的环境足以协助个体继续获得成长与发展。

评估智能障碍者所需支持的概况与需求程度，以确定个体在适应技能与上述三个向度所需求的各项支持度，其内容以支持功能、活动与需求程度表示。

三、感知觉评估

早期学习主要经由感知觉，因此必须评估其感知觉能力。

在视觉方面必须评估儿童有注视、追视以及视觉定位的能力。早期使用的玩具最好具有鲜艳的颜色或黑白图案，距离儿童18 ～ 35厘米是最好的凝视的距离。

追视先左右再上下，若儿童对视觉少有反应则要注意是否有皮质盲。

听觉方面，若儿童对声音没有任何反应，甚至大声都没有惊吓的反应，最好寻求耳鼻喉科医师与听力师的协助，使用听觉测试或脑干听觉诱发反应测试。听觉缺损的儿童常有内耳缺损，因此可能合并平衡反应缺损。

触觉防卫为常见触觉功能障碍，有触觉防卫的儿童会有过动、容易分心、手脚脸有逃避反应，也容易呈现焦虑、情绪不稳定、无法适应环境等现象。

有前庭缺损的儿童，通常肌肉张力及动作控制会有问题，可以在前庭刺激之后观察其眼球震颤的时间，来评估前庭功能。

1. 感觉描述语

表 4-3 为生活环境中或儿童身体中产生的各种刺激的各种感觉描述语。第 1 类刺激帮助儿童维持觉醒／警觉状况；第 2 类感觉刺激使儿童得到外界环境信息，分辨并且整合作出适当反应功能（Rainforth & York-Barr，1997）。

表 4-3　各感觉系统的觉醒／警觉及区辨／整合的感觉描述语

感觉系统	觉醒／警觉的描述语	区辨／整合的描述语
所有系统	·不可预测性：不熟悉的刺激	·可预测性：例行性的各种刺激（如：换尿布）
体感觉系统	·轻触：轻拍皮肤；搔痒（如：松开衣物对皮肤造成的接触） ·痛觉：捏、刺（如：皮肤夹在椅臂及椅面之间） ·温觉：热或冷的刺激（如：喝冷饮、吃热食、冰铁椅） ·变异性：在活动时刺激性质会改变（如：穿衣服时衣服的装饰物造成的触觉） ·短时间的刺激：拍打、短时间的触碰（例如：被水溅到）	·触觉压力：人或物体与皮肤紧压（如：紧抱、抓握） ·长时间的刺激：抱或抓握（如：携抱儿童） ·与身体大范围面积接触：抱或用手掌捧起杯子
前庭系统	·头部姿势改变（如：将儿童由躺着拉至坐着） ·动作速度的改变（如：儿童坐轮椅被推，推者突然停下来） ·方向的改变：动作平面改变（如：儿童被抱时，大人弯腰捡东西） ·头部旋转动作（如：绕圆圈旋转、将头由一边转至另一边）	·头部直线动作：头部呈直线动作（如：上下跳跃、坐轮椅持续前进） ·重复性头部动作：简单的反复性动作（如：在摇椅上摇动）

感觉系统	觉醒／警觉的描述语	区辨／整合的描述语
本体感觉系统	·快速牵张：拉扯肌肉的动作（如：用力拍打腹肌）	·肌张力持续：稳定施压或持续肌肉收缩的活动（如：抱重物） ·肌张力变动：肌张力变化的活动（如：走路、举起或移动物体）
视觉系统	·高强度：明亮的光线（如：在一晴朗的天气望向窗外） ·高对比：物体及环境间颜色对比很大（如：红莓汁在白杯子里） ·变异性：活动中听觉刺激特性一直改变（如：电视节目各样的视觉刺激）	·低强度：弱的视觉刺激（如：在阴暗的衣橱内发现一物体） ·高类似性：物体及其环境视觉刺激变异性，活动中视觉刺激特性一直改变，差异小（如：燕麦粥放在米黄色的碗里） ·竞争的：背景有趣或丰富（如：公告板）
听觉系统	·变异性：活动中听觉刺激特性一直改变（如：一个人说话声音的抑扬顿挫） ·高强度：大声（如：警报器、高音量的收音机）	·有节奏的：简单韵律或重复拍子声音（如：婴儿曲） ·持续的：刺激持续存在（如：风扇的噪声） ·嘈杂的：环境存有各式各样的声音（如：教室、宴会厅） ·非嘈杂的：环境是安静的（如：就寝时的卧房） ·低强度的：柔和的声音（如：耳语）
嗅觉／味觉	·高强度：尝起来与闻起来与平时感觉明显不同（如：臭豆腐）	·低强度：尝起来与闻起来与平时类似（如：小麦糊）

（摘自：Rainforth &York-Barr, 1997）

2. 感觉发展检核表

感觉发展检核表有"幼儿感觉发展检核表"与"儿童感觉发展检核表"，前者适用于 3 ~ 6 岁儿童，后者适用于 7 ~ 12 岁儿童，已建有台湾地区常模（李月卿与郑信雄，1996；郑信雄与李月卿，1998）。

"幼儿感觉发展检核表"源自 1989 年台北市立师范学院特殊教育中心的"儿童感觉发展检核表"。"幼儿感觉发展检核表"内容计有 50 题，可以筛选出感觉统合失常的 5 个综合征。其分布如下（李月卿与郑信雄，1996）：

（1）前庭和双侧大脑分化失常（前庭反应不足）（10 题）

第 1—10 题，包括前庭平衡系统所掌管的有关方向、距离、速度等感觉，肌肉张力，眼球追踪注视能力，和手侧化等失常，以及行为和学习上的困难。

（2）触觉防御（感觉敏感抑制困难）（19题）

有关防御性轻触和其他感觉反应过度，有抑制和统整上的困难，引起表面触觉过度敏感和好恶矛盾的心绪行为，以及脾气敏感固执等情形。

（3）发育性运用障碍（8题）

因触觉区辨和身体形象发展欠佳，所引起的运用身躯手脚困难或动作上的笨拙，无法建立整洁和迅速的习惯等相关情形。

（4）空间和形状视觉失常（4题）

视觉低层次处理欠佳所引起的视知觉和学习困难的情形。

（5）重力不安全症（9题）

前庭平衡系统对地心引力或加速度过度敏感的情形。

第四节　常见问题

智能障碍成因不同，其所伴随的神经肌肉、肌肉骨骼与心肺系统的机能损伤也有所不同（McEwen & Hansen，2006）。一般智能障碍儿童在各方面发展都有迟缓现象，尤其中重度智能障碍儿童，早期知觉动作有明显的发展迟缓（见表4-4），这也是其求医的主要原因。各类造成智能障碍的综合征皆有其特性，评估与治疗重点会略有不同，宜针对各综合征了解其各系统的损伤与障碍，如廖华芳与李素菁就曾对雷特氏综合征说明其主要临床病征与物理治疗方法（廖华芳与李素菁，1992）。但有些资料则广义地包含所有智能障碍者。

表4-4　智能障碍儿童达各发展项目的月龄范围、百分比常模与普通儿童常模

发展项目	人　数	智能障碍儿童			普通儿童[**]	
		月龄范围	25%ile	中位数	75%ile	中位数
头部控制	45	2 ~ 24	3.5	1	1	≤ 3
翻身	48	4 ~ 42	6	9.5	12	6
支持性站立	28	6 ~ 41	10	10.5	14.5	6
独坐	50	7 ~ 38	9	12	17	7
独立坐起	38（5）	12 ~ 48	16.5	22	37	8
牵双手行走	41（1）	11 ~ 55	13	17	25	—
腹部贴地爬行	32（6）	8 ~ 44	14	16	31	8

续表

发展项目	人　数	智能障碍儿童			普通儿童**	
		月龄范围	25%ile	中位数	75%ile	中位数
腹部离地爬行	42（7）	9～61	18	24	38	8
臀位移动	16（3）	14～54	17	24	50	—
扶物站起	42（8）	11～55	15	22	48	8
扶物侧走	41（6）	13～55	16	18	42	9
牵单手行走	40（6）	13～67	19	23	42	11
独立行走	53（12）	18～90	23	29.5	56	13
走得很好	50（13）	20～90	25	34	—	13

*（）中数字为一次追踪仍未发展出这个项目的人数（摘自：廖华芳，1991）。

** 根据王天苗（2004）的数据。

一、肢体动作问题

除了神经动作发展较慢外，重度智能障碍儿童对环境探索较无兴趣，如此恶性循环，导致没有行动动机，也缺乏动作经验。另外，他们的平衡功能与协调功能也较差。

以下是智能障碍儿童常见的知觉动作问题。

（一）动作发展迟缓

中重度智能障碍儿童，早期大部分有动作发展迟缓问题。而且精细动作发展迟缓的程度与智能相关（廖华芳等，1994；Molnar，1974）。有关非特异性智能障碍儿童的动作发展，Molnar 追踪翻身的平均年龄为 12 个月、独坐 16 个月、爬行 21 个月、独立行走 37 个月（Molnar，1974）。廖华芳等人追踪台湾地区 102 位非特异性智能障碍儿童的粗大动作发展，结果发现动作发展略提前（见表 4-4）（廖华芳等，1991）；然而因不同年代与群体，无法进行对比。

唐氏综合征儿童在 6 个月大前的发展与一般儿童无显著差别，6 个月大之后发展迟缓现象就越来越明显（见表 4-5）。部分研究显示，唐氏综合征儿童有比较明显的低肌肉张力，其动作发展与动作功能比非唐氏综合征智能障碍儿童差（Connolly & Michael，1986；Donoghue et al.，1970；Neligan & Prudham，1969；Gemus et al.，2001），因此唐氏综合征儿童的发展资料，无法完全作为非唐氏综合征智能障碍儿童的参考。唐氏综合征儿童特别在语言－动作互动上有障碍（Griffiths，1976），当接受口语指示或需口语表达时，其反应表现最差，因此治疗师要常使用动作示范（视觉指导）、反复练习及多重管道的感觉提示，以帮助其学习。

（二）低肌肉张力与低肌力

部分智能障碍儿童因额叶与小脑发育慢，故肌张力低（Harris，1981）。此外，大部分低张力的智能障碍儿童也常合并肌力不足现象，因此抗地心引力的躯干力量较弱，导致早期较不喜欢俯卧姿势，即使愿意俯卧，下肢也呈外张姿势。部分智能障碍儿童行走前也因此跳过爬的阶段。此外，学龄的唐氏综合征儿童的手握力以及下肢的肌力也比一般儿童低（MacNeill-Shea & Mezzomo，1985）。

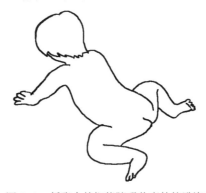

图 4-1   低张力的智能障碍儿童的俯卧姿势

（三）缺乏探索环境的兴趣，导致缺乏动作动机与经验

除了动作发展迟缓、动作控制能力较差之外，中重度智能障碍儿童对环境探索比较没有兴趣，因此常停留在一个静态姿势做自我刺激，恶性循环导致缺乏移位动作的经验与动机（见图 4-2）。

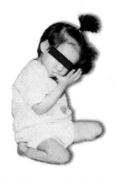

图 4-2   智能障碍儿童处于静态姿势且自我刺激状态

（四）平衡与协调功能较差

智能障碍儿童的平衡反应发展较慢，其平衡反应的发展与动作发展息息相关，即当站立平衡反应出现后，才有独立行走的能力发展。研究也显示唐氏综合征的儿童其受外力干扰时，平衡反应有反应迟缓的现象，肌肉协调策略也较差；而且其感觉整合平衡能力的发展也较正常儿童慢（Shumway-Cook & Woollacott，1985）。

（五）体适能与心肺功能较差

合并有低张力的智能障碍儿童，早期通常呼吸较浅，胸廓扁平，易有呼吸系统障碍，加上运动量少，因此他们的体适能与肺活量比正常儿童差。唐氏综合征儿童先天性心脏病若未在3岁之前矫治，则将导致日后动作功能发展迟缓（Coleman，1978）。

（六）关节稳定性差

由于部分儿童低张力，关节活动度较高，加之肌肉力量差，故关节稳定性差，容易发生关节变形，如扁平足、外翻足或膝关节后顶（Cremers & Bol，1993）。

唐氏综合征儿童最明显的肌肉骨骼异常是低张力及韧带松弛，通常造成扁平足、髌骨不稳定、脊柱侧弯、第1及第2脊椎不稳定（MacNeill-Shea & Mezzomo，1985）。

（七）步态偏差

唐氏综合征儿童常见偏差步态包括步长短、摆动期短与摆动脚过度外展、推进力低等，此问题被认为与神经肌肉协调、低肌力及肌张力有关（Wu et al.，2008）。

二、认知学习问题

关于造成智能障碍儿童认知学习问题的原因，一般有两种观点：一为认知缺陷或认知不足，另一为认知发展迟滞。前者认为因中枢神经系统或神经生理上缺陷而导致个体认知过程受阻；后者认为中枢神经系统并无缺陷，只是认知发展速率比其他正常儿童迟缓或有发展限制。

一般而言，学习是一种"任务"，要完成这种任务，儿童必须具备以下三方面的条件（Johnson & Myklebust，1967）：

（1）学习的基本能力：一般儿童在生理发展、心智功能、人格发展及社会适应等方面，能力都会随着年龄的增加而增加，因此其学习会越来越好。

（2）学习动机：学习除基本能力外，还应当有学习意愿，也就是"学习动机"。"学习动机"为个体动机的一部分。美国心理学家艾特肯逊（Atkinson，1965）认为动机可分为两种：

求取成功的动机：表现趋向目标的行动。

逃避失败的动机：设法逃脱学习情境，以避免预期的失败。

因此，如果一个人的"求取成功的动机"大于"逃避失败的动机"，那么，学习就比较容易成功。学习动机会随着情绪的成熟程度而有所不同。就笔者经验而言，婴幼儿时期常是"求取安全快乐的动机"大于"逃避不安全与痛苦的动机"。

（3）学习策略："学习策略"是指个体在达成学习目标时所采用的方法。根据亚雷和德西勒（Alley & Deshler，1979）的界定，学习或认知策略是个体获取、操作、统整、储存或检索信息的技术、原则或规定。认知或学习策略没有效率，除了是个体欠缺后设认知的技能外，也有可能是因年纪太小、缺乏经验，或是智能障碍者因中枢神经系统损伤或认知历程的一般缺陷，以致没有能力从经验中获得。

以"信息处理模式"流程图来解释智能障碍儿童的认知历程缺陷，从"感受器"接受环境中的刺激到"感觉记录器"的纪录储存，再到"短期和长期记忆"的运作，历程如果异常，将导致个体在注意力、知觉能力和记忆力三方面的缺陷；如果"反应发生器"和"动作器"的运作历程异常，将分别导致个体在符号、认知和表达能力等方面的缺陷。

因此，智能障碍者的学习特征如下（林美和，1992）：

（1）注意力缺陷：根据 Alabiso 研究指出，注意力有三大要素，包括注意力长度专注和选择性注意力。注意力长度是指个体执行任务所需时间长度；专注指抑制分心或偶发刺激的能力；选择性注意力系指辨识重要刺激的特征的能力（Alabiso，1977）。智障者注意力不能持久，不能同时注意较多的东西，易分心。

（2）知觉能力缺陷：智能障碍儿童在知觉上的障碍是无法对外来刺激加以整合，未能对知觉刺激把握较全面且重要部分，因而很难掌握事物的统整性。

（3）记忆力缺陷。

（4）概念化能力缺陷：是指个体将具体的事物转换为抽象的概念符号的能

力。换言之，是指个体对于概括性的名词或符号，能根据事物的意义或属性，建立其彼此的关系，进行比较或统整。如果概念形成有困难，个体就很难具有解决问题的能力，而智能障碍者这方面的能力最为不足。

三、合并的精神疾病

研究显示 0 ~ 22 岁智能障碍的儿童有 30% ~ 70% 合并有精神疾病，包括广泛性发展疾患，内含自闭症、注意力缺陷多动症（4% ~ 11%）、喂食及饮食性疾患、抽动性疾患、焦虑疾患、刻板动作疾患、行为障碍（33%）、情感性疾患、精神分裂症及其他精神病性疾患、创伤后压力疾患，强迫性疾患（Szymanski & King，1999）。

四、临床常见行为问题

超过 6 个月大时，两手在眼前晃动、注视，但不去抓取物体（注视手）；1 岁后，过动，在非长牙时期还会有流口水、持续拿玩具往嘴巴塞"口腔尝物"，以及重复性、无意义、刻板的动作行为，都是智能障碍常见的现象（Illingworth，1972）。这些早期异常行为发生的频率与将来长大之后的认知发展商数有显著相关（廖华芳等，1994）。在智能障碍儿童群体中，刻板动作行为与其智商高低有相关，有此行为者通常智商比较低（Baumeister，1978）。

五、早期发展

有关智能障碍儿童的动作与语言发展，通常以早期症状明显的唐氏综合征儿童为主。综合过去文献，唐氏综合征儿童达到早期各发展项目的月龄中位数，如表 4-5 所示（Berry，1984；Griffiths，1976；Shea，1991）。

唐氏综合征儿童在每个发展领域皆会受影响，以认知及语言方面迟缓程度最明显。唐氏综合征儿童达到发展里程碑的年龄受许多变量影响（Shea，1991）。由于语言的发展与认知功能密切相关，早期借由探究环境、操作物体等知觉动作学习，来促进对物体概念的理解，进而了解物体的名称及使用，对语言的发展有帮助。

表 4-5　唐氏综合征儿童达到各发展项目的月龄范围与中位数

发展项目	范围 / 月	中位数 / 月
社会性微笑	1.5 ~ 5	2
翻身	2 ~ 12	6
独坐	6 ~ 28	10
腹部贴地爬行	7 ~ 23	11
腹部离地爬行	9 ~ 27	14 ~ 15
独立站立	8 ~ 42	16 ~ 20
独立行走	12 ~ 65	24
说单字	5 ~ 22	10
说二字短句	8 ~ 45	18

（整理自 Berry et al.，1984；Griffiths，1976；Shea，1991）

第五节　预后

一、早期身心发展与智能的相关性

在一般儿童中，仅由单项发展里程碑来预测其未来智能不可靠，然而对智能障碍儿童仍有部分参考价值，如 Wendt 等人发现智能障碍儿童其早期的动作与语言发展比正常儿童慢，且轻度智能障碍儿童的发展优于中重度者（见表 4-6）（Wendt et al.，1984），到 12 个月大还不会扶持行走与说话的儿童，在学龄期被诊断为智能障碍的概率是其他儿童的 14 倍，其阳性预测率为 26%（Wendt et al.，1984）。具高阳性预测率的发展测验可协助预后的判断。

表 4-6　不同智商类别儿童在 12 个月达到各发展项目的百分比

发展项目	智商 < 50	智商 50 ~ 70	智商 71 ~ 85	智商 > 85
独站	12%	24%	68%	83%
扶持行走	21%	65%	91%	97%
独立行走	5%	8%	42%	65%
说单字	26%	39%	64%	77%
说单字与扶持行走	12%	22%	57%	73%

（摘自 Wendt et al.，1984）

如前所言，施测年龄越大（如 18 个月大后）（Largo，1990），儿童发展迟缓越严重（Lundberg，1979；Largo，1990），早期发展分数对未来智商的预测性越高。综合过去文献，早期各发展领域中，以认知、语言、精细动作和综合发展商数，与未来智商具高相关，而粗大动作发展商数与未来智商的相关度较低（Capute et al.，1985；Largo，1990；Liao et al.，1992；廖华芳等，1994）。

Largo 曾追踪 78 位在 12 个月大时被诊断为身心发展迟缓的儿童（发展商数小于 85）到 9 岁。在 18 ~ 24 月大时的发展商数小于 85 者，有 98.7% 在 7 ~ 8 岁仍属于这个类别。在 18 ~ 24 月大时的发展商数小于 40 者，到 7 ~ 8 岁大时属这个类别；而发展商数 40 ~ 70 者，到 7 ~ 8 岁，有 75% 维持在相同程度，21% 则降到发展商数 40 以下（Largo，1990）。

此外，家庭社经地位、母子互动关系、一般环境质量也是预测 4 岁儿童智商的有用指标。Bradley 及 Caldwell 发现早期提供合适的游戏材料是影响中低收入家庭儿童 3 岁时智力的重要因子（Bradley & Caldwell，1980）。

由于造成身心发展迟缓的原因很多，在发展评估中，除发展测验外，有无异常动作形态与姿势反射（Bobath & Bobath，1978；Milani-Comparetti & Gidoni，1967），以及不同发展领域间的相对发展速度等（Hagberg & Lundberg，1969；Lundberg，1979），均是诊断的参考。对于极低体重早产儿，有无合并脑性瘫痪为其将来长大后的智商的最重要预测指标（Pleacher et al.，2004）。

二、独立行走的预后

研究显示，单纯智能障碍儿童只要早期干预，90% 以上经训练皆可达到独立行走（廖华芳等，1991）。智商 20 以上都会独立行走；即使智商小于 20 者，85% 在 7 岁前会行走（Donoghue et al.，1970；Illingworth，1972）。因此，独立行走不应当作智能障碍儿童最重要的疗育目标。对于极重度没有实用性适应行为的安全与交通技能的儿童，应以功能性行动的概念思考其移动功能的疗育。

智能障碍儿童的智商与独立行走年龄有关，智商大于 50 者，4 岁前一定会行走；智商 30 以下者，大于 5 岁还不会行走的概率较高。换言之，较早会行走的智能障碍儿童，其智商不一定会较高；但较晚行走者，通常代表有严重的智能障碍。此外，环境因素会影响智能障碍儿童独立行走的年龄，早日被送入教养院的儿童，比在家中扶养的儿童较晚独立行走（Donoghue et al.，1970；Griffiths，1976）。Donoghue 认为智能障碍儿童智商与行走年龄相关，可能两者都与其脑伤程度有关（Molnar，1974）。

姿势反应的发展与行动功能相关，若智能障碍儿童发展出姿势反应之后，只需1～4周的时间，就可以将相当那个姿势反应的动作功能训练成功（Molnar，1974）。此外，行走前移位方式与独立行走年龄有关。

非唐氏综合征的智能障碍儿童动作能力优于唐氏综合征儿童（Connolly & Micleal，1986），唐氏综合征儿童有心脏病者的粗大动作里程碑达成年龄较无心脏病患者晚（见表4-7）（Shea，1991）。

表4-7　唐氏综合征儿童有无心脏病达成各粗大动作项目的平均月龄

项　目	达成月龄	
	没有心脏病或有轻度心脏病	有中度或重度心脏病
独坐	9.6	15.0
手脚交替离地爬	19.4	22.3
协助下站立	14.0	21.5
独立行走	25.0	32.2

（摘自：Shea，1991）

总结，影响智能障碍儿童动作发展因素包括（Shea，1991；Haley，1986）：

（1）先天性心脏病的严重程度。

（2）低张程度。

（3）姿势反应（如翻正反应、保护性反应）。

（4）平衡功能。

（5）行走前移位方式。

（6）认知功能。

（7）环境。

三、独立行走前的移位方式

Illingworth早在1968年就提及，一般儿童有些属于晚起步者，粗大动作发展与精细动作发展速度不一致，或用臀部移动而不用爬的，臀移者会较慢独立行走（Illingworth，1972）。Largo研究发现，一般儿童独立行走前的移位方式是：87%的儿童经腹部贴地爬行、腹部离地爬行再到达独立行走；13%的儿童使用变异性相当大的各种移位方式，如8%只经腹部贴地爬行或腹部离地爬行，2%以坐姿方式移位（臀移组），3%直接由坐到走（直接行走组）（Largo，1985）。臀移可能因素为：家族史（Robson，1970）、低肌肉张力、两边肢体的动作从小不对称、韧带松弛等因素（Bottos et al.，1989）；性别、出生体重、怀胎月数与社经地位等因素与行走前移位方式无关（Bottos et al.，1989）。

独立行走前移位方式与未来发展的关系如何？比较臀移组、爬行组与直接行走组的发展，对于高危险群与一般儿童来说，直接行走者有较高比例较早会走，有 1/3 儿童在 10 个月前便会独立行走（Bottos et al., 1989）；臀移组的独坐与独立行走年龄都比爬行组慢（Robson, 1970）。对于发展迟缓儿童，直接行走组达到独立行走年龄中位数为 22 月，爬行组为 28 月，臀移组为 55 月，三组间有显著差别（Liao et al., 1992）。因此，独立行走的达成，直接行走组优于爬行组，又优于臀移组。因此爬行的发展并不是较早达成独立行走的必要因子（Liao et al., 1992）。Bobath 认为，臀移者较无机会使用直立行走所需的伸直肌，因此造成行走迟缓（Bobath & Bobath, 1978）。

对于发展迟缓儿童，3 组儿童在 BSID 与 CCDI 方面，除粗大动作发展商数外，三组间并无显著差别，显示行走前的移位方式与智能无关（Liao et al., 1992）。上半身动作发展正常，由腋下垂直吊起时，有似坐在空中的姿势，并拒绝下肢承重站立的儿童，60% 属臀移，也较一般儿童更晚独立行走，但这些儿童行走前移位方式与行走年龄无关，这些儿童后来智能也都在正常范围（Haidvogl, 1979）。阅读迟缓儿童的爬行姿势与其阅读能力无关（Robbins, 1967）。因此，行走前的移位方式与认知似乎无关。

四、长大后能力

智能障碍严重度与长大后的能力请参考表 4-1。轻度智能障碍儿童发展速度为一般儿童的 1/2 至 2/3，可至约小学 6 年级的阅读能力，影响其长大后能力的除认知功能外，适应性及社会性功能也更重要。有些可以一般就业，独立生活，以及结婚生子，但有些则须在庇护工厂或社区家园生活。中度障碍儿童发展速度为一般儿童的 1/3 至 1/2，学校的课业能力较差，社会发展也较慢，可是大部分具小学 1 ～ 3 年级的阅读能力，经教导可生活自理，预后视共病症多寡，大多需在社区家园中生活，少数可在庇护工厂工作，只有极少数结婚并养育儿女。重度障碍儿童发展速度为一般的 1/4 至 1/3，通常要到 4 ～ 5 岁才有语言能力，或是永远无口语表达，有些经训练可了解一些重要的标示或符号，比如"出口""停止""危险"等，不论在社交互动技能还是生活自理方面都必须在中学时继续训练，若无合并行为异常时可以在庇护工厂及社区家园居住，但大部分生活自理或社交互动都要旁人协助。极重度障碍儿童的发展速度为一般儿童的 1/4 以下，根据身体的状况需要很多协助，无法有阅读的能力，长期预后影响因素很多，变异性大，有些完全依赖，有些自己可吃穿、有些许语言或是有些朋友，其安置根据他们所需要的医学照护、行为问题而决定（Pivalizza & Miller, 2011b）。

唐氏综合征儿童认知年龄的增加幅度会随着生理年龄的增加而减少，可能因认知发展阶段的转化有困难（Cicchetti & Beeghly，1990）。轻度智能障碍儿童在学前阶段，虽然在语言发展或行动上有轻微迟缓现象，但不至于引起父母太大的注意，通常不会被发现有智能障碍；大部分的儿童在入学后，由于在课业学习上发生困难，才被鉴定为智能障碍儿童。轻度智能障碍者尚有接受学校基本学科教育的部分能力，在社会与职业技能方面，通常能学会最低限度的自立（王振德，1989）。

五、寿命

Katz 整理过去的文献发现智能障碍者平均寿命较一般人低，越重度者其平均寿命越低。轻度智能障碍男性平均寿命为 45 ~ 58 岁，女性为 48 ~ 50 岁；中度智能障碍男性平均寿命为 37 ~ 45 岁，女性为 41 ~ 50 岁；重度智能障碍男性平均寿命为 17 ~ 29 岁，女性为 14 ~ 29 岁（Katz，2003）；极重度智能障碍者的寿命与移动能力密切相关。无移动能力需要管灌食者约 80% 在 10 岁前去世，死亡原因大部分是呼吸道疾患；极重度儿童有移动能力但无法独立行走者平均寿命约 20 岁（Pivalizza & Miller，2011b）。

第六节　发展迟缓儿童的疗育

一、疗育原则

有关于早期疗育的训练计划当中，依据"发展启动机制"，发展迟缓儿童的疗育原则如下：鼓励探索，教导基本技巧，促进发展进程，引导复习旧有技巧并延伸新技巧，保护儿童免于不当的责备或取笑或处罚，提供丰富且有反应的语言环境（Ramey & Ramey，1998）。

二、减少智能损伤的干预原则

早期干预的世界潮流，已由发展迟缓儿童的疗育，转至发展迟缓儿童的预防与促进健康，强调儿童发展的危险因子与促进健康因子的探讨与运用，如 Sameroff 等人（1987）的研究显示，4 岁儿童的智力发展的危险因子包括贫穷、没有父亲，父母亲的低教育程度、严厉的育儿风格、弱势群体的身份、父母亲的药物滥用、母亲的心理疾病和家庭的人数多等。多风险因子才对发展有妨碍，单一风险因子对发展不一定有妨碍（Sameroff et al.，1987）。因此早期干预不仅要促进儿童的能力，也要干预环境，若能及早减少风险因子，便可预防儿童智能障碍的概率。

增进智能的干预原则如下（Brown et al., 1979; McEwen & Hansen, 2006）:

（1）以具体事物取代抽象描述。

（2）尽量减少可能引起儿童分心的因素。

（3）由于智能障碍儿童一次只能学习少数事情，因此应对每一个训练活动进行步骤分析（工作分析），分段训练儿童。

（4）依据训练、复习以及过度学习的原则。智能障碍儿童需要重复练习多次才能达到学习目标；当新的技巧没有规律重复练习时，可能就很快忘掉。因此需要活动设计配合日常生活情境和作息，使其自然有重复练习的机会。

（5）因为智能障碍儿童的反应时间较长，因此训练者需要耐心等待，不能一再催促。

（6）训练内容应由简单到困难。

（7）目标具体。

（8）善用增强原理。

（9）设法使儿童了解指令。

（10）要经常评估表现的正确性，让儿童了解训练的进展，并有机会自我检视技巧正确与否。

（11）要提供不同的机会，使儿童可在不同的环境练习类似的技巧，以增强类化技巧。

（12）由于中重度智能障碍儿童反应变化较少，日常生活的安排应尽量规律、固定，以建立其良好的生活常规。

三、物理治疗原则

除依循早期疗育的原则外，还应以功能性任务取向及动态系统理论来分析儿童的知觉动作问题，找出主要的控制因子。知觉动作方面可以由儿童目前的能力预期未来发生动作迟缓与障碍的可能性，并预先减少其障碍。目标设定应具体可测量，要包含五个 W：谁（Who）、做什么（What）、在何种情况（What）、要做到什么程度（How）、何时会完成目标（When）。现将发展迟缓儿童的物理治疗原则简述如下：

（1）团队干预，包括父母或主要照顾者的参与：大部分智能障碍儿童，除了智能发展比较慢之外，还有其他的语言、动作与情绪方面的问题，因此需要团队干预。在各种团队干预模式中，跨专业整合模式被认为是一个很好的模式。

（2）疗育目标设定大致参考发展的次序，以在萌芽期，功能需求性高，符合家人期待优先：普通儿童的发展次序大致由简单到复杂，因此可作为训练的参考，但也并非一成不变。

（3）间接治疗与咨询：发展迟缓儿童早期生活环境主要为家中，因此建议以家庭为中心的早疗干预方法；若儿童已进入发展中心、托儿所、幼儿园或学校就读，则建议采用以教师为直接服务提供者的跨专业整合模式。因此物理治疗师的服务方式以间接治疗与咨询居多，其相关原则请参考发展障碍儿童的居家处理。鉴于中重度智能障碍儿童的首要训练目标为日常生活独立，因此应以与日常生活相关的移动能力、生活自理能力为训练重点。

（4）早期知觉动作训练：将于下段详述。

（5）提供知觉学习与适当感觉刺激：通过环境与活动安排，提供儿童知觉学习与适当感觉刺激，经由感觉整合活动来增加他们的动作控制能力及认知学习。

（6）养成运动的习惯，以增进体适能：迟缓儿童的体能跟协调能力都较差，因此可以利用一些体育活动来促进他们的体能及肢体的协调能力。这些体能活动应有趣、运动量渐增、规则简化且不具危险性，如各类体操、球类、田径、游泳等运动。

（7）以活动刺激其思考，增加其对环境的兴趣，以促进活动的动机：智能障碍儿童除了动作发展比较差外，其认知学习更是主要障碍，因此在知觉动作训练的同时，可以增加一些游戏来刺激其思考。如对一个正要开始认识图形的儿童进行跳方面的训练，可以在他面前画一个三角形与圆形，然后让他选择是要跳到三角形还是圆形里面去。更早期则可注重诱导他对环境的兴趣，使他对操弄物体与移位的动机更强。

（8）行为改变技术的使用：对儿童的知觉训练，应配合行为改变技术。使用适当增强物可以使儿童对动作的学习更有动机。如注意训练用具和训练手法的呈现方式，使儿童较有反应；当儿童有正确反应时，应注意增强。

（9）辅具的使用：坐、移位辅具可提升与环境互动的能力；支架可以提供关节的稳定。对于关节不稳定容易变形的儿童，于站立训练时应防止关节变形（见图4-3）。

四、知觉动作训练

（一）发展迟缓儿童的知觉动作训练原则

（1）早期动作疗育的目标是诱发主动探索行动与功能性动作行为相关的动

作形态，因此越早开始越好（Ultrich et al.，2008）。

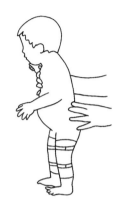

图 4-3　以膝副木协助，训练发展迟缓儿童于站立姿势的控制方法，
轻拍前后左右，刺激平衡反应

（2）头部控制的重要性与训练方法：由于大部分姿势的控制是由头部开始，因此早期加强头部控制可帮助儿童发展其他方面的动作发展，增加幼儿与外界环境互动的机会。

（3）抗地心的肌肉控制：正常儿童在动作发展过程中，抗地心的躯干肌肉控制是由伸直控制先开始。然而训练低张力或肌力弱儿童的头部控制时，需考虑由低重力臂的姿势开始训练其头部控制；因此接近直立姿势的半俯卧、半仰卧姿势或支持性站立姿势都是较容易成功训练头部与躯干控制的姿势。

（4）俯卧姿势的好处与训练方法：若儿童不排斥俯卧姿势，早期可尽量摆在俯卧姿势增强身体伸直肌力；此外，于俯卧姿势操弄玩具或是之后发展出的爬行，有助于躯干旋转的动作以及将来站立和行走姿势的控制，图 4-4 为协助维持四足跪姿的手法。如果儿童由于躯干肌力过弱或于俯卧姿势下呼吸过于费力而排斥俯卧姿势，千万不可勉强；如前所述，爬行对儿童发展无绝对影响。

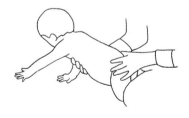

图 4-4　训练发展迟缓儿童于四足跪姿势下动作的控制手法

（5）下肢早期承重能力的重要性与训练方法：对于低肌张力儿童，直立姿势时不需大的躯干肌力，反而有助于训练肌肉控制。且站立姿势可以提供下肢早期承重的经验，与行走动作形态较接近。此外，在儿童仰卧姿势下于脚底加压，

鼓励儿童踢脚；或扶其双腋，甩动其下半身后，将其双脚接触地面；或在支撑下鼓励儿童做上下跳跃等动作，都有助于下肢承重与肌力的增加。于直立姿势下携抱也可训练发展迟缓儿童下肢承重能力提升（见图 4-5A、4-5B）。

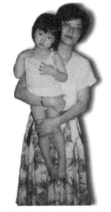 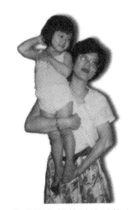

A. 初期给予较多支撑，并抱得　　　　　B. 儿童能力较佳时给予较少支
较低　　　　　　　　　　　　　　　　撑，并抱得较高

图 4-5　将发展迟缓儿童抱于直立姿势以使其习惯

（6）稳定坐姿的重要性与训练方法：一旦头部控制发展出来，即要加强坐姿平衡训练。发展迟缓儿童的平衡发展较慢，未能独坐前，尽量利用一些辅具协助维持坐姿，以增加个案与外界互动、手眼协调能力，进一步促进智能、情绪的发展（见图 4-6）。

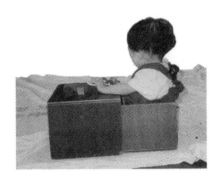

图 4-6　以简单箱类器具即可协助发展迟缓儿童维持稳定坐姿，以方便进行双手学习活动

（7）改变姿势能力的重要性与训练方法：很多中重度发展迟缓儿童，易有陷于某固定姿势，少有移动姿势的表现，这种习惯建立以后会妨碍他对周围环境的探索，因此早期应增强、诱发自行移位的能力，或是家长协助其更换位置时，尽量用关键点的控制手法。早期躺到坐、坐到爬，大都经历侧坐转身的姿势，因此侧坐姿势的控制训练（见图 4-7、图 4-8A—D），有助于转位，早日获得独立移位与探索环境的能力。

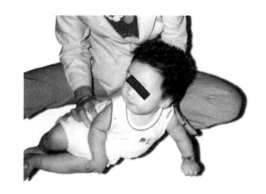

图 4-7 以关键点控制手法协助发展迟缓儿童学习转位技巧

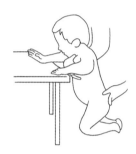

A. 儿童两手扶着桌子, 诱发重心
向右移, 使其左脚向前跨出

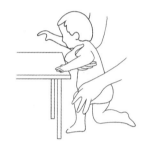

B. 将儿童往前往上带, 左手协助
左下腿维持稳定

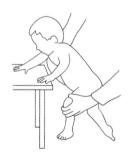

C. 鼓励儿童用力站起并给予适当
的协助

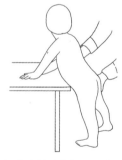

D. 视儿童的稳定性, 逐渐移开协
助, 并给予口头鼓励

图 4-8 由跪到站的诱发方法

（8）站与走的重要性与训练方法：儿童能否独立行走，是一般家长最关心的问题。因为行走除了可以独自移位、探索环境外，还具有社会意义；此外，儿童能早日到学校去接受教育也需具备行走能力。除了站与走路功能训练外，发展迟缓儿童的站姿平衡控制也很重要。为了让其有早日移动能力，以促进其探索环境及生活独立，可适时使用学步车、助行器或电动车。然如前所述，生活场域的参与，功能性行动能力一定要加上儿童判别环境的需求，并适当因应的适应性行为。

（9）促进姿势控制与平衡反应：使用环境安排、平衡反应诱发技术、行为改变技术或设计活动，使儿童在各种感觉环境中进行活动时学会保持稳定或平衡。

（10）感觉整合活动的运用：对于发展迟缓儿童可以经由触觉、本体觉、前庭觉与视觉各种刺激，来增加其知觉动作控制能力。研究已证实唐氏综合征儿童如果在训练时同提供较多感觉的模式，如视觉、本体觉以及听觉等提示，则学习速度会较快（Bertoti，2008）。契尔努特动作组织治疗（TAMO）（Tscharnuter & Baltacis，2001），也可用于发展迟缓儿童动作的促进。

（11）有趣且有具体目标的知觉动作活动可加强学习效果：根据儿童各项能力，配合游戏治疗与游戏发展原则，设计个别或团体活动。

（12）对智能障碍儿童的知觉动作训练需整体考虑其动作、认知、适应行为的发展，以全面发展其潜能。在选择训练活动时，除考虑配合其动作发展、智能发展，也需要考虑其实际年龄。

（二）功能性活动取代发展性活动

由于发展迟缓儿童学习类化较有问题，使用功能性活动训练较易达成其功能性独立的目标，也可加速其相关动作技巧的获得（Ultrich et al.，2008）。表4-8为将发展活动转化为功能性活动训练的一些例子。此外，训练活动的设计，应以有趣的游戏方式进行，并融合于日常生活照顾与训练中，因此父母及主要照顾者的参与非常重要。对于迟缓儿童的训练，重复学习是必要的。针对同一目标，可以设计不同活动来反复训练。例如要训练躯干伸直，可用爬行器爬行，或俯卧大球姿势下丢球或似俯卧携抱。

表4-8　发展概念性活动转化为功能性活动的例子

发展评估项目	欲发展的能力	功能性活动例子
走平衡木	平衡功能	·走花台 ·走过运动场的露天座椅走道 ·走山上狭窄走道
丢球	上肢大动作	·与朋友玩丢接球游戏、玩丢篮球、躲避球、丢飞盘 ·丢纸团到垃圾桶
叠积木	手眼协调	·叠杯子 ·叠书本 ·叠盘子
折纸	手眼协调	·折报纸 ·折衣服

续表

发展评估项目	欲发展的能力	功能性活动例子
插豆板	手眼协调、物体间结构性概念	· 将吸管插入杯中 · 将吐司放入烤面包机 · 将钱投入贩卖机投币孔 · 将铅笔放入削铅笔机 · 将袜子放入鞋中
单脚跳	高级平衡与移位功能	· 跳房子、跳绳、跳舞

（三）站至行走功能的训练

行走常是发展迟缓儿童父母最关心的，因其是能否进入融合班及参与一般社区活动的关键。为促进发展迟缓儿童能早日有站及行走的能力，将其一般训练的方法及步骤整理于表 4-9。

表 4-9　发展迟缓儿童站与行走的训练方法及步骤

1. 准备期
· 抱于直立的姿势（见图 4-5）
· 减低脚底的敏感度或前庭的敏感度
· 给予脚底载重的本体刺激
· 加强头部、躯干于直立姿势的控制能力
· 两脚交替踢或跨步动作的诱发

2. 支持性站立期
· 副木支持膝部、腰部，协助维持直立姿势，一开始在脚底踏软垫，以防止脚底刺激过大（见图 4-3）
· 用甩动下半身、脚底触地的诱发方法，引发下肢载重的反应
· 站立与跳动的训练
· 训练手抓支撑物站立、站起（见图 4-8）
· 安排活动使儿童手扶桌面玩耍
· 安排活动，使其身体重心做前后、左右移动
· 将其下肢摆在对称或不对称站立姿势
· 注意鞋子对脚的支撑是否足够
· 由稳定性支撑物发展到不稳定支撑物
· 坐站姿的平衡训练

3. 支持性行走期
· 跑步机合并悬吊系统训练
· 关键点诱发，扶腋下或骨盘处来移动其重心，诱发跨步动作

续表

- 由扶腋下至牵双手再至牵单手，随着能力的增加，逐渐减少对其的支持，最后让儿童拉着呼啦圈，训练者拉呼啦圈圈另一端以作独立行走的准备。另也可用腰带、胸带支持儿童行走
- 在平衡能力尚未完全发展出来，应训练儿童扶着矮家具侧移、扶着墙壁侧移，甚至推椅子、助行器、推大球、扶绳索前进，以增进其独立移位的动作控制（见图4-9）
- 站立平衡训练
4. 独立行走期
- 开始在平稳地面，渐进在不平地面，如斜坡、草地，以增加平衡能力
- 跨越障碍物的能力
- 注意行走的速度、耐力、稳定度、空间概念，是否符合功能性要求
- 双重任务训练，如拿着各种物体行走、一面走路一面交谈
- 开放环境的行走，如逐渐由户内到户外街道，上下人行道，穿越十字路口（看红绿灯），于各种地面行走等
5. 休闲运动的准备
- 更高阶的直立移位，如上下楼梯、走高台、跑、跳等
- 折返跑等身体灵活度运动
- 滑步、跑跳步等律动活动
- 跑800米等体适能活动

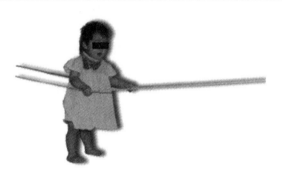

图4-9　让儿童站立，并沿着两端固定的绳子行走，作独立行走的准备

　　每周5天、每天8分钟的跑步机合并悬吊系统训练，也被证实可使唐氏综合征儿童提早3个月达成独走（Ulrich et al., 2001）。个别化高剂量训练的效果高于低剂量训练（Ulrich et al., 2008）。

　　（四）平衡功能训练

　　平衡功能是指在一个感觉环境中能控制身体的重心在支持面的上方，以维持一个抗地心引力的直立姿势的能力。感觉环境包括不同的视觉、前庭觉以及本体觉等各种感觉输入。具有良好平衡能力者要能够整合不同感觉，自动调节其肌肉

收缩，使身体维持在抗地心引力的姿势以从事任何活动。利用对相关变量的操控，可使儿童的姿势控制与平衡能力越来越好（见表 4-10）。

表 4-10 站立姿势控制与平衡功能训练操控的变量（由易至难）

变量	由易至难
支持底面积大小	大＜小
支持底面积形状	正方（对称站）＜斜长（跨站）＜窄长（脚跟对脚尖站）
视觉信息	睁眼＜闭眼＜视冲突
本体觉信息	稳的地面＜不稳的地面
外力干扰—力量大小	小＜大
外力干扰—提示	提示＜无提示
外力干扰—力量加速度	小＜大
外力干扰—方向	左右＜前＜后＜斜向
外力干扰—规律性	规律＜不规律
自行移动重心	距离、力量加速度大小、方向似外力干扰变量
支持面	固定支持面＜移动支持面，固定姿势反应与跨步反应皆需训练
同时进行的活动所需的专注力	低＜高
外部支持	高＜低

例如，可以减少支持底面积的方式来增加维持站立平衡的难度。在感觉整合能力方面，可以经由改变视觉刺激，如将眼睛蒙起来或是戴灯笼类帽罩；或干扰本体觉，如脚底踩不稳的地面。训练反应性姿势控制能力时，外力干扰力量可由慢到快、由小到大、由预警到非预警、由规律性到非规律性。此外，儿童是否能够自主做前后左右规律性移动的能力，也是预期性姿势控制中重要的动态平衡，可以利用律动、节拍器或是用灯光让儿童学会前后左右的规律性重心的摇摆。

五、辅具的使用

发展迟缓儿童辅具的运用已不再局限于功能补偿，而是积极促进。如利用摆位辅具，可促进儿童与环境的互动，让儿童可以稳定维持坐姿玩玩具或增加和其他儿童互动的机会（图 4-6）。此外，利用一些特殊开关，可让儿童容易玩弄玩具，以促进认知发展。另外，也可以使用电动车来帮助移位能力、增加探索环境的机会。智力年龄 18 个月以上的儿童就可以学习使用电动车，除了可以加强使用工具的能力，同时也得到独立的自信。

六、体适能训练与身体或体育活动

近年来对年龄较大的智能障碍儿童强调体能与动作技巧，使其将来能够参与各种残障体育竞赛。于体育技巧的学习，在实际练习之前，先给予心像练习，证实可增加学习效果（Hemayattalab & Movahedi，2010）。

体适能训练对智能障碍青少年及成年人就业的生产力、心智的警觉性及新陈代谢功能的促进都有正向的结果。智能障碍者有较高比例的肥胖症、体适能也较低，在唐氏综合征者中尤其明显，高强度的运动或身体活动，如跑步、足球、篮球、阻力训练可以有效改善心血管体适能、工作时的体能表现与耗体力工作的持久性（Varela et al.，2001；Andriolo et al.，2010）。此外，预防肥胖宜在唐氏综合征者 2 岁前开始进行（Ostermaier，2011）。

过去唐氏综合征儿童由于第 1、第 2 颈椎的不稳定，通常被警告不得参与学校的体育活动，但最近的研究显示，虽然唐氏综合征儿童有颈椎不稳定的现象，但是参与体育活动不见得会增加伤害的概率，因此目前并不赞成限制唐氏综合征儿童参与体育活动的机会。美国小儿科医学会于 1995 年对于唐氏综合征儿童第 1、第 2 颈椎不稳定的问题，进行了系统性的文献回顾，研究结果并无法提出无症状的唐氏综合征儿童进行体育活动会受伤害的相关证据（Cremers et al.，1993）。

对已有类似脊髓损伤症状的唐氏综合征儿童，建议在运动之前先进行放射线检查及理学检查。训练唐氏综合征儿童应警惕第 1、第 2 颈椎不稳定的症状，在有异样时要立刻就医。目前特殊奥运会仍要求唐氏综合征患者参与体育竞赛应有颈椎部位的 X 光检查。而唐氏综合征患者颈椎方面相关的检查的效度及其与运动伤害之间的关联仍有待进一步研究（American Academy of Pediatrics，Committee on Sports Medicine and Fittness，1995）。

有些幼儿嘴巴不能闭合，因此习惯用嘴呼吸，以致感染概率增加，要增强嘴巴闭合以鼻呼吸的能力。除外，低肌张力儿童呼吸较浅，所以要增加胸部活动度与深呼吸功能。对较高年龄智能障碍儿童，可以吹奏管乐器来增加他的肺活量。有趣的体能活动也可养成其规律运动习惯。

七、感知觉干预

（一）感知觉异常征象的分析与处理

"婴幼儿感觉量表"（Infant/Toddler Sensory Profile）四种感觉异常类别的干预原则（Dunn，2002）请参考表4-11。此外，Dunn等人也将日常生活中常见的感觉处理异常征象整理如表4-12（Dunn，1996）所示。治疗师可通过行为观察或教导家长观察，了解儿童的感觉问题；疗育方面，除借由感觉处理将儿童的感觉功能正常化外，也可借由环境或生活方式的改变使儿童的知觉动作表现改善。当儿童感觉较敏感时，给予的刺激必须低强度、规则、稳定且慢而重复；当儿童感觉较迟钝时，提供的刺激则需高强度、不规则、快速等，然而最重要的是要提供有趣的活动环境，使儿童可以自行依据自己的需求，寻求有利于自己感知觉刺激的活动进行。如对碰触过分敏感、活动量过多，或易分散注意力的儿童，深部压力的感觉会让儿童的活动较有条理些，关节加压可增加稳定度。治疗师通常把儿童夹在两块垫子之中，挤压之后，儿童变为较安静，较不会乱蹦乱跳。在其他有所帮助的活动中，治疗师会把关节挤压或拉开，用以刺激关节内的本体觉感受器。适度的感觉与经验对儿童是非常有帮助的。

表4-11 四种异常感觉处理类型、特性及干预原则

类型	特性	干预原则	干预范例
低登录量	对外界事物明显无兴趣，一切无精打采的样子	增强任务的明确度，提供环境的一些提示	增加刺激的对比性增加生活作息的变动性
感觉敏感	容易分散注意力，或许过动	不要有太警醒性刺激，需要分辨性刺激（如稳定性接触及可预期的视觉与听觉刺激）	不要有太多的弯腰，过分摆动的大动作
感觉寻求	持续性主动性去玩弄周遭事物，制造声音等	安排其生活作息活动上，让他自然接受很多感觉输入机会	在上课过程中，要求儿童帮忙老师擦黑板，以促使他起来走动，增加前庭刺激的机会
感觉逃避	主动去避免感觉刺激超过阈值，所以会有破坏性或反抗行为；或日常活动有非常固定的规则	减少他不熟悉的感觉刺激，然而也逐渐提供不同的感觉经验给他	把不同质感的麦片混杂在一起当作早餐

（参考自Dunn，2002）

表 4-12 常见感觉处理异常征象

感觉系统	个人卫生	衣	食	家政	学校／工作	娱乐
体感觉	·被水溅到会逃避 ·推开毛巾／浴巾 ·洗头发及吹干时会哭闹 ·嘴唇沾到牙膏会皱眉头 ·如厕后擦屁股会紧张	·只能忍受某些材质 ·较喜欢贴身衣服 ·对稀薄材质敏感 ·穿脱衣服会哭闹 ·常拉下帽子、头饰及配件	·只能忍受一种温度的食物 ·当粗糙的食物或食具放进嘴巴里时会反胃 ·当擦脸时会畏惧躲避 ·手张开以避免碰触餐具或食物	·避免参与会弄湿或弄脏衣服的活动 ·无法忍受掉在手臂上的小麦糊	·当胶布或胶水沾到皮肤时会哭闹 ·对轻拍或拥抱会过度反应并逃避这些行为 ·只能接受特定铅笔、纸及木制物品 ·当尝试打字时手会张开	·仅能接受某些材质或类似材质的玩具 ·无法持续握住玩具或物体 ·常将物体放入口中
本体感觉	·无法举起较重的物体（如一块新的肥皂）	·无法承受较重的衣物 ·将手及脚套进衣物中时，没视觉辅助会不准	·无法切肉 ·尚未吃完需咀嚼的食物就觉疲累	·靠在墙角搅拌牛奶	·进行活动需靠外在支持物协助稳定，将四肢勾在家具上以增加支持 ·手及手臂重复动作（自我刺激）	·在玩时无法持续动作 ·游戏容易疲累
前庭觉	·弯腰洗脸时无方向感 ·弯腰洗脚时会跌倒	·弯腰穿袜子时，会方向错乱 ·穿脱衣服晃动太大会哭闹。	·吃饭时头部会僵硬地保持同一姿势 ·吃饭时改变太多头部位置会方向错乱	·避免身体前倾去拿取厨具	·避免转头看人或转头寻找声音来源 ·头会不停转动（自我刺激）	·避免进行含有大动作的游戏 ·过度摇晃 ·过度渴望有动作的活动

续表

感觉系统	个人卫生	衣	食	家政	学校/工作	娱乐
视觉	·在碗柜中无法找到汤匙 ·不易在抽屉中找东西 ·在牙刷上会挤偏牙膏	·无法在有花样的衣服上找到纽扣 ·穿衣服时会穿错袖孔	·会忽略餐桌上的餐具 ·当食物颜色和餐盘一样时,进食会有困难	·无法确定橱柜里罐头的正确位置	·无法确认纸上图案或字的位置 ·无法确定沟通板上想要东西的位置	·难以进行配对、分类的活动 ·难以在杂乱的柜子上寻找玩具
听觉	·听到吹风机声会哭闹 ·听到流水声会不舒服 ·听到冲马桶声会紧张	·会因衣服产生的噪声而产生错乱	·听到餐具互碰声会错乱 ·进食时会因说话声而中断	·会被吸尘器的声音搞得错乱 ·当工作时会被电视或收音机的声音搞得错乱	·会被轮椅的嘎吱声搞得错乱 ·无法忍受噪声 ·对房门关闭声音过度反应 ·在走廊上也会注意冲马桶的声音	·游戏时会被其他声音打断 ·摇晃玩具产生声响会吓一跳
嗅觉/味觉	·尝一口牙膏会反胃 ·闻到肥皂味道会痉挛	·对衣服的新味道过度反应	·仅能接受某些味道的食物	·房子用清洁剂清理时会觉得不舒服(清洁剂的味道)	·对陌生人会过度反应(新的味道)	·在玩玩具之前会先闻其气味或尝其味道

整理自:Dunn,1996。

（二）多感官刺激环境

多感官治疗在 1970 年代后期由荷兰学者提出,又称"控制下的多感官刺激环境",即在放松状况下提供动态和视觉、听觉、触觉与嗅觉刺激,以期达到动静平衡的疗育目标。一个系统性文献回顾提出,其可能有助于改善智能障碍儿童的负向行为（Lotan & Gold,2009）。

八、家长训练课程

1960 年代,使家长主动获得亲职技巧（Kaminski et al.,2008）的家长训练课程已是早期干预普遍模式（Bourke & Nielsen，1995），其可分为行为问题或非行为问题；自我指导、个别指导或团体进行等形式（Lundahl et al.，2006）。此课程针对一般儿童的一级预防或特殊儿童的二、三级预防（Barlow et al.，2010）。但家长训练课程的疗效目前尚无一致结论（Lundahl et al.，2006）。

第七节　智能障碍儿童的行为改变技术

行为改变技术或行为干预为智能障碍儿童及多重障碍儿童功能训练常用的方法（Chandler，1972；Hester，1981；Westervelt & Luiselli，1975；Pivalizza & Miller，2011b），也是物理治疗方法之一（Gouvier et al.，1985；Rapp，1980；Roesch & Ulrich，1980；Varni et al.，1980）；除用于儿童，也可用于其家人（Pivalizza & Miller，2011b）。行为干预必须注意完整的评估，利用儿童的优势建立社会技能及问题解决能力，并加强其自尊跟独立性；当儿童有较好的自尊或独立性，其生活质量以及不良行为会减少。这些儿童还必须被教导如何对抗同伴的压力或欺负，对青少年主要是个别的教导或性相关知能，为转衔到成人生活与进入社区独立生活做准备（Pivalizza & Miller，2011b）。行为干预也包括对过度进食的普拉德－威利（Prader-Willi）综合征儿童及青少年的处理（McCandless & Committee on Genetics，2011）。

运用以操作性制约论为取向的行为改变技术，其原则如下：当要改变或训练一个新行为时，先由个案做出一个行为，在行为发生之后立即给予一个经过选择与设计的刺激以强化或者削弱前述行为（Ince，1976；Kolderin，1971）。

可使用"正增强物"，即个案喜爱的事物，用以强化目标行为的建立。除了正增强物的运用，并在训练过程中加入行为改变技术的逐步养成策略，也就是将欲获得的新行为分成小步骤以降低难度，逐步改变以接近新行为。对于有发展障碍的儿童，即使站立跨步动作，都是高难度技巧；选择太难的欲增强的行为，个案在训练初期无法轻易做出动作，得不到正增强物，既无法诱发学习动机，更谈不上强化新行为、塑造新行为（陈荣华，1990；Kolderin，1971）。

Hester认为严重发展迟缓而无神经异常症状或者轻度神经异常症状儿童的站立与行走功能障碍来自环境因素。Hester的个案报告指出，该个案需要到某房间时，只是被动地被拉站起来，被带到目的地之后，就被独自留在那儿，因此个案就出现持续地摇晃身体等自我刺激行为。也就是说，当个案"被拉站起来"和"被撑着走"时，感受到别人的照顾、肢体接触的温暖；但当动作一完成，工作人员就转身离开，不再有肢体的接触和照顾。走和站立动作的完成，不仅没有正向奖赏，反而有负面惩罚。这是个案所处环境对其不行走行为的间接增强，自然无法建立适当的行走行为（Hester，1981）。

一、改变行为的系统步骤

施行行为改变的步骤包括界定问题行为、观察行为、分析治疗前的行为、确定治疗目标、设计治疗计划（包括正增强物的选择、治疗环境的安排与逐步养成步骤的设计）与治疗结果评估（Hill，1985）。

（一）界定并剖析问题行为

有问题行为时，要先进行问题行为的界定并剖析行为各层面。问题行为的界定因儿童年龄、性别而有所不同，如 6 ～ 8 个月大的婴儿怕生应该不是问题行为，但到 7 ～ 8 岁大时还是非常怕生，就可能有问题。不同的家庭价值对问题行为的界定也会不同，如有些父母对男生抱洋娃娃睡觉就非常在意。问题的描述应尽量清楚客观，要将发生问题行为的情境与条件叙述清楚，最好有 5 个 W，Who（谁）、When（时间）、Where（地点）、What（什么）、How（如何），即当时的行为表现、人、时、地、物，也要注意问题行为发生前后的情境与事物改变。有些原被误认为问题的行为常在此阶段就被澄清。

（二）问题行为的评估（严重度）

一旦确定问题行为，就要进一步进行问题行为的评估。除上述剖析说明外，问题行为的评量可由以下几个角度来看：

发生的频率：每次行为都发生，频率就是 100%，若 10 次中发生 5 次，则频率为 50%。

强度或严重度：以哭泣行为来讲，如只是啜泣几秒钟则严重度低，若号啕大哭持续半小时或一小时都不停止，则为高严重度。

发生多久：问题行为发生至今时间越久，则行为改变所需时间也越长，越难取得成效。

感受或认知：指专业人员本身或照顾者对问题行为的感受及容忍度；容忍度越高则问题行为越能冷静处理，也越能成功；外人的容忍度或感受通常也会影响问题行为。

配合度：指家人或相关人员的配合度，配合度越高则越容易产生问题行为的改变。问题行为的评估尽可能量化客观，才能探讨问题行为改变技术的疗效。

（三）探究问题行为的前因后果

探究问题行为的前因后果，可用 ABC 步骤：A 代表前因（Antecedent），即行为发生之前的环境及可能引发的事件；B 为问题行为（Behavior）的描述，已在前述"评估"说明过；C 为后续事件（Consequence Event），当问题行为产生之后，后续发生的事情。如儿童一哭妈妈立刻给糖吃、拥抱或给巴掌等。此项分析侧重于古典制约及操作制约理论，其他理论考量点略有不同。借由功能分析可系统地找出并操纵异常行为后果的方法（Wacker，1998）。

（四）确定标的行为与终点行为

在分析问题行为的前因后果后，便要确定行为改变欲得的标的行为与终点行为。标的行为是指预计改变的某项特定行为；而终点行为是指特定行为预期表现的标准，终点行为最好是具体可测量的。

（五）执行行为改变方案

若行为改变技术主要用积极增强策略，则注意以下几点：

（1）选择适当的正增强物：增强物可分为原级增强物、次级增强物、社会性增强物。宜善用次级正增强物或社会性正增强物。

（2）增强的分配方式可有下列几种：持续增强、间歇性增强、固定比率增强、不固定比率增强、固定时距增强、不固定时距增强。视儿童反应而调整。

（3）适时立即给予：开始试用增强物时，当儿童正向标的行为产生，就立刻给予加强，然而为了建立标的行为的持久性，当标的行为出现的频率增加时，便要逐渐改成为间歇性增强。

（4）一次只给少许的增强物：增强物不可以一次给予太多，否则儿童就缺乏动机继续寻求增强物，致使标的行为的练习次数降低。

（5）情境的设置：在训练环境中应设置有利的情境，让儿童容易产生标的行为。

（6）订立契约：较大的儿童可以利用明确的契约方式来给予增强物。

（六）分析行为改变的效果

分析行为改变技术的效果，除可了解成效外，也可作为下阶段行为改变的参考（陈荣华，1990；Bloomquist，1996）。

二、增强原理

借增强原理，即使用增强物可以达到增进或减弱标的行为的效果。增强物可分正增强物与负增强物，正增强物是儿童喜欢的物体或事物，负增强物为儿童厌恶或不喜欢的事物。利用增强物有以下 4 种策略，积极增强为给予正增强物，可加强良好行为；若儿童出现不良行为，则可拿掉正增强物，采用隔离策略，以消除不良行为（见表 4-13）。

表 4-13　利用增强物的 4 种策略

	正增强物	负增强物
给予	积极增强	（惩罚）
拿掉	（隔离）	消极增强

惩罚与消极增强均要使用负增强物，但惩罚仅能达到减少不当行为产生的效果，消极增强则有助于建立特定适宜行为（Piazza et al., 1996）。

运用增强原理的原则如下：

（1）确切指明给予增强的标的行为的标准：使周围的人使用相同的增强方法。

（2）增强物因人、因时而异：每位儿童喜欢的增强物皆不同，因此要经由观察、询问家长，选择儿童最喜欢的增强物。

（3）增强频率应因时制宜：一般而言增强物越有效，增强次数越多，则形成的行为越牢固。然而未学会自我增强者，即缺内在动机者，难有持久良好的成效，因此增强频率应适时修正。

（4）过度使用惩罚与嫌恶治疗将导致情绪障碍与偏差行为：过度焦虑易产生身心综合征，因此在使用惩罚或嫌恶治疗时，要注意儿童的行为反应。

（5）环境安排：不当区辨的学习可能是异常行为的根源，缺乏仿同对象，亦会造成异常行为，因此要注意包括同伴的环境安排。

三、处罚（削弱）原理

为减少不良行为而给予厌恶刺激，即为处罚；剥夺个体的正增强物即为隔离。例如婴儿吐奶时不理他；对于智能障碍者有自我刺激行为时，给予提醒；对爱吸手指头的儿童，在其手指涂上柠檬汁或辣椒。一般而言隔离方式优于处罚方式。

常受打骂的儿童，可能会模仿此行为，转而攻击其他儿童。此外，对某些儿童而言，受打骂也是被注意的需求的满足。处罚原理也常运用"饱足策略"，即过度提供个案所要的目标物，直到其身体产生不适为止（Derby et al., 1996）。

运用处罚原理所需注意事项如下：

（1）确切把握处罚时机。

（2）处罚强度因人而异。

（3）执行处罚态度要一致。

（4）减少不良行为发生的情境与原因。

（5）强化良好行为的建立。

处罚主要是减少不良的行为，若能建立和不良行为相对的良好行为，则自然可以减少不良行为的发生，如哭的相对行为是笑，因此若能以积极增强的方式建立笑的行为，就是相对减少哭的行为。

四、哭泣的可能原因与应对之道

对不会用口语表达的儿童或智能障碍的儿童，哭泣可能为其唯一的沟通方式，因此当儿童有哭泣行为时，治疗师应有的态度是先问自己"他想告诉我什么？"然后观察与分析其哭泣的可能原因，并根据原因给予适当的处理。

儿童的哭泣行为是不舒服的自然表现，在社会与生物上有其意义，可以激发主要照顾者产生安抚的反应，排除其不适感。婴儿哭泣的行为随着年龄会有不同，哭泣在婴儿头 2 个月不具区辨性，2 个月后，就会是具区辨性的哭泣，即在不同的情况，比如在肚子饿、疼痛或冷时，会有不同的哭声；并逐渐与愤怒、抗议、焦虑、恐惧、惊慌、伤心等情绪相联结，因此，父母可以根据儿童哭声了解哭泣的原因而设法解决。在出生后至 6 周大，每天平均哭泣的时间会略长，在 0 ~ 3 周平均时间为 1 ~ 2 小时，至 6 周时，平均为 2 小时；之后，哭泣时间慢慢减少，至 3 个月时平均一天 1 小时，6 个月时平均每天 20 分钟。

若一个婴儿每天哭泣时间超过 3 小时，每个星期超过 3 天，持续超过 3 周，就可以定义有过度哭泣，需要专业团队干预。过度哭泣行为通常会使亲子互动紧张，造成儿童后续行为问题与双亲的情绪精神问题。

研究显示，过度哭泣流行率在新生儿为 16.3%，3 个月婴儿为 5.8%，大于 6 个月婴儿为 2.5%。新生儿至 3 个月婴儿的过度哭泣与婴儿睡眠疾患或饮食疾患没有相关，然而 6 个月后有过度哭泣时，则儿童合并喂食疾患及睡眠疾患的危险性就会提升，其 19.1% 有喂食疾患，12.8% 有睡眠疾患，而一般儿童则仅有 2.7%

与 3.6% 的流行率（von Kries et al., 2006）。

（一）哭泣的可能原因与处理建议

哭泣原因有很多，除身体疾病外，也可能是心理因素所造成的。心理因素造成的哭泣行为，可以采用行为改变技术来处理。哭泣的可能原因与处理建议如下：

（1）身体不舒服：儿童可能因为想睡觉、身体病痛、太冷、太热或尿布湿了而哭泣。对身体病痛所引起的哭泣，应会同专业人员处理；简单的不舒服，如尿布湿了，大人应该给予协助，解除不舒服的因子或安抚他，以建立儿童与人的信任。

（2）疼痛：任何形式的疼痛都应该尽量避免。然而有些治疗情况，会用一些儿童不喜欢或不舒适的姿势与手法，这时尽量以分心或正增强方法，并使儿童逐渐适应这些情况。

（3）怕生、撒娇、过分敏感：儿童可能因为气质处于怕生或发展阶段，治疗人员应采同理心，以渐进方式驱除其怕生心理。儿童若是过分敏感，建议以减敏感的方法来处理。对撒娇的儿童，则依其家庭文化，在合理范围回应让儿童撒娇。

（4）不安全感（心理或生理）：不论是生理或心理的不安全感，治疗师都要了解其恐惧的原因，而以渐进的方式去除。如很少移动的儿童，对于快速的前庭刺激会觉得非常恐慌，这时应给予较稳定的支持，等儿童能力进步后再减少支持，改变姿势的动作速度减慢，方能得到较好的治疗效果。

（5）挫折：如前所言，儿童都有逃避失败的动机，因此当活动难度太高，挫折感会使儿童哭泣、拒绝进行。治疗师可以适时地降低活动难度，让儿童有较多的成功经验与成就感。在临床上，整个活动期间，儿童若有一半以上活动无法成功，则困难度就宜降低。

（6）抗议：当进行的活动不是儿童喜欢的或儿童已有选定活动；有些儿童也会用哭泣来抗议，这时要看儿童的抗议是否合理。适时地与儿童沟通协调，与之订立公正的契约，如完成某些活动，并能得到奖赏，通常可以减少抗议的行为。记住幼教的原理，儿童是疗育的主体，疗育人员应以引导者的角色去协助儿童。

（7）以自我为中心、以哭泣为要挟：聪明地哭泣常常是治疗师最头痛的行为。有些被宠坏的儿童常以自我为中心，只要不顺心就大声哭喊，以至于治疗完全无法进行。这类聪明哭泣的儿童会大声哭泣，有的有眼泪、有的没有眼泪；儿童一边哭泣、一边观察周围的人们。处理这种哭泣的最好方法就是使用隔离策略，不理会其哭声，继续一般活动。

（二）哭泣至停止呼吸的处理

有些儿童因横膈肌痉挛，大哭一段时间之后可能会停止呼吸，也就是哭不出声音，这时最重要的是不能惊慌，通常只要将儿童抱回母亲怀中，儿童心情一放松就会哭出声。治疗师同时也要计算儿童停止呼吸的时间，如果抱回母亲怀中，儿童仍然没有哭出声，可在其两边胸廓下方给予规律性的压放，强迫其换气；如果超过 2 分钟还未有换气的现象，则最好赶快带至附近的医院处理。作者进行早期疗育多年，目前还未遇到儿童哭到需要去医院的情况。因此要冷静处理，不要让儿童将哭到停止呼吸当作要挟的工具。

（三）某些避免大哭的状况

对于某些状况的儿童要避免其大哭情况产生，如癫痫、水脑、疝气或吐奶的儿童。然而轻微的哭泣并不需要恐慌，以免让儿童把哭泣当作要挟。

（四）预防胜于治疗：不要让儿童在哭泣中结束治疗

对于哭泣的处理是预防胜于治疗，不要等儿童哭泣之后才想处理的方法；应该在每次儿童哭时就分析引起儿童哭泣的原因，下次尽量避免。此外，为建立与儿童的良好关系，不要让儿童在哭泣中结束治疗。

五、行为改变技术的研究设计

一般研究行为改变技术的个案实验设计，总希望能将行为改变技术的干预效果凸显出来。所谓 A–B–A 的实验设计是一种简单的，可以排除影响学习成果的内在因素，凸显行为改变效果的技术（陈荣华，1990）。

A–B–A 的实验设计简单解释如下：A1，基准线阶段，指治疗前的行为状况。B，实验阶段，指行为改变技术干预时的行为状况。A2，倒返阶段，指将行为改变技术撤出后的行为状况。倒返阶段设计的目的在于证实实验阶段中的行为改变是否确实受到改变技术的影响。

如果因为撤出实验阶段中的措施，而使行为又回到基准线状况，则可推知个案实验阶段中的改变是来自行为改变技术。然持续性疗效或年龄因素会使 A–B–A 设计的结果难以解释，单一个案多基准线设计可弥补 A–B–A 设计的缺点，即以个案不同部位或不同行为做控制，并错开干预时间（Kratochwill，1978）。

第八节　发展迟缓或智能障碍儿童的疗效

一、发展迟缓早期干预成效

美国自 1997 年在早期干预的计划上开始逐渐注重成本效益分析与经济因素的分析，其对早疗规划的成果指标除儿童发展成效外，还包含有母亲就业、母亲的心理健康、亲子互动或亲子关系、儿童相关服务利用等（Brooks-Gunn et al.，2000）。如以裴瑞学前计划在早期疗育的成本效益研究为例，对发展迟缓儿童追踪至成人，早期干预组在学业成就表现较无干预组佳，如到成人期收入较高、较少需社会福利补助，较低违法犯罪率等，估计花费 1 元的早期干预，可得 7.6 元社会效益（Barnett，2000）。根据统合分析，其平均效应值为 0.50 ～ 0.75（Guralnick，2005；Wallander et al.，2010）。

二、唐氏综合征早期干预疗效

系统性回顾文献显示，早期动作干预可促进唐氏综合征儿童的粗大动作功能（Volman et al.，2009）。中高强度的心肺耐力与阻力运动可以有效改善心血管体适能（Andriolo et al.，2010）与肌力（Shields & Dodd，2004）。

为了解释跑步机与悬吊系统对于唐氏综合征儿童独立行走的疗效，对于有独坐 30 分钟能力的唐氏综合征儿童，除了 2 周一次传统物理治疗外，实验组儿童一天 8 分钟，每周 5 天，在家中由父母悬吊在电动跑步机上练习行走，结果显示，训练后，实验组比控制组约早 101 天达到独立行走，因此显示跑步机加悬吊系统可以促进唐氏综合征儿童独立行走的能力（Ulrich et al.，2001）。后续研究也都证实跑步机与悬吊系统对于唐氏综合征儿童行走与肌力的疗效（Shields & Dodd，2004；Damiano & de Jong，2009）。

唐氏综合征儿童母亲接受行为改变技术个别训练与家长支持团体 6 个月后，各方面发展优于只接受一般例行身体检查及健康检查的儿童，尤其在语言发展部分的进步更为显著（Bidder et al.，1975）。跨专业整合的机构式早期疗育服务对智能发展方面无显著效果（Piper，1980），然而最近有研究显示，以 ICF-CY 为基础的跨专业整合的到宅早期疗育较一般到宅服务更利于促进儿童的发展（谢仔鑫等，2009）。

按摩被认为有助于平均 2 岁的唐氏综合征儿童的粗大动作与精细动作发展，

并改善低肌张力（Hernandez-Reif et al.，2006）。Salman 等人进行系统性的文献回顾，发现对于唐氏综合征儿童使用任何药物、维生素或矿物质均不能有效改善其认知或身心动作各方面的发展（Salman，2002）。

三、高危险群

Simeonsson 进行身心障碍儿童早期疗育疗效的文献回顾，结果显示 81% 的身心障碍儿童早疗研究报告为有效（1982）。为了解早期疗育对高危险群儿童的效果，Ramey 等人进行了一个随机前瞻性的临床研究，研究对象为一出生就是高危险群婴儿，且其家庭社经地位低的 1004 名儿童，以"发展启动机制"为原则，以家庭为中心的多专业整合及环境配合计划，以机构为中心配合家长团体，在 1 岁时给予家访，1 ~ 3 岁时在发展中心治疗，而控制组只是给予追踪或是社会工作干预。结果显示，早期疗育确实可以提高儿童的智力商数，尤其对于家庭资源缺乏的儿童，其效果更为明显（Ramey & Ramey，1998）。

统合分析研究显示，对出院后早产儿给予早期干预，可有效增加其在婴儿期与学前阶段的认知功能，但对动作功能无效，且此效果无法维持至学龄阶段（Orton et al.，2009），因此持续研究以至长期及广泛发展领域有其必要。此外，对出院后早产儿给予身体活动计划可增加其体重与骨质密度（Schulzke et al.，2007）；教导母亲如何观察并与早产儿互动，可增加 3 ~ 6 个月婴儿的注意力与警觉力（Newnham et al.，2009）；早期给予适当感觉的感觉刺激可促进动作发展或智能发展（Leib et al.，1980）。

四、行为干预的疗效

行为干预为智能障碍儿童常用干预方法之一（Pivalizza & Miller，2011b），尤其针对社会心理问题。Wacker 提供 28 位 1 ~ 6 岁中重度发展障碍并合并有异常行为（自伤、侵略或破坏性行为）儿童的父母在家功能分析的训练和功能性沟通训练课程，每天进行 5 ~ 10 分钟，为期 3 个月至 1 年。结果发现儿童的异常行为平均减少 87%（45% ~ 100%），适当社会行为平均增加 69%（21% ~ 100%），父母对此居家治疗接受度达 6.35 分（最高 7 分）（Wacker et al.，1998）。

Derby 对 4 位 2 ~ 3 岁中重度发展迟缓并合并有异常行为的儿童进行 4 阶段功能性沟通训练，结果显示异常行为皆显著降低，良好的社会性行为与游戏行为明显增加（Derb et al.，1997）。4 阶段包括：

（1）一周的叙述性评估。

（2）实验性分析。

（3）功能性分析。

前者着重于父母的专注程度、活动喜好和活动困难度等，后者则依据前者分析结果去假设与分析异常行为的加强物。

（4）6个月的功能性沟通训练；追踪两年，由每周追踪逐渐改为 3～6 个月追踪一次。

胡家珍等人对发展迟缓个案施行行为改变技术，发现 26 个月大个案经过 25 次治疗，可由原本的强迫灌食流质食物进步到用汤匙自行进食各类食物（胡家珍等，1987）。

陈昭莹等人对 9 岁 7 个月大的重度智障儿童进行 1 个月的步骤分析配合操作制约技术，儿童由牵两手行走，进步到自行由地板扶助行器独立行走（陈昭莹与廖华芳，1991）。

五、身体活动对体适能的效果

有关于学校身体活动训练课程对 7～12 岁的轻、中度智能障碍儿童的心肺耐力与病假天数的成效研究显示，实验组儿童接受 18 周团体结构化体能训练、个别体能补强并在校活动环境修三者并行的学校身体活动训练课程和一般学校课程；以 6 分钟行走测试测两组儿童于干预期前后的心肺耐力，并根据学生到校出勤记录计算病假天数。结果显示 18 周学校身体活动训练课程干预后，实验组儿童的 6 分钟行走距离的改变量显著大于对照组受试儿童，而病假总天数两组无显著差异，因此 18 周学校身体活动训练课程可以有效提升轻度和中度智能障碍学龄儿童的心肺耐力（林素华等，2006）。对智能障碍小学儿童开展为期半年，每周 3 次、每次 45 分钟的体育活动，可显著增加其股骨与颈骨骨质密度（Hemayattalab，2010）。

第九节　个案范例

一、威廉式综合征

本节介绍一位 1 岁 5 个月威廉氏综合征（William's Syndrome）合并有身心发展迟缓的儿童接受物理治疗师评估，根据国际卫生组织"国际功能分类系统"（World Health Organization，2001）作决策分析列出"个别化服务方案"3

个月的长期目标，并接受物理治疗 1.5 个月后的进步情形（王湘慧与廖华芳，2003）。

威廉氏综合征的染色体第 7 对的长臂近端缺损，发生率为 1/20000，其临床特征为：先天性心脏病（弹力蛋白基因缺损），有特别脸部表征（精灵脸，即眼皮肿、鼻尖朝上、嘴宽、唇厚），智能障碍（智能与学习障碍），语言能力不错，有不同程度的发展迟缓、发育迟缓（体重、身高发育慢），鸡尾酒个性，婴儿高血钙、骨骼肌肉有问题（肌肉张力低、关节僵硬）；其预后有数种可能，即（傅云庆，2002）：

（1）认知发展在中等或中上水平，但合并有学习障碍。

（2）认知发展在中下程度到轻度智能障碍（或临界发展迟缓）。

（3）智能发展属中重度智能障碍。

本个案根据台湾小儿物理治疗师于 2002 年 8 月 "特殊教育相关专业服务作业手册" 研究案物理治疗小组建议的 "小儿物理治疗评估表" 项目格式（王天苗，2003），与廖华芳、台湾物理治疗学会的 "物理治疗综合评估表电子版第 2 版" 进行评估（廖华芳与台湾物理治疗学会，2002），参考家人的期望进行儿童优缺点分析，制订出 "个别化训练计划" 的长短期目标，并与家长共同执行训练计划 1.5 个月。想观看此个案的影片者，请上物理治疗数码博物馆 PT 专业馆 / 病例研讨区，题目为 "发展迟缓儿童使用小儿物理治疗评估表及个别化评估的个案报告"（王湘慧与廖华芳，2003）。

（一）儿童物理治疗评估表结果

评估表中的主要问题根据世界卫生组织 "国际功能分类模式"（World Health Organization，2001）及相关文献（廖华芳，2002a；廖华芳，2002b；萧淑芳等，1999）进行决策分析。物理治疗师将个案评估结果依 "国际功能分类模式" 列出（见图 4-10）。

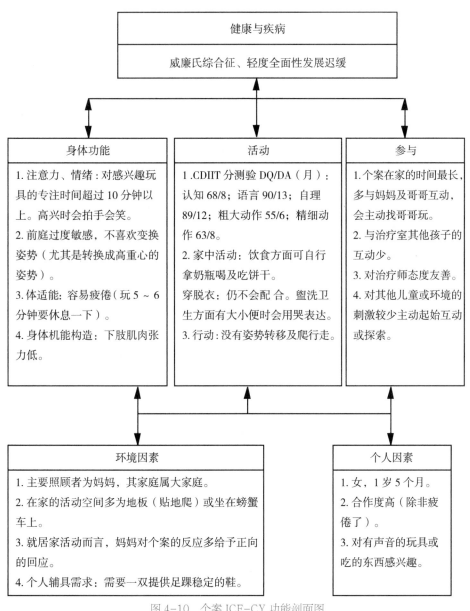

图 4-10 个案 ICF-CY 功能剖面图

表 4-14 儿童物理治疗评估表

编号：_____ 姓名：××× 评估日期：2002-11-10

诊断：威廉氏综合征 性别：女 生日：2001-6-25 年龄：1 岁 5 个月

注意事项：前庭敏感，惧怕姿势转换

物理治疗：2002 年 8 月职能治疗：2002 年 7 月语言治疗：（-） 心理治疗：（-）

出生体重：2700 克（10 百分等级）

出生身高：52 厘米（10 百分等级）（出生 1 个月）

头围：35 厘米（50 百分等级）（出生 1 个月）

续表

达成发展基石的年龄（月）：

头部控制 5 ～ 6 个月　　　翻身 8 ～ 9 个月　　　独坐（时间）1 岁 3 个月　　　贴地爬　1 岁

小狗爬（－）　　　　　　行走（5 步）（－）　　　　说话（5 个单字）（－）

家属的期待：可独立行走、能清楚表达出自己的意思及能照料日常生活（例如：自己拿汤匙吃饭）。

评估：

（1）环境障碍和整合：妈妈为个案在家中的主要照顾者。个案目前的活动空间多在地板上（除了坐螃蟹车及椅子），所以，建议妈妈将家中地板清理干净，铺上垫子并避免危险物存在，可在四周摆放玩具。但为了诱发其重心转移，可适时将玩具放置在椅子或桌子等较高处（参见表 4-14）。

（2）辅具需求与使用：现在尚不需任何辅具，家中也没有辅具。不过，到了学步期可能需用到前推式助行器，由于只是过渡期使用，所以，不建议家属另行购买。另外，由于其下肢肌肉张力低，且由文献得知威廉氏综合征的儿童易关节僵硬，所以，到了学步期，需要一双足够提供足踝稳定的鞋子。

（3）课内外活动（家中或社区活动）执行与参与：大部分的活动执行都在家中，有少部分时间会去公园或治疗室。饮食：可自行拿奶瓶喝奶，也会自己拿饼干吃。穿脱衣：替他穿脱衣时，仍不会配合，但会自己扯掉短袜。盥洗卫生：尿布有大小便时会用哭表达。在家中及在治疗室的活动状况据妈妈描述没有太大差异。

（4）动作控制、协调与学习（包含功能性行走能力、姿势控制与转／移位能力等）：坐姿平衡，坐时仍不敢过度转移重心，不过，坐时双手可操弄玩具，不需撑地。姿势转换：趴↔仰躺，翻身是由骨盆先启动，具分节动作；躺↔坐，无法做到。移位：肚子贴地爬，只有手同时往前爬（无交替动作），脚无动作；肚子贴地旋转可做到；离地爬，无法做到。

（5）警觉性、注意力、认知、行为："婴幼儿综合发展测验"测试结果（2002 年 8 月 28 日）的认知发展商数 68（注意力 100 ／记忆 85）；语言发展商数 90（理解 94 ／表达 89）。认知主要的问题为形状配对能力较差，但注意力还算集中（尤其对有声音的玩具）、模仿动作的能力或是物体恒久的概念也出现了。而语言不管在表达（模仿嘴巴动作，出现 baba、mama、nei nei 的声音）或是理解（自己的名字）都在正常范围，只是还无法模仿声音（如狗叫）（参见 IPP）。

（6）体适能（包含身体组成、心肺耐力、肌力与肌耐力、柔软度等）：趴着抬头玩或爬 5 ～ 6 分钟需休息 0.5 ～ 1 分钟，但并没有出现任何异常生理状况（例如：发绀、呼吸变急促、心跳加跳）。

（7）身体机能构造（包含关节角度、关节与姿势变形、感觉知觉、肌张力等）：关节活动度正常，也没有任何关节变形，而感知觉也都正常，但下肢肌张力则偏低。

（8）其他（如发展评估、职前评估）：参见表 4-16：个案的发展商数及发展年龄。

主要问题：

1. 知觉动作

（1）粗大动作

·无法由躺或趴的姿势坐起。

·虽可独坐 10 分钟以上，但坐时不敢有过大重心转移的动作。

- ·无法由坐姿回到躺或趴姿。
- ·无法由坐于椅子上的姿势，自行扶着桌子站起。
- ·无法独自扶着桌子侧走。
- ·无法在扶着腋下的状况下，向前跨步行走。
- ·对于姿势改变，适应力差。

（2）精细动作：

- ·缺乏将东西放入容器的能力。
- ·不会拿笔涂鸦。
- ·无法将两物叠在一起。

2. 社会性行为发展

（1）在要求下，不会将玩具交给大人并放开。

（2）缺乏主动探索环境的能力。

3. 自理和居家生活能力

（1）无法自行使用汤匙吃泥状物。

（2）不会自行用杯子喝水。

治疗目标和计划：

长期目标（2002-11-15 至 2003-02-15）

1. 知觉动作

（1）粗大动作

- ·个案为了拿取前方小椅子上的玩具，可独立由趴变为小狗爬的姿势再转换为坐姿。
- ·个案在坐姿下，愿意伸手拿取前方或侧面 30 厘米远的玩具或小馒头。
- ·个案坐在 29 厘米高的小椅子上，为了拿取放在桌子另一端的小馒头，可扶着 50 厘米高的桌子或其他家具自行站起（10/10）。
- ·个案站于在桌子的一端，为了拿放在桌子另一端的小馒头，在监督下可扶着桌子侧走 50 厘米。
- ·个案在站立姿势下腿不再蜷曲，大人控制其腋下协助跨步的重心转移，个案可往前跨 2～3 步。

（2）精细动作

- ·个案坐在前面有桌子的小椅子上，可自行打开彩色笔笔盖，并知道将笔尖朝下，并可在纸上涂鸦。
- ·个案坐在前有桌子的椅子上，在示范及鼓励（鼓掌或食物）下，可叠桌上两个 10 立方分米的积木。

2. 自理和居家生活能力

- ·个案坐在小椅子（前有桌子）或喂食椅上，可自行拿汤匙舀起泥状食物，每回都能送进嘴里，不再掉落。
- ·个案坐在小椅子（前有桌子）或喂食椅上，可自行抓住杯子喝到水，偶尔会洒出。

短期目标（至 2002-02-15）（参见以下个别训练计划）

表 4-15   个案的儿童家庭环境评量表

1. 母亲主动向孩子发出声音至少 2 次	☑是	□否
2. 母亲以声音言语回应孩子的出声	☑是	□否
3. 访视中，母亲告诉孩子物品或人的名称	☑是	□否
4. 母亲主动称赞孩子至少 2 次	☑是	□否
5. 母亲对访视者称赞孩子有正向反应	☑是	□否
6. 母亲没有对孩子表现出厌烦或敌意	☑是	□否
7. 母亲干扰、限制孩子的行动不超过 3 次	☑是	□否
8. 母亲外出时，有 1 ~ 2 位固定代理者照顾孩子	☑是	□否
9. 孩子每周至少有 4 次出到屋外	☑是	□否
10. 孩子游戏的环境是安全的 *	□是	□否
11. 会提供适合孩子年龄的游戏材料 *	□是	□否
12. 母亲会安排孩子的游戏 *	□是	□否
13. 母亲会提供机会，促使孩子学习新技巧	☑是	□否

是的项目打☑（每题 1 分，总分 13 分，得 10 分）

* 由于没有做家访，仅依在治疗室的观察，无法勾选此题。（廖华芳与台湾物理治疗学会，2002）

表 4-16   个案的发展商数及发展年龄

各领域	发展商数／发展年龄			
	EIDP*1Y3M	EIDP*1Y5M	CDIIT**1Y2M	CDIIT**1Y6M
粗大动作	40% ~ 53%／6 ~ 8 月	38% ~ 50%／6 ~ 8 月	55 ／ 6 月	63 ／ 8 月
精细动作	40% ~ 53%／6 ~ 8 月	56% ~ 69%／9 ~ 11 月	63 ／ 8 月	63 ／ 10 月
认知			68 ／ 8 月	63 ／ 10 月
语言			90 ／ 13 月	74 ／ 14 月
社会			108 ／ 21 月	77 ／ 14 月
自理			89 ／ 12 月	71 ／ 13 月
总分			63 ／ 10 月	63 ／ 11 月

*EIDP：早期干预发展量表。

**CDIIT：婴幼儿综合发展测验。

（二）个别化服务方案（IPP）

以知觉动作（粗大动作）、知觉动作（精细动作）、自理和居家生活能力分述。

1. 知觉动作（粗大动作）

长期目标：

（1）个案为了拿取前方小椅子上的玩具，可独立由趴变为小狗爬的姿势再转换为坐姿。

（2）个案在坐姿下，愿意伸手拿取前方或侧面 30 厘米远的玩具或小馒头。

（3）个案坐在 29 厘米高的小椅子上，为了拿取放在桌子另一端的小馒头，可扶着 50 厘米高的桌子或其他家具自行站起（10/10）。

（4）个案为了拿放在桌子另一端的小馒头，在监督下可扶着桌子侧走 50 厘米。

（5）个案在站立姿势下腿不再蜷曲，治疗师控制其腋下协助跨步做重心转移，可往前跨 2 ~ 3 步。

短期目标	训练方法	起止日期	测量方式	成果／日期
（1a）个案趴在大人腿内侧垫子上，为了拿取置于大人腿外侧小椅子上的玩具，可爬跨在大人的腿上，大人再帮个案转移重心变为坐姿	·将玩具放置于前方小椅子以作为诱导 2004.12.15 ·控制个案骨盆，给予小狗爬至坐的转位协助	2003-11-15 ｜ 2003-12-5	直接观察	2003-12-06（100%）
（1b）个案为了拿取前方小椅子上的玩具，可自行由趴着变为小狗爬的姿势，大人再协助其转移重心变为坐姿	·将玩具放置于前方小椅子以作为诱导 ·控制个案骨盆，给予小狗爬至坐的转位协助	2003-12-15 ｜ 2004-1-15	直接观察	2003-12-27（100%）
（1c）个案为了拿取前方小椅子上的玩具，可独立由趴变为小狗爬的姿势再转换为坐姿	·将玩具放置于前方小椅子以作为诱导	2004-1-15 ｜ 2004-2-15	直接观察	2003-12-27（50%）
（2a）个案在坐姿下，由大人控制其骨盆，愿意伸手拿取前方或侧面 30 厘米远的玩具或小馒头	·玩具或小馒头置于个案前方或侧面 30 厘米远的垫上 ·协助其骨盆的稳定	2003-11-15 ｜ 2003-12-15	直接观察	2003-12-06（100%）
（2b）个案在坐姿下，愿意伸手拿取前方或侧面 30 厘米远的玩具或小馒头	·玩具或小馒头置于个案前方或侧面 30 厘米远的垫上	2003-12-15 ｜ 2004-01-15	直接观察	2003-12-27（100%）

续表

短期目标	训练方法	起止日期	测量方式	成果／日期
（3a）个案坐在 29 厘米高的小椅子上，为了拿取放在桌子另一端的小馒头，可扶着 50 厘米高的桌子或其他家具自行站起（2/10）	·将玩具或小馒头置于桌子的另一端以作为诱导	2003-11-15 ∫ 2004-12-15	直接观察	2003-12-01 （100%）
（3b）个案坐在 29 厘米高的小椅子上，为了拿取放在桌子另一端的小馒头，可扶着 50 厘米高的桌子或其他家具自行站起（5/10）	·将玩具或小馒头置于桌上以作为诱导	2003-12-15 ∫ 2004-01-15	直接观察	
（3c）个案坐在 29 厘米高的小椅子上，为了拿取放在桌子另一端的小馒头，可扶着 50 厘米高的桌子或其他家具自行站起（10/10）	·将玩具或小馒头置于桌上以作为诱导	2004-1-15 ∫ 2004-2-15	直接观察	
（4a）个案站在桌子的一端，为了拿放在桌子另一端的小馒头，在大人协助其重心转移下，可扶着桌子侧走 50 厘米	·将玩具或小馒头置于桌子另一端以作为诱导 ·控制其骨盆，协助侧走的重心转移	2003-11-15 ∫ 2004-12-15	用皮尺量测侧走距离	2003-12-27 （50%） （最多愿意跨两步）
（4b）个案站在桌子的一端，为了拿放在桌子另一端的小馒头，在监督下可扶着桌子侧走 50 厘米	·将玩具或小馒头置于桌子另一端以作为诱导	2003-12-15 ∫ 2004-02-01	用皮尺量测侧走距离	
（5a）个案在站立姿势下，大人扶其腋下，同时给予双脚往下压迫的力，脚不再蜷曲，可伸直踩地	·在个案面前放一个有声音的悬吊玩具或一面镜子，以减低他对直立姿势的注意力 ·给予个案下肢向下压迫的力	2003-12-15 ∫ 2004-01-15	直接观察	2003-12-27 （100%）
（5b）个案在站立姿势下，大人控制其腋下协助跨步的重心转移，可往前跨 2～3 步，转移	·拿食物或玩具在前面诱导 ·控制腋下协助跨步的重心	2003-01-15 ∫ 2004-02-15	直接观察	

2. 知觉动作（精细动作）

长期目标：

（1）个案坐在前面有桌子的小椅子上，可自行打开彩色笔笔盖，并知道将笔尖朝下，还可在纸上涂鸦。

（2）个案坐在前有桌子的椅子上，在示范及鼓励（鼓掌或食物）下，可叠置桌上两个 10 立方分米的积木。

短期目标	训练方法	起止日期	测量方式	成果／日期
（1a）个案坐在前面有桌子的小椅子上，妈妈帮他打开笔盖后，他会知道将笔尖朝下，在白纸上画下至少一笔	·帮他打开笔盖 ·带个案的手做几次涂鸦的动作或示范让他看 ·妈妈也在一旁画画作为诱导	2003-12-15 ∫ 2004-01-01	直接观察	2003-12-27（30%）
（1b）个案坐在前面有桌子的小椅子上，可自行打开彩色笔笔盖，并知道将笔尖朝下，并可在纸上涂鸦。为诱导	·带个案的手打开笔盖几次，再让他自行练习 ·大人也在一旁画画作	2004-01-01 ∫ 2004-01-15	直接观察	
（2a）个案坐在前有桌子的椅子上，桌上放两个塑胶碗，在示范及鼓励（鼓掌或食物）下，可将两个碗叠在一起	·带着个案的手叠碗或示范给他看，成功后给鼓励 ·让个案自行练习，每次成功后给奖励	2003-11-15 ∫ 2003-12-15	直接观察	
（2b）个案坐在前有桌子的椅子上，桌上放有一 10 立方分米积木，在示范及鼓励（鼓掌或食物）下，可将 2 立方分米积木放在 10 立方分米积木上	·带着个案的手放小积木或示范给他看，成功后给鼓励 ·让妹妹自行练习，每次成功后给奖励	2003-11-15 ∫ 2004-01-15	直接观察	
（2c）个案坐在前有桌子的椅子上，在示范及鼓励（鼓掌或食物）下，可叠置桌上两个 10 立方分米的积木	·带着个案的手叠积木，成功后给鼓励 ·让个案自行练习，每次成功后给奖励	2004-01-15 ∫ 2004-02-15	直接观察	

3. 自理和居家生活能力

长期目标：

（1）个案坐在小椅子（前有桌子）或喂食椅上，可自行拿汤匙舀起泥状食物，食物每回都能送进嘴里，不再掉落。

（2）个案坐在小椅子（前有桌子）或喂食椅上，可自行抓住杯子喝到水，偶尔会洒出。

短期目标	训练方法	起止日期	测量方式	成果／日期
（1a）个案坐在小椅子（前有桌子）或喂食椅上，可自行拿汤匙舀泥状食物，食物在送进嘴里的过程偶尔会掉至桌上（10/5），且无法准确将汤匙对准嘴巴	·大人带着个案的手拿汤匙吃几次 ·请大人在个案吃点心时，做此练习	2003-12-15 ∫ 2004-01-15	直接观察	2003-12-20（80%）
（1b）个案坐在小椅子（前有桌子）或喂食椅上，可自行拿汤匙舀起泥状食物，食物每次都能送进嘴里，不再掉落	·请大人在个案吃点心时，做此练习	2004-01-15 ∫ 2004-02-15	直接观察	
（2a）个案坐在小椅子（前有桌子）、喂食椅上，大人从杯底帮他托住杯子，可自行抓住杯子喝到水	·杯子内装不到 1/5 的水 ·大人托起杯底协助个案喝水，如果个案还不会拿杯子，就先带他的手喝几次 ·平时喝水就这样练习	2003-12-15 ∫ 2004-01-15	直接观察	2003-12-20（70%）
（2b）个案坐在小椅子（前有桌子）、喂食椅上，可自行抓住杯子喝到水，但偶尔会洒出	·杯子内装不到 1/5 的水 ·如果个案喝不到水，大人可托杯底，协助个案将杯子仰高 ·平时喝水就这样练习	2004-01-15 ∫ 2004-02-15	直接观察	

二、感觉过分敏感的轻度至重度的全面性发展迟缓

本范例介绍一个从 26 个月大治疗至 34 个月的轻度至重度的全面性发展迟缓个案的物理治疗评估、评量、诊断、干预、预后与成果评量。

（一）评估与评量

于 26 个月大时根据其活动与参与测试结果，发现个案动作发展商数显著低于其他发展领域。全面性发展迟缓儿童除非有特别身体功能问题，其各发展领域水平应差不多，此外考虑 CDIIT DQ<54 是由常模标准差换算而得，应再由 DA 比较。此外，也可由身体各系统功能及环境去分析造成动作迟缓的可能因素。小英病历记载在 6 个月大时脑部核磁共振检查显示其大脑两边的额叶、顶叶、颞叶

及枕叶白质有弥漫性髓鞘化不全情况,脑波有轻微大脑机能不良,因此脑部受损可能是部分因素;环境方面,家庭社经地位中上,家长对小英态度正向积极,应属有利因素。经观察发现小英抓握玩具的时间很短,多半情况下抓握一下就丢掉;并且在转换姿势及练习行走时常会大哭。身体检查时,在体适能、关节角度、肌力及肌张力的检查方面,只有手指抓握肌力不足,其余皆属正常。在感知觉的部分,视听反应正常,双手手掌和脚底对于粗糙、刺的感觉会排斥。小英对治疗环境主动探索慢且少,对新刺激适应差,用哭表示不喜欢,但易安抚;偶会用手指指出需求或是指认物体;游戏过程中易分心。

（二）功能性诊断

综合上述评量,对小英的功能性诊断如下:

1. 轻度至重度的全面性发展迟缓

（1）粗大动作发展为重度至极重度迟缓（DA 9.4 个月；DQ 35）。

姿势变换能力不足及站立平衡不足,加上重力不安全感及触觉防御的影响,造成:

①行走能力不足,牵双手只可行走约五步（2/5 成功）就跪坐下来,或是脚缩起来不愿踩地。

②姿势转换能力不足,无法自行由坐姿转位至站姿,且有时姿势转换过程中会哭。

（2）精细动作发展为重度至极重度迟缓（DA7.6 个月,DQ 15）。

使用操作性玩具能力及模仿能力不足,加上触觉防御造成无法在协助下用汤匙吃东西,也无法握住物体一段时间以进行简单物体操作。

（3）自理发展中度迟缓（DA10 个月、DQ54）。

①触觉防御及认知迟缓造成无法在协助下用汤匙吃东西。

②穿脱衣裤时,手脚不会听口令配合伸出。

③目前整天使用尿布,但可以维持尿布干燥1～2 小时,尚未开始大小便训练。

（4）认知及语言发展中度迟缓（DA 8～10 个月、DQ 54）。

2. 最佳执业类型

神经肌肉 B 类（5B）。

（三）预后

根据功能性诊断与评估结果,估计小英预后如下:

由于全面发展迟儿童的认知 DQ 与未来智商的相关高,且早期干预得宜可提高其智商,因此小英有可能是轻度智能障碍。轻度智能障碍的个案在成人期最好的学业成就相当于 9 ~ 12 岁儿童的学业成就，可发展出独立生活自理能力，有机会发展出在监督下工作的技能。此外，文献显示前庭康复与减敏感治疗可有效改善过度敏感问题。因此物理治疗师判断：

（1）自理能力与日后生活独立及工作能力相关性很高。

（2）为求日后能在学校及职场适应，能融入团体；适应性行为重要，并且需要养成正向情绪及动机。

（3）触觉防御会影响精细动作、自理及社会行为发展。

至于家长关心的行走能力，依所寻得的证据显示，智能障碍儿童经早期干预，90% 以上可达到独立行走功能；所以小英放手行走应可达到目标。

长短期目标：治疗师依小英的发展速度、现有及未来环境需求、触觉防御与重力不安全感对她的影响制订出未来 6 个月长期目标如下：

（1）粗大动作（DA 10 ~ 11 个月）：可具备在家中行走及姿势转换的能力。

● 在家中可牵手或以推玩具车走的方式移动。

● 可在轻度协助下扶家具由地板站起。

（2）精细动作（DA 9 ~ 10 个月）：具使用操作性玩具能力。

● 可模仿拿笔涂鸦。

（3）自理（DA 12 ~ 14 个月）：具备初步进食、穿脱衣物、如厕能力。

● 吃糊状物时会自己用汤匙吃 1 ~ 2 口。

● 穿脱衣裤或鞋袜时会配合抬起手脚。

● 一周 2 ~ 3 次大便可成功解在小马桶。

（4）感知觉及行为：可在短时间内适应新刺激。

● 给予新刺激或新玩具时，可在大人协助下探索，不哭，并可在 5 分钟内主动伸出手去触碰新玩具。

（5）认知及语言（DA 10 ~ 11 个月）：具备简单模仿、表达及理解能力。

● 可模仿 5 ~ 10 个新动作，并以模仿动作表达需求。

● 可听口令指认常见物品 3 ~ 5 样，并以手指表达需求。

● 可模仿 ba–ba 或 ma–ma 声音。

● 可自己由容器中拿出或放入玩具。

（6）协助家长寻求适当的机构作为小美入学前的转衔机构。以上的发展目标也符合转衔至机构小英所应具备的能力。

以上目标除了物理治疗师的想法外，也经过与家长讨论才确定，并写成一份个别化的治疗计划。

（四）干预计划

物理治疗干预计划采用直接治疗与间接治疗并行的方式。间接治疗包括拟订居家训练活动及教导家长居家训练与教养技巧。预计干预时间约一年，待个案转衔至教育系统，有功能性行走能力便可考虑转为追踪治疗或结案。物理治疗频率为每周一次，每次一小时。

物理治疗干预内容：

（1）提供家长合适的机构信息。

（2）教导家长居家训练技巧。

①粗大动作训练：配合游戏训练孩子牵手走或是由地板站起，且每次要抱起孩子时，都先鼓励孩子站起走向大人。

②认知活动训练：在安静的环境下，让孩子坐在桌子前，可分别提供特殊触觉物体、日常常见物品、纸笔、孩子喜欢的物体或玩具、容器、汤匙，一次一样，带着孩子主动探索、操弄或是直接使用，并观察孩子的反应。若孩子碰触后没有明显哭闹或甩开，即可继续带着他操弄；若他以极度排斥且持续哭闹，则先暂停，避免以后孩子看到此物体即开始哭。整个训练过程有 15 ～ 20 分钟即可。

③日常生活指认训练：将常见物体放在孩子玩耍处的附近，在自然的情境下，协助并鼓励其指认。

④自理训练：每次在穿脱衣物时，例如洗澡前后，协助并鼓励其伸出手脚帮忙；使用汤匙训练则可利用点心时间，协助其使用汤匙或叉子吃东西；大小便训练刚开始可在孩子大便的时间，脱掉尿布增加其光屁股大便成功的经验，且可在开始让孩子光屁股坐小马桶以便熟悉。

⑤减敏感训练：可利用洗澡时用不同材质物体刷手脚，或是在孩子爬行范围内，铺上不同材质的地垫或地毯或是枕头等不平的物体，给予其不同刺激。

（3）处置性干预。

①利用适当情境和增强物，诱发孩子姿势转换及行走能力，或是对于环境的探索能力。

②认知训练：在安静和布置好的环境或自然情境下依其喜欢的玩具设计活动，训练认知、精细动作或是模仿表达能力。

③治疗时提供各种材质的物体供个案探索以减少触觉防御；环境安排中增加姿势转换及不同支持面的情境以克服重力不安全感。

④治疗中多安排在有其他孩子的环境，减少一对一治疗对孩子的压力，并制造与同伴互动及模仿的机会。

（五）成果评量

治疗 6 个月后的成果如下：

（1）家长主观感受：小英父母认为小英整体发展有明显进步。

（2）个别化治疗计划达成率：

①粗大动作有 60% ~ 100% 的达成率。姿势转换的能力受限于重力不安全感的影响所以未完全达成。

②精细动作有 60% 的达成率。主要受未发展出模仿能力的影响。

③自理目标中进食有 80% 的达成率，穿脱衣裤受听口令及分心影响只有 50% 的成功率，但家长持续训练中。如厕初步训练则已成功。

④行为部分，小英对环境及新刺激适应有明显改善。

⑤认知部分，小英在模仿动作及听口令的目标有 50% ~ 100% 的达成率，但在声音的模仿方面仍未成功。

（3）CDIIT-DT 前后的改变如表 4-17 所示，除语言外，各分测验的原始分数与年龄分数都有增加。由于改变的分数只要超过发展迟缓儿童测量标准误（SEM）的 2.77（即 $\sqrt{2} \times 1.96$）倍即属超过统计测量误差，以认知分量表为例，其 SEM 为 0.60，治疗后改变的发展月龄只要大于 1.66 个月，即超过统计误差，即真的有进步，小英经治疗后，认知增加了 2.2 个月，有超过误差的改善。因此于动作、认知方面小英皆有显著改善。

表 4-17　小英于治疗前（26 个月）与治疗后（34 个月）CDIIT-DT 原始分数与发展月龄

CDIIT-DT*		认知	语言	粗大动作	精细动作	动作	社会	自理	总测验
发展商数	26 个月	54	54	35	15	<54	54	54	<54
原始分数	SEM**	0.44	1.61	0.00	0.40	0.00	1.01	1.61	2.82
	26 个月	15	12	22	9	31	16	10	84
	34 个月	17	12	23	13	36	17	11	93
发展月龄	SEM**	0.60	1.35	0.00	0.46	0.00	1.49	1.90	0.38
	26 个月	8.3	10.7	9.4	7.6	8.7	7.7	10.3	9.4
	34 个月	10.5	10.7	9.9	11.6	10.5	9.0	11.7	10.4

*CDIIT-DT：婴幼儿综合发展测验诊断量表。

**SEM：测量标准误（资料来源 Liao & Pan，2005）。

问题与讨论

1. 智能障碍与发展迟缓儿童的异同是什么？

2. 智能障碍根据哪些角度分类？如何运用于临床上？

3. 唐氏综合征儿童有何特征？评估与治疗时应注意哪些？

4. 常用的认知功能与适应行为评估工具有哪些？

5. 观察儿童进行活动时，练习用感觉描述语去表达其感觉刺激。

6. 智能障碍儿童常见的认知学习问题是什么？针对其智能模仿的干预原则是什么？

7. 何谓发展启动机制？如何应用于临床治疗上？

8. 功能性活动与发展性活动有何差别？可想出更多功能性活动的例子吗？

9. 临床观察儿童的行为问题，并分析其原因及使用行为改变技术干预。

10. 行为改变技术的步骤有哪些？可根据这些步骤对一位有行为问题的儿童进行分析及处理吗？

11. 举例说明利用增强物的 4 种策略。

12. 请分组对 2 岁以下儿童可独立完成的日常生活自理任务进行工作分析。

13. 请由案例 2 的个案处理模式讨论并搜寻实证资料。

第五章

神经肌肉障碍

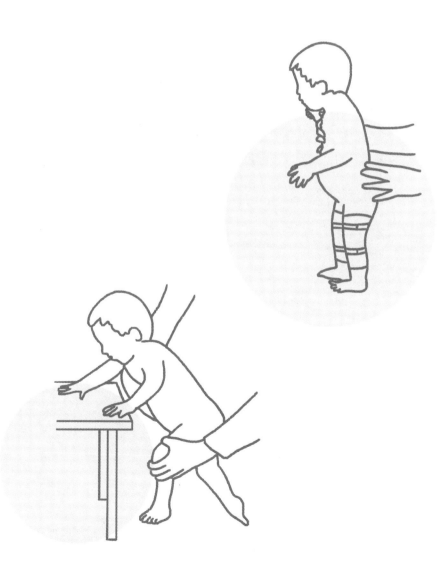

第一节 前言

神经肌肉障碍是运动神经元单位的任何部分病变所引起的，包括运动神经元（脊髓前角细胞、周围神经）、神经肌肉交接处与肌肉（沈渊瑶，1999；Stuberg，2006）。神经肌肉障碍会有功能退化现象，需要物理治疗干预。神经肌肉障碍分两大类，肌营养不良综合征（muscular dystrophy，MD）与脊髓性肌萎缩综合征（spinal muscular atrophy，SMA）。

一、肌营养不良综合征

（一）定义

肌营养不良综合征为一种遗传性、进行性的肌肉退化疾病，肌原纤维会不断变性坏死，肌肉伸缩力渐少，肌肉细胞被脂肪细胞及纤维组织所取代（Stuberg，2006）。因基因缺陷，MD 患者有"肌营养蛋白结合蛋白"（dystrophin-associated proteins，DAPS）缺损。肌肉细胞里的骨架结构，除了主要的肌营养不良蛋白，还有其他相关的分子，也就是所谓的 DAPS。最近的研究发现 DAPS，可分为三部分：①营养不良蛋白聚糖复合物；②蛋白质肌多糖复合物；③营养合成蛋白复合物。当有任何一部分的相关蛋白缺乏，就会造成整个结构的瓦解，临床表现出肌营养不良的症状，目前已经找出大部分 MD 相对缺乏的蛋白（Darras，2011）。

（二）分类

MD 可概略分为九类（Muscular Dystrophy Association，1991），表 5-1 为常见的七种 MD 的发病年龄、遗传与病程的演进。

表 5-1 肌营养不良综合征的分类

类型	发病年龄	遗传	病程进展
杜氏肌肉失养症	·1～4 岁	·性联隐性遗传	·退化速度快，9～10 岁失去走路能力，18～19 岁死亡
贝克氏肌肉失养症	·> 10 岁	·性联隐性遗传	·退化速度较缓慢，20～30 岁失去走路能力，可活至四十几岁
先天性肌肉失养症	·出生时	·自体隐性遗传	·退化速度较缓慢，但变异大，寿命较一般短

续表

类型	发病年龄	遗传	病程进展
先天性肌强直病变	·出生时	·自体显性遗传	·退化速度较缓慢，变异大，并会伴随智力受损
面肩胛肱肌肉失养症	·<10岁	·自体隐性或显性遗传	·退化速度缓慢；晚年会失去走路能力；寿命长短变异大
肱腓型肌肉失养症	·儿童期至青少年早期	·性联隐性遗传	·退化速度缓慢；心脏功能异常，寿命长短似常人
近侧肢体肌肉失养症	·青少年后期或成人早期	·自体隐性遗传	·退化速度缓慢

（整理自 Stuberg，2006；Glanzman & Flickinger，2008）

杜氏肌肉失养症（Duchenne muscular dystrophy，DMD）：因缺少一种营养失调啡的大型蛋白质所引起。发生率约 3500 个活产男儿中有一个 DMD，属于性联隐性遗传疾病，病程演进快。为神经肌肉障碍最常见的类型（Strehle，2009）。病童可能伴有肥胖现象及轻度智障。个案血液中肌酸激酶（creatine phosphokinase，CPK）显著升高；肌肉切片可见肌纤维退化及再生，伴有肌束间结缔组织增加的现象（沈渊瑶，1999；Stuberg，2006）。

贝克氏肌肉失养症（Becker muscular dystrophy，BMD）：发生率为两万分之一，属性联隐性遗传疾病，主要发生于男性，病程退化速度较 DMD 缓慢（Stuberg，2006；Chutorian & Engel，1982）。

先天性肌肉失养症（congenital muscular dystrophy，CMD）：其出生时即呈现症状，属于隐性体染色体遗传疾病，又分四型，疾病进展速度较 DMD 缓慢，但变异性大。

先天性肌强直性肌肉失养症（congenital myotonic MD）：出生时即有症状，属于显性体染色体遗传疾病，第 19 对染色体长臂 13.2 ~ 13.3 处的基因异常，由于三个氨基酸 GCT 不断重复所造成（沈渊瑶，1999）。发生率为每 10 万人中有 3 ~ 5 例，男女比例同，可分为两型（Stuberg，2006）。病程进展较缓慢，但也变异大。

面肩胛肱肌肉失养症（childhood onset facioscapulohumeral MD）：属于隐性或显性基因遗传，为第 4 对染色体缺损。发病年龄为 10 岁前，以颜面及近端手臂无力表现，发生率为每 100 万人中有 3 ~ 10 例（Stuberg，2006）。病童会轻微眼睑下垂、脸部表情减少、无法噘嘴或吹口哨、颈部无力、无法完全抬高双臂、肩部肌肉宽度减少和上臂肌肉厚度变薄。病程进展速度缓慢，早期粗大动作发展无显著迟缓，少有关节挛缩现象（Stuberg，2006）。大部分病人可以维持好几十年的良好功能，在晚年才会失去走路能力，寿命长短变异性较大（沈渊瑶，1999）。

肱腓型肌肉失养症（Emery-Dreifus，humeroperoneal MD）：属于性联隐性遗传疾病。肌力退化速度缓慢，开始的症状为肘屈曲与伸直肌无力，常见有踝跖屈与肘屈曲肌挛缩。伴随有心脏功能异常，若非心脏病患，其寿命与正常人一样。

近侧肢体肌肉失养症（limb girdle MD）：为自体隐性遗传。以近侧的大腿和手臂无力来表现。临床表现类似杜氏肌肉失养症，但发病在青少年后期，病情缓慢进展。到中年时，大部分病人生活局限于轮椅且无独立日常生活能力（沈渊瑶，1999）。

二、脊髓性肌萎缩综合征

（一）定义

脊髓性肌萎缩（spinal muscular atrophy，SMA）为脊髓与下延脑前角细胞受损，因此造成肌肉萎缩及无力。主要病理变化是前角细胞进行性退化，可于子宫内或之后的任何时间开始发病，病程进展可快可慢。基因缺陷主要位于第5对染色体5q13。一般来说，SMA越早发病，病程进展的速度越快（Stuberg，2006；Bodamer，2011）。

（二）分类

根据其临床表征与疾病过程主要分为四型，其中三型见表5-2（Stuberg，2006）。

表5-2　脊髓性肌萎缩综合征的分类

类别	发病年龄	遗传	疾病进程
急性沃赫二氏麻痹型（第一型）	0～3个月	自体隐性遗传	快速退化；严重低肌张力；1岁前会死亡
慢性沃赫二氏麻痹型（第二型）	3个月～4岁	自体隐性遗传	中等速度退化；中至重度低肌张力；寿命会缩短
库魏二氏麻痹型（第三型）	5～10岁	自体隐性遗传	慢慢退化；身体部分轻微受损

（摘自 Stuberg，2006）

（1）急性沃赫二氏麻痹型（Werdnig-Hoffmann acute SMA）：为第一型SMA。出生时即发病，会在前几个月就虚弱无力者，常在1岁内进展成软瘫型四肢麻痹和延髓麻痹、呼吸衰竭而死，但也有因呼吸照护良好，延长寿命的报告（Bodamer，2011）。

（2）慢性沃赫二氏麻痹型（Werdnig-Hoffmann chronic SMA）：肌无力常在1岁左右出现（3～15个月）（Bodamer，2011），症状有很大变异性。

（3）库魏二氏麻痹型（Kugelberg-Welander SMA）：发病于儿童后期，表现下肢近端无力且病程在数十年间缓慢进展，症状也有变异性。

（4）成人期发作的脊髓性肌萎缩症（adult-onset SMA）。通常在20～30岁发病，症状似第三型（Bodamer，2011）。

第二节　评估

一、杜氏肌肉失养症评估

（1）基本资料、家人期望与医疗史。

（2）发展史。

（3）科技辅具。

（4）功能，移位功能与上肢功能为主。

（5）肌力。

（6）关节活动度与姿势（是否有畸形）。

（7）呼吸功能：最大用力肺活量、最大自主呼吸、最大吐气压。

（8）日常活动。

功能性检查的目的在于了解病程进展及动作能力。此功能分类主要由Brooke及Vignos所提出。

Vignos等人在1963年提出来的"Vignos杜氏肌肉失养症功能分类表"，分为10阶段（Vignos et al.，1963）。此10阶段功能评估，其标准如下：

阶段1：独立行走，上下楼梯不扶栏杆。

阶段2：独立行走，扶栏杆上下楼梯。

阶段3：独立行走，扶栏杆缓慢上下楼梯，8阶耗时25秒以上。

阶段4：独立行走，可独立由椅子站起，但无法上下楼梯。

阶段5：独立行走，不可独立由椅子站起。

阶段6：需穿长腿支架或由别人协助才可行走。

阶段 7：坐轮椅，可坐正，可以驾驶轮椅，在轮椅或床上行使日常生活活动。

阶段 8：坐轮椅，身体可坐正，但无人协助时无法进行在床上或轮椅上的日常生活活动。

阶段 9：可以坐轮椅，但是需要身体的支撑，仅能行使一点点日常生活活动。

阶段 10：完全躺在床上，无法自行进行日常生活活动。

至于更详细的功能检查则由 Brooke 等人提出，表 5-3、表 5-4 为 Brooke 等人所提出的四肢功能性分级；另外还有呼吸功能检查以及计时的功能检查如由躺站起，走或跑约 10 米，穿套头衫，剪下约 20 平方厘米的方形及圆形，推轮椅约 10 米等（Brooke et al., 1981）。

表 5-3　杜氏肌肉失养症髋部及腿部功能性分级

分级	功能性能力
1	走路及上下楼梯不需任何的协助
2	走路不需协助，上下楼梯需扶手协助
3	走路不需协助，上下楼梯速度很慢且需扶手的协助（爬 4 阶标准楼梯需要超过 12 秒的时间）
4	走路不需协助且可自椅子上由坐至站；但无法上下楼梯
5	走路不需协助，但无法自椅子由坐至站或上下楼梯
6	走路需要稍微协助或穿长腿支架便可独自行走
7	走路需穿上长腿支架，且尚需人协助其平衡
8	站立需要长腿支架，但是即使有协助也无法走路
9	需坐轮椅
10	活动范围只在床上

（摘自 Brooke et al., 1981；Glanzman & Flickinger, 2008）

表 5-4　杜氏肌肉失养症手臂及肩膀功能性分级

分级	功能性能力
1	可站立手臂置于双侧，病人可以外展手臂直到他们触碰超过头部
2	病人可以只借由弯曲手肘（缩短力矩）或借着辅助肌帮忙将手抬过头
3	病人无法抬手过头，但是可以拿起 8 盎司的水杯至嘴边（如果必要可以使用双手）
4	病人可以将手抬至嘴边，但是无法拿起 8 盎司的水杯至嘴边
5	病人无法将手抬至嘴边，但是可以握笔或从桌上拿起钱币来
6	病人无法将手抬至嘴边，而且双手没有有用的功能

（摘自 Brooke et al., 1981；Glanzman & Flickinger, 2008）

注：1 盎司为 28.3 克，8 盎司约为 226 克，相当于一盒铝箔包饮料。

二、其他评估工具

其他适用的功能评估工具有"儿童功能障碍评量表"（Pediatric Evaluation of Disability Inventory，PEDI）与"生活质量量表"等。

肌肉表现评估应包括肌力、肌耐力与肌功率。建议使用手握力器进行肌力评估，以量化肌力，了解细微肌力变化。使用颖杰踩脚踏测试于神经肌肉障碍病患具有良好的再测信度（$r = 0.96$）（Bar-Or，1996）。徒手肌力测试于 SMA 儿童的再测信度为 ICC=0.70 ~ 0.99 （Wang et al.，2002）。关节活动度测量应着重踝背屈、髋与膝关节伸直的角度与阔筋膜肌长度（Glanzman & Flickinger，2008）。

第三节　肌营养不良综合征的症状与预后

小儿肌肉病变包括杜氏肌肉失养症（DMD）、贝克氏肌肉失养症（BMD）、近侧肢体肌肉失养症等，临床以较重度的 DMD 为多见，因此以下针对 DMD 身体损伤的临床表征、执行日常活动能力的丧失分别介绍。

一、杜氏肌肉失养症

（一）症状的进行

DMD 通常在 1 ~ 4 岁发病，最多的为 3 岁发病。开始时只是轻微肌肉无力，父母不会发现；逐渐走路笨拙、易跌倒及上下楼梯困难，父母才会注意。其肌力退化为对称性的，先是骨盆与髋部肌肉，其次为肩胛处肌肉，再逐渐扩及其他部位。DMD 的功能退化进展比 BMD 变异大（Glanzman & Flickinger，2008），9 ~ 10 岁丧失行走能力，约 20 岁后，因呼吸肌衰弱或呼吸系统并发症而去世；若呼吸功能维护不错，则可能延到较大年龄才因心肌衰竭而去世（Florence，1999）。

（二）机能损伤

（1）进行性肌肉无力：初期颈屈曲肌、腹肌、肩胛间肌、髋及膝伸直肌有无力现象导致站姿腰椎过度前凸及两脚张开。此无力现象常导致有高尔氏现象（Gower's sign）及移动能力障碍，无法行走，手部肌力通常在末期尚保留在功能程度。

（2）高尔氏现象：由于臀大肌无力，所以由地板上站起时，需先撑至四足跪的姿势，接着将手撑在腿上，用力将自己撑直（见图 5-1）。

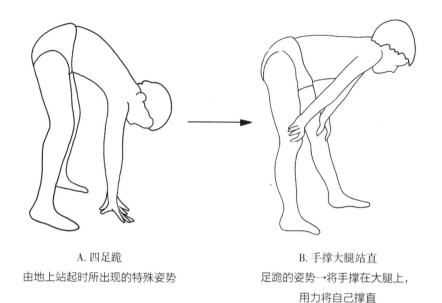

A. 四足跪
由地上站起时所出现的特殊姿势

B. 手撑大腿站直
足跪的姿势→将手撑在大腿上，
用力将自己撑直

图 5-1　杜氏肌肉失养症患童发病早期

（3）假性肌肉肥大：最常见于腓肠肌、股四头肌、臀大肌与三角肌（见图 5-2）。

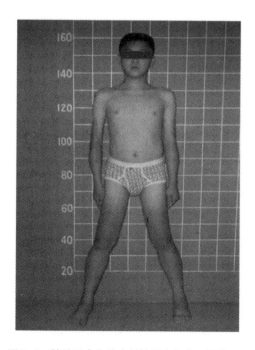

图 5-2　杜氏肌肉失养症假性肌肉肥大，最常见于腓肠肌

（4）心肺功能障碍：学龄阶段有限制型的肺功能障碍及显著的最大肺活量

降低。但 DMD 儿童是否比一般儿童容易疲劳，目前尚无结论（Ratel et al.，2006）。

（5）关节挛缩与脊柱侧弯：常见为髋及膝屈曲肌挛缩、跟腱挛缩、阔筋膜肌挛缩、马蹄内翻足。通常在 DMD 儿童 5 岁之前很少有关节活动度受限的现象（Stuberg，2006）。在肌力逐渐丧失之后，腰椎脊柱前凸、肩胛骨后倾的现象会慢慢出现，以便将身体重心放在髋关节后面来增加站立的稳定性，脊柱侧弯一般在青春期或稍前开始发展（Karol，2007）。

（6）认知损伤：早期认为 DMD 的智力损伤与身体的障碍不具相关性（Leibowitz & Dubowitz，1981），然而目前研究显示智能障碍虽不是 DMD 儿童的主要问题，然而其平均智商在 70 ~ 80，也许跟脑部的营养失调有关，但原因未明（Stuberg，2006; Poysky，2007）。DMD 儿童有阅读与数学障碍（Poysky，2007）。

（7）情绪与行为问题：DMD 青少年忧郁、高压力、注意力缺损与社会互动异常的比例高于一般同伴，因此应注意其社会情绪的支持（Poysky，2007）。

（三）功能障碍

学龄前儿童通常还没有显著的功能障碍；上学以后，即 6 ~ 8 岁，在爬楼梯或由椅子、地板站起来方面出现困难，也开始呈现较明显的异常步态，包括脚步较宽、明显的躯干侧弯、踮脚尖走路及肩胛骨后缩等现象；8 ~ 10 岁时由于肌力衰弱更加明显，因此会常常跌倒。在心肺功能方面，儿童在 8 ~ 10 岁就会抱怨容易疲倦，因此无法走久。

（四）预后

Vignos 等人指出当下肢的肌力减少一半左右的时候，便无法行走（Scott et al.，1982；Vignos & Archibald，1960）。

Siegel 等人的研究显示，DMD 患童膝伸直肌与髋伸直肌的无力程度可预测丧失行走的时间。若在坐姿时膝无法完全伸直，加上俯卧时，髋无法完全伸直若超过 90°，则在几个月之内 DMD 儿童将无法独立行走（Siegel，1977）。也有学者指出，早期关节活动度的限制程度比肌力丧失程度与失去行走功能更有关联（Glanzman & Flickinger，2008）。

DMD 的寿命有很大的变异性，主要受其疾病进展的速度有无并发症存在以及呼吸照护的积极性（包括是否有使用呼吸器）等因素影响（Curran & Colbert，1989）。

二、贝克氏肌肉失养症

临床表征与预后：贝克氏肌肉失养症（BMD）患者会慢慢地肌肉无力及肌肉萎缩，平均约 27 岁就无法走路，约 42 岁时死亡（Emery & Skinner，1976）。然而 BMD 儿童停止走路的年龄范围非常广。在功能上，BMD 与 DMD 不同，于青少年时期 DMD 儿童有 97% 使用轮椅，而 BMD 儿童在 11 岁时仍有 97% 可以行走。此外，BMD 儿童比较会抱怨肌肉痉挛，而 DMD 儿童无此表征；BMD 儿童较不会有脊柱侧弯等关节变形现象。大约在 20 岁时，独立行走较困难，因此开始需要使用电动车或使用支架，来协助维持行走。一般 DMD 儿童的处理方式都可以用在 BMD 儿童，主要是根据其功能而定（Stuberg，2006）。

三、先天性肌肉失养症

先天性肌肉失养症（CMD）有很多类型，发病于胎儿或婴儿时期，除肌肉无力外，出生就常有关节挛缩（Darras，2011）。报告较多的四种形态如下：第一种为先天性肌肉失养症合并中枢神经系统疾病；第二种为中板素缺陷型 CMD；第三种为整合素缺陷型 CMD；第四类中板素阳性 CMD（Stuberg，2006）。以下介绍第一种及第二种 CMD。

（一）先天性肌肉失养症合并中枢神经系统疾病

常有肌肉、脑及眼的损伤（Darras，2011）。中度至重度患者有低张力伴随肌肉无力、认知发展迟缓、癫痫、眼球外肌肉无力、视神经萎缩及眼球震颤、关节挛缩及先天畸形（髋关节脱臼、空凹足、脊柱后侧弯）、脸型长，且通常无法独立行走，如 Fukuyama 型（Stuberg，2006）。

（二）中板素缺陷型先天性肌肉失养症

临床表征为低张力伴随肌无力、关节挛缩、癫痫，但无心智发展迟缓的现象，有些有口腔动作控制问题。达到独立行走年龄为 1 ~ 6 岁，少数无法行走，寿命可能为 15 ~ 30 岁（Stuberg，2006）。

四、先天性肌强直病变

肌强直性肌营养不良患者在出生时即严重无力或在青春期后以缓慢进行性的脸部、远侧肢体无力或肌肉强直来表现（Stuberg，2006）。新生儿病发者，会有低张与肌肉无力，包括呼吸肌与口部肌肉，50% 以上有先天性挛缩（如畸形足），胎儿很少运动的怀孕史都显示子宫内神经肌肉疾病（Stuberg，2006）。若新生儿可存活下来，则大部分先天性肌强直病变儿童会发展出独立行走能力（Stuberg，2006）。会伴随智力受损。所谓肌强直为肌肉收缩后，放松时间会延迟。肌肉强直症状通常在 3～5 岁才会显现，对功能障碍影响不大，会有心律不齐、呼吸障碍、白内障、男性秃及男性不孕症（生殖腺功能不足）。脸部表情的特征为颞侧、下颚及颈部肌肉凹陷，眼睑下垂，脸部无力，上唇中线短，呈倒 V 形，下唇低垂、有鼻音且有点口齿不清（沈渊瑶，1999；Stuberg，2006）。

第四节　肌营养不良综合征的治疗

给予肌营养不良综合征（MD）儿童类固醇治疗虽然可以减缓病程的进展，但也会加重肥胖问题，因此给予类固醇治疗前最好进行体重管理计划。此外，要注意 MD 疾病后期营养不良的问题，所以食材的处理、营养食品添加物（如钙的补充剂及维他命D）要多加注意，有实证显示肌氨酸营养品可以增进肌肉力量，但仍需更多研究支持（Davidson & Truby，2009）。

一、杜氏肌肉失养症的物理治疗原则与方法

DMD 的物理治疗原则如下：

（1）防止挛缩和畸形以延长走路时期。

（2）避免呼吸系统感染且延缓呼吸功能的恶化。

（3）心理性支持：尽可能提供积极、快乐、健康的人生。

（4）维持剩余肌力，以减缓退化速度或加强训练，但训练不能太剧烈以免导致肌肉疲乏。

（5）训练或保持日常生活独立。

（6）物理治疗重点因疾病进行阶段的不同，肌力退化程度与动作功能而有差别。

二、根据杜氏肌肉失养症功能阶段所着重的物理治疗重点

（一）早期（Vignos 阶段 1～3）

（1）避免挛缩：牵拉跟腱、腘旁肌与髂胫肌，每天10次，每次牵拉维持10秒。

（2）鼓励一般活动，每天大于30分钟的中重度运动量运动，如游泳与打球，以增进肌力和呼吸功能。

（3）阻力运动：加强躯干、肩与髋部肌肉、膝伸直肌与踝屈肌。

（二）行走晚期（Vignos 阶段 4～5）

（1）站与走每天大于 3 小时，必要时用站立架维持站姿。

（2）呼吸运动每天 5 分钟，必要时进行姿位引流。

（3）继续上阶段的主动或被动牵拉运动。

（三）开刀后期

阶段 5 与阶段 6 常需开刀以延长其功能的时期，较常见的手术有跟腱延长术、髂胫肌切除术、后胫骨肌转移术。于 DMD 患者开刀后 24 小时内尽早用支架站立，以防止肌力退化。站立时间由每次 15 分钟、每天 3 次，渐加到每次 1 小时，每天 3 次。

（四）支架行走或站立期（Vignos 阶段 6～7）

（1）站与走的时间在能力范围内尽量长。

（2）用背架避免脊柱侧弯。

（3）鼓励俯卧的摆位姿势以降低屈肌挛缩。每天练趴 30 分钟到 1 小时，可趴在楔形物或大枕头上，使躯干伸直。需注意头部的支持。

（4）继续上阶段的主动或被动牵拉运动。

（5）呼吸照护，利用姿位引流、拍痰、呼吸运动等治疗并避免呼吸系统的感染。

（6）必要时给电动轮椅，以增进移动能力。

（五）轮椅期（Vignos 阶段 8～10）

（1）轮椅需有头部支撑、靠背可后倾、脚垫可抬高，同时可配呼吸器及抽痰机（见图 5-3）。

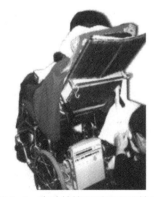

图 5-3　电动轮椅配呼吸器及抽痰机

（2）呼吸照护。

三、治疗方法

利用"运动"来作为 DMD 的治疗方法颇受争议，但是运动过度及完全不动都是禁忌证（Stuberg，2006）。Fowler 与 Tayler 在 1982 年的文章中曾提及如果运动治疗在疾病进展的早期（只有少数肌纤维退化）即开始进行，对病患而言显然是不具任何伤害性的，对有动作单位（肌肉）疾病的病人而言甚至可能是有益的，不过，运动的强度不可过高（Fowler & Tayler，1982）。

研究证实适当运动治疗对于 MD 病人不会有伤害（Cup et al.，2007），包括中强度的肌力训练（Voet et al.，2010）。实证等级 II ~ III 的研究显示肌力训练合并有氧运动对 MD 病人可能是有效的，而实证等级 III 的研究也显示呼吸运动对于肌强直性 MD 个案是有效的（Cup et al.，2007）。

关于神经肌肉病变者垂足的康复干预，系统性文献回顾显示，肌力训练的确可以改善恰克－马利－杜斯氏症（Charcot–Marie–Tooth Disease）的垂足问题，可是对于其他的 MD 病患的证据支持并不强。手术治疗或夜间的支架对 DMD 病人的垂足疗效的实证支持并不强，需进一步的研究（Sackley et al.，2009）。

Vignos 等人将 28 位 6 ~ 10 岁的 DMD 患童分为两组，运动组进行一年的运动训练，控制组无运动训练。结果显示控制组肌力显著下降，而运动组肌力维持不变（Vignos & Watkins，1966）。

Scott 等人将 18 位 5 ~ 8 岁 DMD 男孩分为两组，一组开展渐进式阻力运动（PRE），另一组开展自由运动，接进行 6 个月。结果两组间没有显著差异，因此运动对杜氏肌营养不良症的病患是不具伤害性的（Scott et al.，1981）。

在 DMD 早期，并不建议给予阻力运动，因为早期儿童肌力的衰退还不非常明显，给予阻力运动会造成家人的负担。开始给予阻力运动时，主要是训练腹肌、髋伸直肌、髋外转肌及膝伸直肌肉。一般来讲，骑脚踏车或游泳是最好的运动。对 DMD 儿童最好的处方是每天至少要站或走 2 ~ 3 小时。影响肌力训练效果的因素应纳入处方考量，即成熟度、肌肉无力严重度、肌力衰退的变化程度、衰弱肌力所在关节处，以及所给予阻力运动的形式、给予阻力运动的强度，持续整个运动期间等（Wineinger et al.，1998）。

呼吸训练可以增加 DMD 儿童的呼肌肌力，但只有短期效果；而长期追踪显示呼吸努力程度的主观知觉有进步（Gozal & Thiriet，1999）。

关于低强度的电刺激对肌肉萎缩患者是否有助益，以下提供 Scott 学者等人所做的相关研究。Scott 等人于 1986 年，找了 16 位平均年龄为 7.8 岁（5 ~ 12 岁）的 DMD 患童进行电刺激。实验方法是将电刺激置于胫前肌上，刺激频率调整至 5 ~ 10Hz，电流强度为引起最大肌肉收缩值的 25%，一天三回电刺激，每回 1 小时，这样的治疗需持续 7～11 个星期；而对侧脚为对照组，结果显示施以电刺激的脚肌力会明显增加（Scott et al.，1986）。Scott 等人于 1990 年的文章中提出，长期使用低频率电刺激的结果显示：有施行电刺激的肌肉的平均最大自主收缩比没施行电刺激的肌肉明显增加（Scott et al.，1990）。

对于 DMD 病患常发生的挛缩及变形建议治疗方法有：

（1）被动关节运动：髂胫肌的牵拉需在趴着的姿势才能进行（髋关节过度伸展加外张），一次牵拉需保持 10 秒钟再放松，每回做 10 次，每天做 2 回（Vignos et al.，1963）。

（2）摆位。

（3）辅具：在发病早期于晚上使用踝足装具（AFO），可延长走路时间并防止挛缩发生过早。

建议 DMD 儿童穿上膝踝足装具的时间点：儿童会经常跌倒而无法独自行走、每次站不能超过半小时（Vignos et al.，1963），或是家长及儿童已心理准备好要穿上支架（Hyde et al.，1982）。

辅具及手术在延长走路时间方面扮演的角色是受争议的（Stuberg，2006）。以下提供几个研究以了解辅具及手术对挛缩变形的治疗效果：

（1）非随机取样的前瞻性研究结果显示：晚上使用辅具及牵拉可减少挛缩的发生（Scott et al.，1981）。

（2）康复（包括辅具）可以延长 2～4 年的走路时间（Vignos et al.，1963）。

（3）坐骨座与髌骨支撑的膝踝足装具可延缓靠轮椅移位的发生时间并防止脊柱侧弯早期发生（Hyde et al.，1982）。

对于限制型肺功能障碍、逐渐降低的最大肺活量，以及肺感染的 DMD 儿童，使用以下的治疗方法，包括呼吸运动、非侵入性的间歇性正压呼吸法、协助咳嗽、姿位引流。Bach 研究证实呼吸运动（吹瓶）、非侵入性的间歇性正压呼吸法及协助咳嗽，可延长 DMD 儿童生存概率、明显降低肺疾病及住院的概率（Bach et al.，1997；Bach et al.，1998）。

对于需长期使用机械性呼吸器支持的 DMD 患者的生活质量，Bach 等人研究，医护人员对长期使用呼吸器的 DMD 患者生活质量进行评量，在总分 7 分里面，只给 2.5 分；而对于患者本身而言，总分 7 分自我评价为 4.94 分，显示医护人员低估了长期使用呼吸器的 DMD 患者的生活品质（Bach & McKeon，1991）。

四、贝克氏肌肉失养症的治疗

BMD 的治疗与 DMD 相似，但不同的是 BMD 疾病进展较缓慢。学校时期与成人时期的转衔计划是其主要的议题。

五、先天性肌肉失养症的治疗

CMD 合并中枢神经系统疾病的治疗重点主要在摆位、增加在坐姿第日常生活的功能技巧、呼吸照护以及进食训练。而能不能给予电动轮椅处方，则根据儿童的智商而定，其智力年龄必须高于 2 岁，再使用电动轮椅会比较安全。

不合并中枢神经系统疾患的 CMD 的物理治疗以摆位、发展性的活动以及进食训练为主。

第五节　脊髓性肌萎缩综合征的症状、预后与治疗

脊髓性肌萎缩综合征（SMA）无法治愈，症状性治疗是缓解肌肉无力所造成的次发性并发症，如减少挛缩、避免脊椎侧弯、营养照护、帮助氧气供给、避免吸入性肺炎及加强社交、语言和智力功能。呼吸道感染要靠早期及积极的气道卫生，由胸腔物理治疗、氧气和抗生素来帮助，要不要使用人工呼吸器需依患者病程来决定（沈渊瑶，1999）。

目前尚无证据显示在睡觉时给予低强度的治疗性电刺激可以增加第二型与第三型 SMA 的肌肉力量（Fehlings & Kirsch，2002）。

SMA 的存活预测因子包括发病年龄（＜ 4 个月），婴儿期舌头颤动与全身性肌肉无力状况（尤其是躯干与近端肢体）（沈渊瑶，1999）；肌肉无力的严重度比发病年龄更能预测预后（Bodamer，2011）。

一、第一型脊髓性肌萎缩综合征

第一型 SMA 在幼儿 0 ~ 3 个月时发病，接着快速进展，最后会因为肺部并发症而死亡，死亡的平均年龄为 6 个月（1 ~ 21 个月）。

（一）临床表征

无力在发病 4 个月内表现出来，颈部近躯干处肌肉群、躯干、骨盆及肩部均有肌无力、肌肉颤动，抗重力的动作控制受限。此外，尚有喂食问题、驼背姿势、脊柱侧弯、关节挛缩与呼吸窘迫现象（Stuberg，2006）。

（二）治疗方法

针对第一型 SMA 各类问题的治疗方法如下：

（1）关节挛缩及脊柱侧弯问题：治疗方法为关节运动及适当摆位以预防再挛缩的产生。摆位方式有：仰躺于楔形板上，并将上肢摆在中线，下肢摆在正中的位置；侧躺；将有魔术带的轻巧玩具绑在其手上，或置放在其手附近。

（2）喂食问题：治疗方法为喂食训练、少量多餐，且避免吸入性肺炎。

（3）呼吸窘迫症：治疗方法为呼吸照护、抽吸痰、协助咳嗽、姿位引流，当坐着时可使用束腹带以增加氧饱和浓度。

（4）肺活量降低及易疲劳：治疗方法为呼吸治疗照护，提供活动建议与能量节省技巧。

此外，可以增加其与环境互动及双手的活动。目前发展性运动的运用是受争议，如是否需经由爬阶段，但提供短时间支撑坐姿可增加其与环境互动及双手的活动。

二、第二型脊髓性肌萎缩综合征

第二型 SMA 发作的年龄为 3 个月～4 岁，其中 95% 的患者发作年龄均小于3 岁，而病程演进变异性很大，其中有 46% 都无法独立行走。第二型 SMA 死亡原因通常是因为肺并发症，死亡的中位数年龄大于 10 岁。

1. 第二型 SMA 的 3 个子群

（1）重度：无法坐着，肺活量不断降低。

（2）中度：无法走路，在 10 岁左右肺活量会降至 45%。

（3）轻度：可独自行走，但 50% 在 10 岁左右会失去走路能力，以用力时的肺活量可预测其行走耐力值。

2. 第二型 SMA 的临床表征及治疗方法

（1）肌肉无力：其会导致抗重力活动受限制，针对肌肉无力的治疗方法包括：

①在婴儿期着重坐的训练，需使用的辅具包括塑形坐椅系统及胸腰荐骨装具。然而，躯干装具虽然可以延缓 SMA 第一型与第二型的脊椎变形，但也会降低坐姿的潮气量，所以应该审慎使用（Bodamer，2011）。

②在 16～18 个月时需提供支持性的站立，需使用的辅具包括仰躺站立架、胸腰荐骨支架。

③使用重量较轻的膝踝足支架、平行杆协助行走，然后再使用四脚拐。支持性走路可降低髋关节脱位及挛缩的次发性并发症。

④对于无法行走的病患可使用电动轮椅或电动滑板，可改变操纵杆的方向以

避免姿势不对称。

⑤提供时间短而频率高的促进发展运动。

⑥利用摆位以增进功能。

⑦提供日常生活中转位及移位训练、职业康复。

（2）骨折（次发性）：发生率为12%～15%，下肢承重可降低骨折发生的概率。

（3）关节挛缩及脊柱侧弯：治疗方法为被动关节运动及摆位、支架。

（4）呼吸方面的并发症：治疗方法为积极的呼吸照护（Stuberg，2006）。

三、第三型脊髓性肌萎缩综合征

大部分第三型SMA的发病年龄为5～10岁，病程进展缓慢，大部分病患在存活时以行走为主要移动方法。然而对于2岁前就发病的第三型SMA个案，最后需要轮椅以作长距离移动。寿命不一定缩短。

第三型SMA的临床表征及治疗：

（1）肌肉无力（最主要的临床表现）：主要发生于下肢近端肌肉群，会导致走路摇晃及腰椎前凸的步态。治疗方法为肌力训练和促进发展的运动，可能需要电动轮椅。呼吸肌力训练可以短期增加SMA第三型呼肌力量，且让儿童主观知觉呼吸费力程度有改善（Gozal & Thiriet，1999）。

（2）脊柱侧弯及关节挛缩：治疗方法为被动关节运动及摆位（Stuberg，2006）。

问题与讨论

1.简述杜氏肌肉失养症（DMD）其临床表征及可能出现的功能障碍。

2.Vignos等人将杜氏肌肉失养症分为哪10个阶段？简述各功能阶段所着重的物理治疗重点。

3.何谓贝克氏肌肉失养症（BMD）？简述其临床表征及其预后。

4.简述各类型脊髓性肌萎缩综合征（SMA）的临床表征与治疗方法。

第六章

小儿肌肉骨骼系统障碍

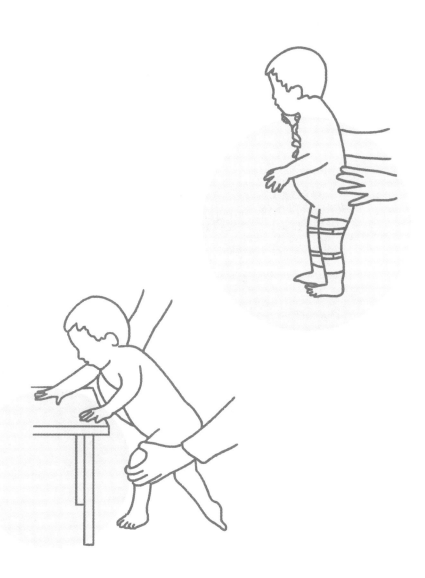

第一节　儿童肌肉骨骼系统的发展

一、骨骼的发育

在介绍小儿肌肉骨骼系统障碍之前，应先了解儿童肌肉骨骼正常的发展。肌肉骨骼是从胚胎的中胚层发育而来的。其骨头有两种发育过程，一种为膜内骨化，另一种为软骨内骨化。头骨、腕骨或跗骨的发育属膜内骨化，而长骨属软骨内骨化。后者的发育过程为在妊娠 8 周时第一级骨化中心形成（见图 6-1B），在幼童时期骨骺、骨膜及第二级骨化中心慢慢形成（见图 6-1C），接着骺板关闭，髓腔形成，但这时的骨头仍不成熟（见图 6-1C），在 20 岁左右骨化完成（Cech & Martin，2002）。

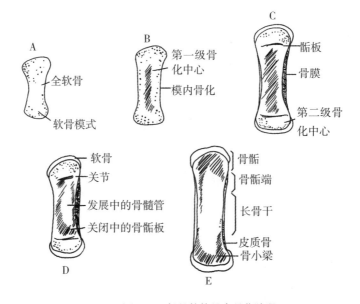

图 6-1　长骨的软骨内骨化阶段

A——软骨模式；B——骨膜阶段；软骨开始钙化；C——血管间叶，进入已钙化的软骨母体，软骨母体分为两骨化区，血管和间叶进入上端的骨后软骨；D——上端骨骺骨化中心发展出软骨，下端骺软骨发展出一个相似的骨化中心；E——软骨中骨化，上端与下端骺板皆消失不见，形成一个连续的骨髓腔

成熟的骨头包括：骨骺、干骺端（骨干与骨骺的交接区）、骨干，成熟骨头是由致密骨及骨小梁组成（见图 6-1E）。骨头发展会受外力影响，如股骨倾角与股骨上端的骨小梁排列形式是依日后儿童肌肉作用力及动作方向与站立承重而

逐渐形成的（见图6-2），若早期有肌肉骨骼障碍，则其角度与排列方式会有不同。

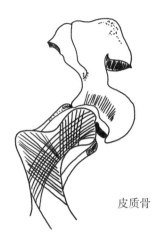

皮质骨

图6-2　上股骨头的骨小梁形式——依作用力及动作方向而定

儿童骨头的成熟（骨龄）取决于下述 X 光片的变化（沈渊瑶，1999）：

（1）骨骺中心的数量及骨干大小。

（2）骨头末端的大小、形状、密度以及轮廓是否清楚。

（3）骨骺中心与骨钙化区之间的距离。

二、胎儿姿势对新生儿肌肉骨骼的影响

胎儿在母体内的姿势对其肌肉骨骼系统有明显的影响，它会造成关节肌肉的挛缩，使长骨（尤其是下肢长骨）产生扭转与角度上的变异。正常足月新生儿的髋及膝关节都有 20 ~ 30 度的屈曲挛缩，4 ~ 6 个月时即可伸直。新生儿于髋关节伸直时，可外转至 80 ~ 90 度，但内转只有 0 ~ 10 度。正常新生儿足部的姿势，也可反映其在子宫内的情况。

子宫内胎儿最常见的足部姿势是屈曲褶缩挤塞状，因此新生儿前足部相对于后足部呈内收状，足跟内翻约 22 度，脚尖朝下成马蹄足状。新生儿状似畸形的脚，如果前足部可以被摆正，成为直线（前足不再呈内收状）、足跟转至中线、足踝可背屈 0 度（非马蹄足姿势），就可以认定其胎内的姿势为正常。这种子宫环境对肌肉骨骼系统的影响要到 3 ~ 4 岁时才消失。（台湾小儿骨科医学会，2000）。

三、儿童成长时额状面角度变化

儿童成长过程的额状面角度是出生时倾向有 O 形腿，到了 2 岁左右倾向膝直，并逐渐有生理性膝外翻。

在婴儿及幼童时期，不同的年龄下肢肢节排列的生理发展，额状面的平均角度来看如下（Gajdosik & Gajdosik，2006），然而要注意其正常范围非常大（Rosenfeld，2011b）：

（1）新生儿时期：中度膝内翻（O形腿）。

（2）6个月：轻度膝内翻。

（3）1～2岁：膝直。

（4）2～4岁：生理性膝外翻或称X形腿。

（5）16岁：些微膝外翻，女性7～9度，男性4～6度。

四、常用名词定义

外展：额面上动作，肢体离开中线的动作。

内收：额面上动作，肢体趋近且可能超过中线的动作。

骨凸：非属生长板的一种骨头生长中心，有强健的肌肉附着。

关节造型术：关节重建手术。

关节切开术：切开进入关节腔的手术。

仰趾足：后足部背屈。

空凹内翻足：足内侧纵弓过高，前足部跖屈，后足部内翻。

空凹足：足内侧纵弓过高，前足部跖屈。

髋外翻：股骨倾角比正常大。

髋内翻：股骨倾角比正常小。

脱臼：两边关节面完全失去接触。

马蹄足：前足部、后足部或整个足部跖屈。

伸展：矢面动作，动作回中线或与屈曲相反。

外转：水平面动作，关节沿纵轴线向外旋转。

胫骨扭转：水平面动作，胫骨旋转角度大于平均值2个标准差，为异常状况。

股骨倾角：在额面，股骨颈与股骨干的夹角。

股骨后倾：在水平面，股骨颈与膝部内外髁连线的角度减少。

股骨前倾：在水平面，股骨颈与膝部内外髁连线的角度增加。

骨旋转：水平面动作，骨旋转角度在平均值2个标准差之内，为正常生理变化状况。

向内扭转：水平面动作，骨向内旋转角度大于平均值2个标准差。

向外扭转：水平面动作，骨向外旋转角度大于平均值2个标准差。

内转：水平面动作，关节沿纵轴线往内旋转。

骨切开术：将骨头切开的手术。

半脱位：两边关节面部分失去接触。

胫骨旋转：水平面动作，胫骨旋转角度在平均值 2 个标准差范围内，为正常生理变化状况。

扭转：水平面动作，骨头旋转角度在平均值 2 个标准差之外，为异常状况。

外翻：骨头或关节弯曲，凸角向内，例如膝外翻（X 形腿）。

内翻：骨头或关节弯曲，凸角向外，例如膝内翻（O 形腿）。

第二节　小儿肌肉骨骼系统障碍的类别

儿童由于生长过程中骨关节生理上变化，容易被误认为关节变形。以旋转角度而言，若在平均值 2 个标准差范围内称骨旋转，为生理性的；若骨头旋转的平均值在大于 2 个标准差范围外，称为扭转，为病理性的（Staheli，2003）。

一、定义

小儿肌肉骨骼系统障碍在障碍类别中属肢体障碍。台湾卫生部门身心障碍等级肢体障碍的定义为：由于发育迟缓，中枢或周围神经系统发生病变，外伤或其他先天或后天性骨骼肌肉系统的缺损或疾病而形成肢体障碍导致无法或难以修复者。特殊教育系统中肢体障碍指上肢、下肢或躯干的机能有部分或全部障碍，以致影响学习者。

二、肢体障碍的类别

（一）"身心障碍等级"肢体障碍分类（身心障碍等级，2008）

1.上肢

（1）重度：

①两上肢腕关节以上欠缺者。

②两上肢的三大关节中，各有两大关节机能全废者。

（2）中度：

①一上肢肘关节以上欠缺者。

②两上肢的大拇指及食指自掌指关节处欠缺者。

③两上肢各有三指（含大拇指或食指）自掌指关节处欠缺者。

④一上肢的三大关节中，有两大关节机能全废者。

⑤两上肢的肩及肘关节，各有一关节机能全废者。

⑥两上肢的肩及肘关节机能显著障碍者。

⑦两上肢的大拇指及食指完全僵直或麻痹者。

⑧两上肢各有三指（含大拇指）完全僵直或麻痹者。

（3）轻度：

①一上肢腕关节以上欠缺者。

②一上肢的大拇指及食指自掌指关节处欠缺者。

③一上肢的三指（含大拇指或食指）自掌指关节处欠缺者。

④两手部分指节欠缺的手指共五指以上者。

⑤两上肢的肩及肘关节，各有一关节机能显著障碍者。

⑥一上肢的肩关节机能显著障碍者。

⑦一上肢的肘关节机能显著障碍者。

⑧两上肢或一上肢的腕关节机能全废者。

⑨两上肢的腕关节机能显著障碍者。

⑩一上肢的大拇指及食指完全僵直或麻痹者。

⑪一上肢的三指（含大拇指）完全僵直或麻痹者。

⑫两上肢的大拇指完全僵直或麻痹者。

2. 下肢

（1）重度：

①两下肢膝关节以上欠缺者。

②两下肢的三大关节中，各有两大关节机能全废者。

（2）中度：

①一下肢膝关节以上欠缺者。

②两下肢踝关节以上欠缺者。

③一下肢的三大关节中，有两大关节机能全废者。

④两下肢的髋及膝关节，各有一关节机能全废者。

⑤两下肢的髋及膝关节机能显著障碍者。

⑥两下肢的髋关节切除且无法置换者。

（3）轻度：

①一下肢踝关节以上欠缺者。

②两下肢的全部脚趾欠缺。

③两下肢的髋及膝关节，各有一关节机能显著障碍者。

④一下肢的髋关节机能显著障碍者。

⑤一下肢的膝关节机能显著障碍者。

⑥两下肢或一下肢的踝关节机能全废者。

⑦两下肢的踝关节机能显著障碍者。

⑧一下肢的髋关节切除且无法置换者。

⑨两下肢正面 X 光由股骨头上端至胫骨下端的长度，相差 5 厘米以上或 1/15 以上者。

3. 脊柱

（1）重度：颈椎与胸椎 X 光片出现韧带骨赘变化，皆各有超过一半的脊椎融合，且经脊椎侧面 X 光检查，胸腰椎的卡柏角度大于 70 度。

（2）中度：

①颈椎与胸椎 X 光片出现脊椎韧带骨赘变化，皆各有超过一半的脊椎融合，且经脊椎侧面 X 光检查，胸腰椎交界处的卡柏角度为 40 至 70 度。

②颈椎与腰椎 X 光片出现脊椎韧带骨赘变化，颈椎有超过一半的脊椎融合，且史考柏氏测试达 2 厘米以下。

③胸椎 X 光片出现脊椎韧带骨赘变化，且经脊椎侧面 X 光检查，胸腰椎的卡柏角度大于 70 度。

（3）轻度：

①颈椎 X 光片出现脊椎韧带骨赘变化，且有超过一半的脊椎融合。

②胸椎 X 光片出现脊椎韧带骨赘变化，且经脊椎侧面 X 光检查，胸腰椎的卡柏角度为 40 至 70 度。

③腰椎 X 光片出现脊椎韧带骨赘变化，且史考柏氏测试达 2 厘米以下。

④腰椎或腰荐椎融合 5 个椎体以上且史考柏氏测试达 2 厘米以下。

此外，尚可由神经系统疾病造成的功能限制程度进行严重度分类。

（二）斯布兰格分类法

先天形态学发展错误的分类方法是"斯布兰格分类法"（Spranger's Classification）（Spranger et al., 1982; Stanger, 2008）：

（1）形成畸形：由于发展过程异常导致一个器官或部分身体形态缺损，例如：先天性肢体纵切面缺损、唇腭裂、心脏中隔缺损。

（2）裂解：由于外在因素（如畸胎原、外伤、发炎），终止细胞的正常发展，例如：肢体横切面缺损。

（3）变形：由于一机械性力量导致身体部位的形式、形状或位置异常，例如：内收跖。

（4）发育不全：由于细胞至组织过程异常导致异常组织分化，例如：成骨不全症。

第三节　小儿肌肉骨骼系统的评估

肌肉骨骼系统疾患的功能评估包括功能性动作技巧、日常生活自理、发展评估、游戏与身体活动、学校与社区活动参与及生活质量（Lowes & Orlin，2005；Klepper，2006）。

一、理学检查

骨骼肌肉系统的身体功能与构造常见评估，包括以下几项（Orlin & Lowes，2005）：

（1）首先需观察姿势是否有偏差，是否偏离该年龄的排列准线。下肢肢节排列可分为"旋转"及"额面角度"两向度定量描述。

（2）腿长。

（3）关节角度：关节角度除受年龄影响外，平均值会因测量方法与群体不同而有差异，了解肌肉骨骼角度的发展更为重要（见表6-1）。

表6-1　儿童各年龄的关节角度变化（足月儿）

关节角度（度）	新生儿	3个月	6个月	1岁	2~5岁 男	2~5岁 女	6~12岁 男	6~12岁 女	13~19岁 男	13~19岁 女
直腿抬高					70	75	65	70	60	70
腘角度	27*	18*	10.5	0						
髋伸直受限	35*	7~9*	7~9*	7~9*	7~9*					
髋屈直							121~139		127~129	
髋外展（伸直）	55.5			59.3	60		50	55	45	50
髋内收	6.4			30.5	24~30.5					
髋外转	89~114									
髋内转	62~80				120**		95~110**		95~110**	
股骨头前倾	30~40								16	
股骨倾角	135~145				135		135		125	

续表

关节角度 （度）	新生儿	3个月	6个月	1岁	2～5岁	6～12岁	13～19岁
躯干弯曲— 伸直						92～118	104～110
肩屈直						216～228	213～213
肘曲直						156～157	151～156

* 生理性屈曲挛缩角度；** 髋关节内外转角度合计

（整理自 Long & Toscano, 2002；Haywood, 1993；Orlin & Lowes, 2005；Leach, 2006）

（4）肌力：一般测量方法为观察法、徒手肌力检查或使用手握测力器。徒手肌力检查或使用手握测力器至 5～6 岁以后才具信度。5 岁之前采用观察法（Hislop et al., 1995）。

（5）疼痛、肿胀或特殊变形。

（6）姿势控制。

步态（b770）：观察儿童走路的步态，观察有无疼痛步态、内八及外八步态，马蹄足步态和特伦步态等（Staheli, 2003）。

腿长量测方法：受试者站立，在腿长较短的一侧垫已知高度的木块，以量测两腿腿长的差异（见图6-3A）；受试者平躺，量测脚内踝到髂肠骨前上棘（ASIS）的长度，或由大转子至外踝的长度比较两脚的腿长（见图6-3B）（Hertling & Kessler, 1996）。

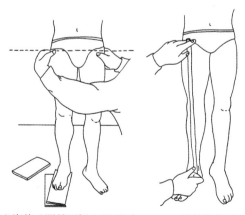

A. 站立姿势（测量两侧 ASIS 呈水　　B. 平躺姿势（ASIS 至内踝）
　平时，须垫高短腿多少厘米）

图 6-3　腿长量测方法

　　史丹利氏旋转量表：在下肢肢节排列中"旋转"的测量，使用史丹利氏旋转量表（Staheli's Rotation Profile）（Staheli et al.，1985）（见图6-4）：

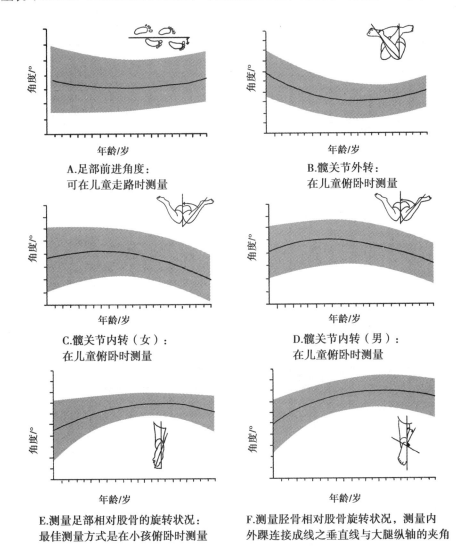

A.足部前进角度：
可在儿童走路时测量

B.髋关节外转：
在儿童俯卧时测量

C.髋关节内转（女）：
在儿童俯卧时测量

D.髋关节内转（男）：
在儿童俯卧时测量

E.测量足部相对股骨的旋转状况：
最佳测量方式是在小孩俯卧时测量

F.测量胫骨相对股骨旋转状况，测量内
外踝连接成线之垂直线与大腿纵轴的夹角

图6-4　史丹利旋转量表（正常范围在阴影区内）（参考资料 Staheli et al.，1985）

　　（1）足部前进角度（foot-progression angle，FPA）：为脚的纵轴（足跟 - 第二跖骨头）与足部前进线的夹角（见图6-4A）。在儿童与青少年时期，FPA平均值为 +10 度，正常范围为 -3 度至 +20 度（Staheli et al.，1985）。

　　（2）髋关节内外转角度：髋关节旋转的角度，将儿童摆成俯卧的姿势，膝关节弯曲90度，将其下腿左右旋转，测量与垂直线的夹角（图6-4 B、C）（Staheli et al.，1985）。髋关节周围的软组织以及股骨头前倾的角度会影响髋关节旋转的角度。股骨头前倾会增加髋关节内转角度并减少外转角度，后倾则相反。儿童平均的髋内转角度约 40 至 50 度（Rosenfeld，2011a），通常小于 65 度；髋外转约 40 至 70 度（Rosenfeld，2011a）。在儿童 2 岁大时，髋关节内外转角度合计约 120 度；大于 2 岁后，约为 95 ~ 110 度（Leach，2006）。脑性瘫痪儿童常见股骨头前倾而导致髋关节内转角度显著高于外转角度。髋关节旋转测试，也可以用来当作髋关节发炎及外伤的测试，当髋关节无内转角度时，即为髋关节受伤的阳性反应。

（3）大腿 - 足轴线夹角（thigh-foot angle，TFA）：施测方法为趴着，髋伸直膝弯曲 90 度，足部摆在自然休息的姿势，测量大腿及足部两纵轴线的夹角，此方法用以评估胫骨及足后段是否有旋转的现象（见图 6-4D）。

（4）内外踝连线轴（transmalleolar axis，TMA）：测量内外踝连线轴的垂直线与大腿的纵轴的夹角，用以评估胫骨远端是否旋转（见图 6-4E）。

（5）后足部及前足部排列：用以决定足部是否有旋后或旋前的姿势（Cusick & Stuberg，1992；Staheli et al.，1985）。

"额面角度"的测量主要为膝外翻或膝内翻。膝内外翻的测量方法：先于个案仰躺两下肢伸直、髌骨朝上时观察角度，以排除因肌肉无力、旋转与膝屈曲因素造成膝内外翻的外观。然后如图 6-5 所示，于站立姿势测量。若为膝内翻，两下肢伸直，髌骨朝前，在两内踝相碰下，测量两膝关节内侧间的距离；若为膝外翻，则两膝关节相碰时测量两内踝之间的距离。此外，也可于站姿或平躺姿时，将量角器置于髌骨中心，一臂对准 ASIS，另一臂对准踝关节中点（Leach，2006）。

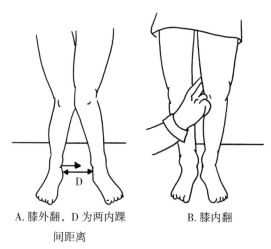

A. 膝外翻，D 为两内踝　　　　B. 膝内翻
间距离

图 6-5　膝关节额面角度测量（站姿，双髌骨朝前）

股骨倾角——由正面 X 光可看股骨倾角角度，于成人，股骨倾角角度大于

145 度为髋外翻，儿童则需参照正常发展的数据。

新生儿髋关节脱臼测试——巴罗氏测试（Barlow test）的方法：施测者将新生儿的髋关节置放在屈曲并稍微外展的姿势，当施以一个往后兼髋关节内收的压力，会导致髋关节脱臼现象，即为阳性反应。欧兰尼氏测试（Ortolani test）的施测方法：施测者一手固定骨盆，另一手先将髋关节保持在屈曲及内收的姿势，将新生儿的髋关节动向外展时，施测者可感觉到"咚"一声，那是因为股骨头移至髋臼窝内复位，此为髋脱臼阳性反应（Beaty，1991）。

体前弯测试又称亚当体前弯测验（Mittal et al.，1987；Staheli，2003），为脊柱侧弯的筛检方法。

史考柏氏测试（Schober's test）为一种诊断僵直性脊椎炎的理学检查。个案站直，在其背部腰荐椎处下方 5 厘米做一记号，另在其上方 10 厘米处做另一记号。然后请个案身体尽量往前下弯，再测量此 2 点间增加的距离。

腘度量测方法，亦称被动膝关节伸直测试，儿童平躺，先将髋关节弯曲 90 度，并将膝关节慢慢伸直，直到感到阻力，用以测量腘旁肌是否挛缩（见图 6-6A）。

俯卧髋伸直测试（见图 6-6B）用以评量髋关节的屈曲肌挛缩（Staheli，2003），让儿童趴在床上，骨盆水平，下肢垂下床外，测试者固定骨盆，在对侧髋弯曲 90 度时，将髋关节伸直至骨盆前倾，若髋关节无法伸直至 0 度，就表示该髋关节有屈曲肌挛缩，其限制角度即为髋屈曲挛缩的角度（Orlin & Lowes，2005）。

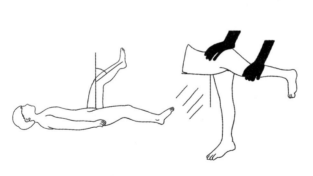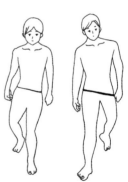

A. 腘度量测方法：被动膝盖伸直测试，儿童平躺，髋关节弯曲 90°，并将膝关节慢慢伸直，至感到阻力，用以测量腘旁肌是否挛缩

B. 俯卧伸直测试：将一脚垂下床边，另一脚髋屈曲 90°，伸直至极限，无法至水平面的角度，即髋屈曲受限角度

C. 特伦测试：测试脚单脚站立，抬高脚，侧骨盆高度下降，即为阳性反应（右图），左图为阴性反应

图 6-6　髋膝屈曲肌柔软度与髋外展肌力临床测试

托马斯测试（Thomas test）则是让儿童在平躺的位置，将一脚完全弯曲，看对侧脚与水平面的夹角，相当于对侧脚髋屈曲肌挛缩的角度（Staheli，2003）。

特伦现象（Trendelenberg's sign）（图6-6C），主要是测量髋外展肌的肌力。当儿童站立时由背后观察两个骨盆的高度，要求儿童抬高一只脚，在没有外力支持之下，如果弯起脚那一侧骨盆掉下，则表示站立脚的髋外展肌无力。延长的特伦测试是用来测量髋外展肌的肌耐力的，如果当抬起脚一段时间后骨盆无法维持水平，则表示为阳性反应，即有髋外展肌无力的现象（Staheli，2003）。

二、疼痛评估

评估儿童的疼痛 （ICF b280–b289），要根据其年龄、认知 / 沟通能力与障碍类别而选取不同的评估方法，大致可分为观察、生理反应、会谈与儿童自我报告等。根据专家意见，神经障碍高危险群婴儿的疼痛指标是做鬼脸，眼睛紧闭，难安抚。中重度者其疼痛指标除前三者，还有心跳变快、低氧饱和（Stevens et al.，2006）。

（一）观察与家长会谈

"临床试验儿童疼痛测量起动计划"系统性回顾20个用于 3 ~ 18 岁儿童的观察性疼痛量表，认为不同的情境所需要使用的观察式的疼痛评量表应不同，目前尚无任何观察式评量表可以有效评估儿童慢性疼痛，因慢性疼痛者会随着时间而有适应性行为，所以很难借由观察确知疼痛的程度。于急性状况，作者建议用"脸脚手与安抚性疼痛量表"（Face，Legs，Arms，Cry，Consolability，FLACC）与"东安大略省儿童医院疼痛量表"（Children's Hospital of Eastern Ontario Pain Scale，CHEOPS）来评估医疗处置过程或任何事件引起的疼痛严重度；至于手术后的疼痛评估，在医院中可用FLACC，在家中由家长观察与报告则使用"家长术后疼痛量表"（Parents' Post-operative Pain Measure，PPPM）。"舒适状态量表"（COMFORT Scale）则适用于住加护病房或使用呼吸器的儿童。此外，如果非评估疼痛本身，而是与疼痛相关的压力及害怕情绪，而则建议使用"处置过程行为检核表"（Procedure Behavior Check List，PBCL）与"处置过程行为评分表 – 修正版"（Procedure Behavioral Rating Scale-Revised，PBRS-R）。部分量表的信效度尚需进一步研究（von Baeyer & Spagrud，2007）。对于尚无口语表达能力的儿童，Cressl 等人也分析 6 个评估医疗处置过程中的疼痛行为与压力量表，包括"东安大略省儿童医院疼痛评估

量表"、"脸脚手与安抚性疼痛量表"、"学前儿童术后疼痛量表"（Toddler
Preschooler Postoperative Pain Scale，TPPPS）、"口语前期与早期儿童疼痛
量表"（Preverbal Early Verbal Pediatric Pain Scale，PEPPS）、"观察者视
觉类比评量表"（Observer Visual Analog Scale，VASobs）及"行为压力观察
量表"（Observation Scale of Behavioral Distress，OSBD）。建议应持续研究
以探究这些量表的信效度（Crellin et al.，2007）。

在早产儿方面最常用的是"早产儿疼痛量表"（Premature Infant Pain
Profile，PIPP）。PIPP 有 7 个项目：妊娠周数、行为状态、痛刺激时心跳速率、
痛刺激时血氧浓度、痛刺激时皱眉反应、痛刺激时眼睛紧闭、痛刺激时唇鼻有深
皱纹。每项 0～3 分，总分范围 0～21 分，总分越高代表疼痛程度越高（Ballantyne
& Stevens，1999）。信度研究显示不管是测试者间信度（r=0.93～0.96）或测
试者内信度（r=0.94～0.98）都可，有无疼痛刺激状况下其总分也显著不同，因
此具建构效度（Ballantyne & Stevens，1999）。挪威版 PIPP 于新生儿病房的
使用也具信效度（Vederhus et al.，2006）。

"无沟通能力术后儿童疼痛检核表"（Non-communicating Children's
Pain Checklist-Postoperative Version，NCCPC-PV）用于重度无法与人沟
通的智能障碍儿童术后疼痛评估，于 3～19 岁智能障碍儿童的内在一致性良
（α=0.91），有良好的再测信度；以研究者及主要照顾者的"视觉类比评量
表"（Visual Analogue Scale，VAS）当效标，NCCPC-PV 具同时效度；若以
照顾者 VAS 中重度疼痛当效标，NCCPC-PV 切截点取 11 分时，其敏感度是
0.88，特异度是 0.81，因此 NCCPC-PV 可用于重度智能障碍儿（Breau et al.，
2002）。

（二）儿童自我报告的痛测量

一般而言由儿童自行报告的疼痛评估效度应较高。3 岁以上儿童适合使用"面
部表情评量表"，6 岁以上儿童适合"视觉类比评量表"，8 岁以上儿童适合"数
字评量表"（Numerical Rating Scale，NRS）（Spagrud et al.，2003）。"数
字评量表"通常是给予 0～10 等距的数字于一张纸上，询问儿童的指导语如下：
"0～10 的量表上，0 代表不痛，10 代表好痛好痛，你现在痛的感觉在哪里？"
一般的解释为：0 分代表不痛，1～3 分是轻度疼痛，4～6 分是中度疼痛，7～10
分是重度疼痛。

过去常将正常儿童的自我报告当效标，3～7 岁儿童可以用一些图形来帮助，
"黄–贝克面部表情评量表"（Wong-Baker FACES scale）时常用来做儿童的

疼痛评量工具（Hicks et al., 2001）。于平均 6.8 岁的儿童经眼部开刀后 "面部表情评量表" 与 "数字评量表" 有高的同时效度（Paik & Ahn, 2002）。对 4 ~ 12 岁的儿童，"面部表情评量表" 与有经验护理人员的疼痛评估分数具高相关（Bosenberg et al., 2003）。目前有 "面部表情评量表 – 修正版"（FACES Pain Scale-Revised, FPS-R）可用，图 6-7 为 "黄 - 贝克面部表情评量表" 儿童疼痛面部表情评量表。

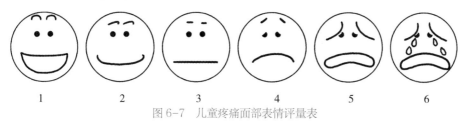

图 6-7　儿童疼痛面部表情评量表

"儿童疼痛问卷"（Pediatric Pain Questionnaire, PPQ）可供类风湿性关节炎儿童使用（Varni et al., 1987）。此外，青少年非慢性疼痛的严重度的评估可用 "青少年疼痛相关问题评量表"（Pain-related Problem List for Adolescents, PPL），PPL 经主要成分分析可分为 4 个向度：①专心；②移动能力；③适应度；④心情。该量表已缩至 18 题，且具良好信效度，因此可用以评估有慢性疼痛问题的青少年（Weel et al., 2005）。评估儿童疼痛的量表或方法整理于表 6-2。

表 6-2　评估儿童疼痛的量表或方法

量表或方法名称	适用年龄层	内容或项目	备注
早产儿疼痛量表	早产与足月妊娠婴儿	周数、行为状态、心跳速、医疗处置率、血氧浓度、皱眉反应、眼睛紧闭、唇鼻有深皱纹	引起的疼
学前儿童术后疼痛量表	1 ~ 5 岁	借由口语、脸部表情与身体来表达疼痛	术后的疼痛
东安大略省儿童医院疼痛量表	1 ~ 7 岁	哭泣、脸部表情、言语表达、身体活动、儿童是否与如何触碰伤口、小腿姿位	术后的疼痛
面部表情评量表	≥ 3 岁	从完全不痛到非常痛（哭泣）的卡通图片	有不同的版本、易于操作且不需口头的回答

续表

量表或方法 名称	适用年龄层	内容或项目	备注
视觉类比评 量表	≥ 4.5 岁	两端有疼痛叙述语（完全不痛、 很痛很痛）的一条横线或直线； 儿童可以在线上任意点标记来代 表疼痛的强度	有时合并"数字评量表"，在线会 有间隔等距的标志，并给予数字标 示程度；10 厘米线比 5 厘米或 20 厘米线误差小
舒适状态 量表	所有年龄层	警觉性、安静或躁动、呼吸反应、 身体动作、心跳速率、血压、肌 张力、脸部紧绷	用于小儿紧急照护或戴呼吸器者
行为压力观 察量表	2 ~ 20 岁	哭泣、尖叫、身体约束、口头抗拒、 寻求情感上的支持、肌肉僵硬、 口语表达害怕、口语表达疼痛、 乱动、神经质行为、寻求信息	医疗处置引起的疼痛

（参考自 Franck et al., 2000；von Baeyer & Spagrud，2007）

第四节　先天肌肉骨骼系统障碍

一、发展性髋部发育障碍

（一）定义与病因

"发展性髋部发育障碍"（developmental dysplasia of the hip，DDH），为指股骨头与髋臼间有不正常的排列关系（American Academy of Pediatrics，2000）。此名词用以广泛涵盖关节不正常发展导致的婴儿或幼童时期髋关节异常，也用以取代先天性髋部发育障碍。流行率约为 1/1000（Staheli，2003）。髋臼的发育在婴儿出生后前 18 个月最明显，3 岁后髋臼发育会缓和下来，因此应早日治疗。其常见的 ICD-10 位码为：Q65。其 APTA 较佳执业指引形态比较接近 4I。

造成 DDH 的原因是多重的。

1. 生理性因素

（1）家族史（占 20%）。

（2）全身性韧带松弛或母体动情激素及其他荷尔蒙所致的骨盆松弛。

（3）风俗民情或环境因素。

2. 机械性因素

（1）第一胎出生。

（2）胎位不正、臀产、羊水过少。

（3）出生后的不良姿势。

DDH 有全身性韧带松弛，通常与家族史有关，而母体动情激素及其他荷尔蒙所致的骨盆松弛，虽然只是暂时的，却会导致新生儿髋关节更加松弛（沈渊瑶，1999；Leach，2006。）

（二）分类与发生率

新生儿的发展性髋部发育障碍可借巴罗氏测试及欧兰尼氏测试而分类为（Maubarak et al., 1987）：

（1）正常：关节没有任何不稳固的现象。

（2）可能半脱位：股骨头位于髋臼内，但可由外力将股骨头由髋臼脱出。

（3）可能脱位：股骨头在髋臼下，使用巴罗氏测试手法可使其完全脱位。

（4）半脱位：股骨头部分跑出髋臼窝，即部分仍与髋臼有接触，可借复位而恢复正常位置。

（5）脱位：股骨头完全跑出髋臼窝，即完全与髋臼无接触。

根据上述分类，新生儿各类的发生率如下：半脱位的可能性为 9.8‰、脱位的可能性为 1.3‰、半脱位的可能性为 1.2‰、脱位则很少见（Tredwell & Bell，1981）。临床上不稳定髋关节（半脱位与可能脱位）的发生率，根据统计约为 1%，但后来发展为完全脱位者，只有 1% ~ 1.25‰（沈渊瑶，1999）。男女比为 1∶6（Leach，2006）。

（三）临床症状

在大于 2 ~ 3 个月的婴儿身上，巴罗氏测试与欧兰尼氏测试较不具信度，须参考 DDH 其他临床表征，如加莱齐氏征象（Galeazzi's sign），与较大婴幼儿的 X 光检查。加莱齐氏征象包括：不对称的臀部褶痕、在髋外展时关节角度明显受限、两脚股骨长度不一。有髋臼发育不全问题。开始行走后，单侧 DDH 会有特伦现象，双侧 DDH 会有鸭步式步态（Leach，2006）。此外，长大后容易有关节、疼痛、肌力、动作与姿势问题（Vitale & Skaggs，2001）。

（四）评估

大腿皮肤褶皱不对称加上阳性的加莱齐氏征象，很可能是 DDH。会步行的儿童如果有跛行、鸭步式步态、腰椎过度前凸、踮脚尖走路或内八字脚，就要怀疑 DDH，要进一步确诊。小于 3 个月的幼儿，常初步使用超声检查，并追踪保守疗法的进展。超声检查可避免辐射线的照射，操作经验丰富者，可准确地评估髋臼发育的状况与髋关节的稳定度，在欧美已是例行检查（Leach，2006）。

　　大于 3 个月的幼儿，须用 X 光检查，包括骨盆的前后向（AP view）以及劳恩斯滕氏侧面照（Lauenstein lateral view），即蛙姿侧面照（frog lateral view）。一般婴儿 4～6 个月时股骨头的骨化中心会出现，DDH 儿童的骨化中心出现时间会后延。股骨头与髋臼的相对关系，常用 X 光片上画的测量线来评估（见图 6-8）。对于困难或较特殊的病例，可使用关节腔摄影、计算机断层或核磁共振造影（Murray & Crim，2001）。

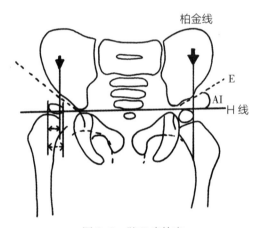

图 6-8　髋 X 光检查

（右侧为正常髋关节，股骨头在髋臼内；左侧为脱臼髋关节，股骨头在髋臼外，且 Shenton's line 为不连续线。H 线：Hilgenreiner 线；E：自 Y 形软骨中心至髋臼边缘作连线；AI：髋臼指数，为 E 线与 H 线夹角；脱臼比率 =x/y）

　　以前后向骨盆摄影来评估髋关节移位的程度与不同时间的改变程度，最常用的指标是髋臼指数（acetabular index，AI）与脱臼比率（migration percentage，MP）。图 6-8 的 Hilgenreiner 线（H-line）为连接双侧髋臼 Y 型软骨的水平线，柏金线（Perkin line）为自髋缘外侧骨化边缘的垂直线，两线交叉将髋臼画为四区，正常股骨头骨化中心应在其内下区，若位于其他地区，则为脱位。自 Y 型软骨中心至髋臼边缘的连线，此线与 Hilgenreiner 线间夹角称髋臼指数，髋臼指数即髋臼的斜度，表示髋臼发育状况（Parrott et al.，2002）。出生时髋臼指数平均值为 27 度，但变异高，可为 15～42 度，3 岁约 15 度，8 岁约 11 度（Cornell，1995）。DDH 儿童 AI 于 3 个月大时大于 28 度，于 3 岁大时大于 24 度（Vitale & Skaggs，2001）。近年来发现高髋臼指数的新生儿，后来髋关节大部分发育正常，因此在诊断上不能单看 AI 一项。脱臼比率（MP）是股骨头超出柏金线外面的距离占股骨头宽度的百分比（Parrott et al., 2002），正常人其脱臼比率约为 0%，但有研究指出，正常 4 岁儿童其 90% ile 值是 10%（Cornell，1995）。

（五）预后

未治疗的 DDH 个案，其自然史取决于年龄与严重度。大部分新生儿髋部不稳定的现象会好转，髋部不稳定新生儿 60% 于一周内稳定，90% 于 2 个月稳定，12 个月时髋关节功能及 X 光检查在正常范围（Waanders，2011a）。未治疗的 DDH 婴幼儿很少有功能障碍或疼痛。即使髋关节脱臼儿童，除了髋部外展肌无力而造成有典型的特伦现象，在生命早期其活动功能无显著异常，慢慢地随着年龄长大才有功能性障碍、疼痛或髋关节提早退化现象。单侧脱位的儿童常有两腿不等长、单侧膝关节问题、脊柱侧弯或异常步态；双侧脱位的病人则会有背痛问题。持续性 DDH 儿童，若有脱位，通常到青少年期一进行激烈活动就易髋部疼痛，且有髋关节提早退化现象。DDH 女性患者可能在第一或第二次怀孕或在停经期开始会有髋部疼痛。轻度 DDH 或许是 40 ～ 60 岁髋退化性关节炎的原因之一（Waanders，2011a）。长期追踪研究显示，DDH 个案 40% 会有关节退化疾患，DDH 越严重者其功能与关节退化会越明显（Vitale & Skaggs，2001）。

（六）治疗

DDH 的主要治疗目标是尽量将髋关节回复到正常位置，即股骨头与髋臼为稳定的同圆心的位置，所谓同圆心意指股骨头的圆心与髋臼的圆心重叠，为最佳的正常解剖位置，如此髋关节才能正常地发育（Waanders，2011b）。治疗方式因髋关节稳定度及严重度与年龄而异（Vitale & Skaggs，2001；Waanders，2009）。

新生儿髋关节不稳定，要将髋部保持在屈曲及外展的姿势，以协助韧带慢慢变紧及股骨头复位，并促进髋臼正常的发育。治疗必须持续到髋部已稳固，X 光或超声检查正常。1 ～ 6 个月婴儿可使用外展副木，其中派立克氏吊带最常用。派立克氏吊带将髋关节置于屈曲超过 90 度（最好是 100 ～ 110 度）、稍微外展的姿势，使股骨头转向髋臼。外展副木使用的时间因年龄及严重度而有不同，通常需要 2 ～ 3 月。派立克氏吊带的禁忌证包括：肌肉不平衡（如脊柱裂）、严重的关节僵硬（如先天性多关节硬化症）、韧带过分松弛［如爱娜妲奴（Ehlers-Danlos）综合征］、年龄大于 10 个月或家庭状况让儿童无法持续性适当地使用吊带（Waanders，2011b）。过去认为新生儿使用 2 ～ 3 块尿布也可以达到髋外展的目的，但目前认为该方法无效且可能有害（Waanders，2011b）。当儿童至 9 个月大开始发展直立移位能力时，就要考虑换让幼儿可在直立姿势走的外展副木（Waanders，2011b）。

6～12个月的婴儿可使用派立克吊带、牵引及封闭式徒手复位。如果复位不成功，就须进行简单的手术加上徒手复位术。方法是先皮肤牵引1～3周，拉长挛缩的软组织、做小切口的内收肌经皮腱切断术、徒手复位术，再以石膏将儿童固定在髋屈曲外展姿势。这种方法是治疗6～18个月幼儿的主要方式。如果在使用徒手复位术时，发现关节明显不稳定，就需要进行开放式复位手术。超过18个月，髋发育不良的情况若相当明显，除了开放式复位手术外，还需要加上骨盆或股骨的切骨矫正手术（沈渊尧，1999；Vitale & Skaggs，2001）。复位处理年龄越早的儿童，追踪数年后，其AI值越低（Vitale & Skaggs，2001）。

（七）成果

DDH长期治疗效果与被诊断出的年龄、严重度以及治疗的成功率有很大的关系（Waanders，2011b）。0～6个月的婴儿，经派立克氏吊带后，有90%～95%髋半脱位的婴儿及85%髋脱位的婴儿3～7周内会复位（Waanders，2011b）。

二、先天性多关节硬化症

（一）定义与病因

先天性多关节硬化症（arthrogryposis multiplex congenita，AMC）为一种非进行性，常因神经或／及肌肉损伤（基因或环境），在胎儿早期缺少动作导致全身多处关节挛缩，一出生即呈现关节挛缩症状的综合征（Donohoe，2006；Bevan et al.，2007）。临床可分三型：第一型，肢体末端关节挛缩或肌发育不全，无神经病变；第二型，肢体外尚有其他身体受损；第三型，合并中枢神经损伤型（Bevan et al.，2007）。第一型又可分末端型与肌发育不全型，其症状与预后有些不同。第三型较严重，通常于婴儿时期就会死亡，因此存活者以前两型居多。其常见的ICD-10位码为：Q74.3。其APTA较佳执业指引形态接近4A、4B、5C。

（二）发生率

AMC在美国发生率为1/3000～1/4000（Goodman & Gorlin，1983），在澳大利亚则为1/12000（Silberstein & Kakulas，1998）。Silberstein与Kakulas检查30例AMC儿童，9例（30%）有中枢神经损伤，7例（23%）有前角细胞、前角神经根与周围神经损伤，3例（10%）有肌肉病变，其余11例（37%）

为第一型（Silberstein & Kakulas，1998）。

（三）症状

第一型的智能通常在正常范围，细分的两型于肌肉骨骼症状有很大变异性。肌发育不全型 AMC 者其两侧关节挛缩较对称，84% 四肢都有问题，部分个案的躯干无受损，脸部中央有血管瘤（Bevan et al.，2007）。末端型 AMC 近端的大关节有轻度屈曲挛缩，其手部尺侧偏，手指头屈曲变形，脚部的变形通常多样性，包括马蹄内翻足、先天性垂直距骨、跖内收等。整体而言，经矫正后，功能预后不错（Bevan et al.，2007）。

存活的 AMC 患者常见临床症状如下（Donohoe，2006；Stanger，2008）：

（1）平滑的肢体：肢体通常呈现圆筒状，皮下组织薄，没有皱褶，因类似童话中的小木偶，因此也有人称此为皮诺丘综合征。肢体通常瘦小，但关节又过大。

（2）关节挛缩。其障碍部位的比率如下：足（78%～95%）、髋（60%～82%）、腕（43%～81%）、膝（41%～79%）、肘（35%～92%）及肩（20%～92%）（Donohoe，2006），有马蹄足的约 77%（Silberstein & Kakulas，1998），有脊柱侧弯的约 20%。AMC 儿童通常会呈现一些典型姿势，如肩膀内转、前臂内旋、腕关节屈曲及尺侧偏、手指卷曲、髋关节屈曲并伴随有内转或青蛙腿的姿势、马蹄内翻足。

（3）关节脱位或脱臼，尤其是髋关节或膝关节。

（4）肌发育不全型有肌肉萎缩或某一肌肉群完全消失，因此有肌无力现象。

（5）感觉通常是正常的。

（6）深部肌腱反射偶尔消失或减弱。

（7）第一型认知通常正常。部分肌发育不全型语言，动作与生活自理受限（Bevan et al.，2007）。

（8）部分肌发育不全者有肠胃功能障碍（Bevan et al.，2007）。

（9）部分儿童的下颚关节有问题，因此产生喂食问题，再导致便秘、呼吸道感染或营养不良等问题（Robinson，1990）。

（四）物理治疗评估

此病似一般小儿评估，除全面发展评估外，特别着重关节活动度、关节变形、肌力、辅具及功能评估。关节活动度着重功能活动所需角度是否足够，如髋膝的曲直、手至口，手至头与背部等角度。除被动角度，也须评估主动角度。此外，还需注意判断未来行走潜能的指标进展。在前两年每 4 个月详细评估记录，有助于了解进展。

（五）预后

此病死亡率约 37%，其余可至成年（Gordon，1999；Silberstein & Kakulas，1998）。合并有重度中枢神经损伤及胸部损伤者预后较差；第一型预后较好（Gordon，1999；Silberstein & Kakulas，1998）。第一型若早期接受适当治疗，包括骨科与物理治疗，于 10 岁前功能可持续进步。

肌发育不全者约 15 个月可以坐（Donohoe，2006），85% 经由适当治疗可以行走，18～24 个月（Donohoe，2006）或 5 岁前可以行走（Bevan et al.，2007）。其行走指标包括：髋伸直肌或肩下压肌群肌力良、膝伸直肌肌力良、髋屈曲挛缩 <20 度、膝伸直肌肌力可且膝屈曲挛缩 <20 度、躯干肌力良且坐平衡好、上肢只有轻度异常。70% 未来生活自理不会受限（Bevan et al.，2007）。

末端型个案 100% 经由适当治疗可以行走，独立行走年龄比肌发育不全者略早。经由物理治疗及心理干预的可以日常生活自理（Bevan et al.，2007）。

各关节经处理后，平均预期的主动角度如下：肘关节 49 度（30 度～100 度），腕关节 27 度（10 度屈曲～30 度伸直），手指掌指关节 65 度（20 度～85 度屈曲），手指近端指间关节 45 度（20 度～80 度屈曲），手指近端指间关节 20 度（15 度～35 度屈曲）（Mennen et al.，2005）。

（六）治疗

除骨科问题外，应特别注意心理、社会及教育的特殊需求（Gordon，1999）。沟通、生活自理、移动与就学功能都是早期干预目标（Bevan et al.，2007）。

治疗目的是让每一个孩子达到其功能的极限。下肢：保持关节的稳定度与活动度，使儿童可维持站立与行走功能。上肢：希望具有手部操作技巧，可维持日常生活独立，进而参与社会活动。除了手术治疗外，石膏、支架与物理治疗都是必要的治疗方法。在儿童的长期目标规划及活动的执行中，家庭扮演重要的角色。轻度的关节操作治疗越早开始越好，最好一出生就开始（Mennen et al.，2005），大部分个案皆须手术矫正挛缩（Silberstein & Kakulas，1998）。有专家指出开刀时间若配合儿童的发展功能，则疗效较好，如在儿童开始有站的能力时进行马蹄足矫正手术，手术后儿童站走活动本身就可牵拉踝跖屈肌，增加踝关节活动度（Donohoe，2006）。但也有学者指出在 3～12 个月大时给予早期手术矫正，在功能及外形美观方面效果较好；超过 1 岁，手术效果就较差；5～6 岁后，手术效果就不好（Mennen et al.，2005）。

对于 AMC 的保守处理方式为：

（1）维持或增加关节角度：除医师或治疗师给予关节操作治疗外（Mennen et al.，2005），家长通常会被教导被动关节活动度运动。建议每天牵拉 3～5 回，每回 3～5 次，每次牵拉要在最大角度维持 20～30 秒。此牵拉运动在 2 岁内非常重要，尽可能配合日常生活照顾活动开展，如洗澡或换尿布时，以养成习惯（Donohoe，2006）。

（2）肌力训练活动：配合游戏活动的设计，以增加其肌肉力量。

（3）促进发展性或功能性技巧，适当的更衣、携抱、进食、游戏都可促进儿童的功能。另外，对 AMC 婴儿而言，最被推荐的两个摆位姿势是：侧躺，两手可相互把玩，两腿靠近；俯卧于滚筒上，使下肢伸直，上肢承重。只要下肢姿势允许，及早给予站的训练，以早日达到行走功能。通常 6 个月大可用副木及站立架开始给予站姿摆位，1 岁大时每天至少可站 2 小时（Donohoe，2006）。

（4）使用辅具：一般有支架或连续性石膏、摆位、移位或手功能辅具（Donohoe，2006）。下肢肌力为决定支架的重要因素。若髋伸直肌力低于可，则下肢支架需高于髋关节，膝关节也类似（Donohoe，2006）。为保持牵拉后关节活动度，热塑型副木须适当穿戴，且随儿童的成长与活动度变化更换。注意副木与支架太多或太少都不好（Donohoe，2006）。

（5）安排适当活动，使儿童有机会与同伴游戏与互动。

三、成骨不全症

（一）定义与症状

成骨不全症（osteogenesis imperfecta，OI），又称骨脆弱症，患者俗称玻璃娃娃，异质性高，大部分为自体显性遗传的胶原代谢疾病，影响身体中含有第一型胶原质的组织，其中骨骼系统症状最明显。骨中哈氏系统受损，因此容易骨折（Stanger，2008；Beary，2011a）。OI 发生率为每 20000～30000 个活产儿中会有 1 位，男女比例同（Bleakney & Donohoe，2006；Stanger，2008；Beary，2011b）。可依病因、严重度及临床症状分 7 个类型（Beary，2011a；Stanger，2008），但也有不同分类系统。其常见的 ICD-10 位码为：Q78.0。其 APTA 较佳执业指引形态主要为 4A、4G。

骨骼脆弱的程度，小到轻微的骨质疏松，大到怀孕中子宫内胎儿骨折，甚而致死。由于骨骼脆弱，日常生活中儿童经常骨折，并产生骨骼变形。骨折发生的年龄与严重度有关，越严重者越早发生骨折，甚至胎儿时期即发生骨折；最轻度者，通常在儿童后期才发生（Bleakney & Donohoe，2006）。

OI 儿童最常见症状为蓝巩膜、齿质形成缺失、长骨骨质疏松、多发性骨折，中重度的骨骼会呈现外弓形状。此外，体型短小，80% ~ 90% 有脊柱侧弯现象，韧带松弛。部分内耳小骨缺损，因此有传导性听觉受损症状。头骨通常呈现左右较宽，脸部呈三角形。一般而言，智力在正常范围（Bleakney & Donohoe，2006；Beary，2011a）。

（二）预后、评估与治疗

其预后与 OI 类型有关，第一型最轻，只有儿童期易骨折，无长骨变形，长大生活近一般成人。中重度类型可能因不能动、胸椎变形以及肺部感染而死亡，寿命较一般短（Beary，2011b）。轻中度 OI，在青春期后，骨折发生率便会降低（Bleakney & Donohoe，2006）；然而要注意停经后 OI 女性，骨折危险性会增加（Beary，2011b）。轻度儿童可达到独立行走功能，重度儿童则需靠轮椅代步。OI 儿童若能在 10 个月大独坐，则将来独立行走的概率非常高（Bleakney & Donohoe，2006）。

对于 OI 个案的干预目标主要是减少骨折发生率与缓解慢性疼痛，避免长骨变形与脊椎侧弯，促进功能独立（Beary，2011b）及增加社会参与（Bleakney & Donohoe，2006）。

OI 儿童的治疗虽然以手术矫正畸形为主，然而平日注意患者头部与躯干的平衡控制，可协助改善生活质量。多次的手术与麻醉也是儿童面临的较严重问题，必要时使用经皮式的内固定方式，可减小手术及麻醉风险（台湾小儿骨科医学会，2000）。

研究显示双磷酸盐的施用可能有助于改善重度 OI 的骨质密度（Beary，2011b），但需注意其副反应。除了药物治疗与手术外，尚需物理治疗与辅具（支架、拐杖、轮椅）。物理治疗师教导个案及家人如何设计身体活动方式，以保有适度的活动度并减少骨折发生，进一步减少因长期固定不动而造成的骨折、关节挛缩与骨质疏松（Beary，2011b）。

在婴儿时期，物理治疗评估须了解过去与现在的骨折病史，以及所使用的骨骼固定方法；评估主要照护者日常生活的照顾手法与摆位技巧；评估主动关节活动度而非被动关节活动度，由观察或触摸肌肉的方式来评估肌力；评估疼痛程度、动作发展状况、辅具与环境改造需求（Bleakney & Donohoe，2006）。心理社会层次也是照护 OI 个案长期应该评估与干预层面（Beary，2011b）。

婴儿期物理治疗方法以间接治疗为主，教导家长适当的协助及摆位技巧。摆位应维持婴幼儿于正中对称且有功能的姿势。当儿童有骨折的危险时，洗澡、更衣或携抱方法都是关键点，如要用大枕头或衬软垫的小篮子携抱幼儿，更换姿势注意施力方向不要与长骨垂直，尽量支持肢体近端而非牵拉肢体远端，可以先将衣服修改得更便捷，减轻家长在帮助幼儿更衣时造成的骨头压力；更重要是家长不能因怕接触伤到儿童，而减少与儿童的互动（Bleakney & Donohoe，2006）。

在学前阶段，OI 儿童常因固定不动或是废用，而有次发性肌无力现象与发展迟缓。如果幼儿在骨形成时期没有适当的保护就开始走路，则长骨会有弯曲的现象。因此，此阶段主要的重点为保护性下肢承重，鼓励儿童养成独立移动能力，加强儿童主动参与与生活自理的训练。摆位或移位辅具、上下肢支架等日常生活的辅具也是重点之一。水中运动非常适合此类型儿童，水中运动可于 6 个月时开始；通常用主动运动以增加肌肉力量，给阻力运动必须非常小心（Bleakney & Donohoe，2006）。

到学龄阶段，协助儿童找到有兴趣又非碰撞性的运动或身体活动非常重要，不仅可增加体适能，也能促进其社交互动（Bleakney & Donohoe，2006）。如何在骨折危险性与生活活动进行之间寻求平衡点，是很困难的，但非常重要。要让 OI 儿童尽量能参与学校所有课程，但同时也要减少同学间肢体冲撞的机会。对青少年来讲，身体外表、第二性征的发展及同伴的接受度是一个更重要的议题（Beary，2011b）。

第五节　常见关节变形

一、旋转性变形

临床常见的内八字步态与外八字步态是指下肢各关节与骨头旋转角度的总和，除骨骼系统因素外，也会受肌力、韧带与肌张力的影响，因此须逐一评估各关节或骨头的旋转角度。本节单纯以肌肉骨骼系统的考量为主。内八字通常在 6 个月至 5 岁间较明显，尤其在行走功能发展阶段，随着走路及协调功能进步，其旋转性的变形会逐渐改善，研究显示 4 岁幼儿内八字步态流行率为 16%，至成人减至 4%（Rosenfeld，2011a）。而因为胎儿姿势造成的髋外转挛缩及外八字步态，也一样随着幼儿开始行走后逐渐改善（Rosenfeld，2011a）。

旋转性变形属于先天或后天的畸形，包括：

（1）髋关节旋转。

（2）胫骨扭转或旋转。

（3）内收跖。

（4）跟骨外翻。

（一）髋关节旋转

髋关节旋转异常，最常见为股骨向内扭转，原因与两侧股骨头前倾有关，造成髋关节内转角度大于外转角度，通常有全身性韧带松弛现象。股骨扭转的原因仍有许多争论，可能是先天婴儿期的股骨头前倾持续存在，或是后天不正确的（W型）坐姿所造成的。股骨头前倾为 3 ~ 4 岁以上儿童内八字步态最常见的原因，女孩多于男孩，因股骨头前倾造成的内八字步态，通常于 11 岁左右会得到改善（Rosenfeld，2011a）。

1. 临床症状

股骨向内扭转最主要的表现是内八字步态，走路整个下肢向内旋转；髋部于伸直姿势时可内转 80 ~ 90 度，而外转只能 0 ~ 10 度。通常不会造成疼痛或走路不稳问题，只有偶尔太疲劳时容易绊倒（Rosenfeld，2011a）。

2. 治疗

处理方式主要是追踪。以前认为股骨向内扭转与将来脚拇趾滑液囊肿、背痛、髋及膝退化性关节炎、体育表现差有关，现在观念已改变，只要避免 W 形坐姿，随着正常的发育生长，扭转会自然修正。一般须 1 ~ 3 年才能完全矫正，大于 10 岁的儿童及青少年，因为骨骼肌肉所剩余的生长潜能已不足，大都不能自动修正。如果追踪 1 ~ 2 年尚未改善，而且有明显的外观及功能上的影响，才需要干预。其治疗方式为：使用支架、扭转器或特殊的鞋子，但是尚未证实其有效；情况严重者，才考虑手术矫正（台湾小儿骨科医学会，2000）。

（二）胫骨扭转或旋转

1. 胫骨向内扭转

胫骨向内扭转是幼儿（1 ~ 4 岁）内八字步态的常见原因之一，由胎内的不正确姿势所造成，可预期随着正常的生长发育改善，预期至 5 岁可自然矫正（Rosenfeld，2011a）。有时会并发内收跖。儿童走路会内八字或站立呈 O 形腿。胫骨扭转的角度可用史丹利旋转量表的大腿 – 足轴线夹角来测量（见图 6-4），角度通常朝内。

目前实证并不建议用矫正鞋或特制鞋，随机对照研究证实无效，可能还会干扰儿童睡眠（Rosenfeld，2011a）。8 岁以上儿童因为持续胫骨向内扭转，大腿 – 足轴线夹角大于 15 度且有显著功能与外观问题，才考虑需要开刀（Rosenfeld，2011a）。

2. 胫骨向外扭转

胫骨向外扭转是外八字步态常见原因。胫骨向外扭转常与跟骨外翻足合并发生。大腿 - 足轴线夹角通常为 30 ~ 50 度。

生理性向外旋转是正常胎内姿势的一种变形，若再加上髋关节囊后侧过紧造成的生理性髋外转，就会使外八字的姿势更明显。大部分儿童会自然改善，过程与胫骨向内旋转相似（沈渊瑶，1999）。除非到较大年龄，大腿 - 足轴线夹角大于 40 度，且功能与外观有障碍，才考虑开刀（McKee-Garrett，2011）。

3. 胫骨旋转

胫骨旋转通常不需要干预，除非有外观或功能上的问题产生，不过已有研究显示矫正鞋对于内八字的问题无明显的改善效果，各式各样的骨科用具（如丹尼布朗氏副木及扭转器）未显示有效，反而可能造成膝关节变形。

（三）内收跖

内收跖指相对于中足与后足，前足呈内收的角度。可分轻度、中度、重度，并区分为固定性变形或姿势性变形，通常以姿势性居多（Leach，2006）。

先天性内收跖是婴儿及幼儿常见的问题，前足旋后并内收，又称前足内翻。新生儿流行率为 0.1% ~ 1%（Rosenfeld，2011a）。其常见的 ICD-10 位码为：Q66.2，APTA 较佳执业指引形态为 4B。先天性内收跖是小于 1 岁婴儿内八字步态的主因（Rosenfeld，2011a）。男女发生的比例相当，约 50% 侵犯两侧。前足内翻有遗传倾向。因初产妇女的子宫和腹部肌肉有较强的塑模作用，较常见于第一胎。大约 10% 前足内翻婴儿合并有 DDH，因此须仔细检查髋关节（沈渊瑶，1999）。

1. 临床症状

内收跖偶有旋后，后足及中足正常。足部外侧缘突出，第五跖骨的基部较突出，足部内侧缘凹入。大脚趾与第二脚趾的趾缝往往较大，大脚趾呈内翻的姿势。踝关节背屈及跖屈都正常。分辨内收跖为固定性或姿势性的方法为：先将后足及中足部摆在正中姿势，再施力于第一跖骨头由内往外推。患者走路有内八字步态，鞋也常磨损异常。

2. 放射线摄影评估

常规的 X 光检查一般并不需要。站立的足部前后照可看出跖骨从跗跖关节处向内收，第一、二跖骨间所形成的跖骨间角度增大。

3. 治疗

根据足部柔软程度可将前足内翻分成三种类型，类型不同处置方式不同（沈渊瑶，1999；Farsetti et al.，1994；Rosenfeld，2011a）：

（1）轻度：柔软的前足部可以主动做出过度的外展动作。轻轻逗弄足部的外侧刺激腓骨肌，一般都可以引发足部调整的动作，因此只要适度的运动治疗，不需矫正鞋。

（2）中度：无法主动但可被动地将前足调正。徒手治疗是在第一跖骨头处直接持续施压 10 秒钟，调整到正中姿势，每天 5 回，每回 5 次，可以在儿童换尿布时进行（McKee-Garrett，2011）。

（3）重度：僵硬变形，无法调正。需用连续性石膏，加上操作治疗；石膏每 1～2 周更换一次。疗效因年龄及变形程度而不同，通常 4～6 周可完全矫正。8 个月大前开始使用石膏配合矫正鞋疗效最好（McKee-Garrett，2011）。到 4 岁才发现或持续有前足内翻的儿童，通常需要手术治疗。4～6 岁变形僵硬者，可使用放松软组织手术。大于 7 岁者进行软组织手术一般没有好处，建议跖骨切开矫正术。疗效方面，研究显示以非手术治疗可得良好的效果（Farsetti et al.，1994）。

90% 前足内翻个案属轻度或是柔软性的，在 2 岁前会自然恢复，因此临床一般建议给予父母教育，让父母不要太担心，并且追踪观察（Rosenfeld，2011a；McKee-Garrett，2011）。

（四）跟骨外翻足

跟骨外翻足约是 30% 新生儿由于胎内姿势异常导致的常见现象（Leach，2006）。外观主要为足部过度背屈、足背可以贴到胫骨的前面、前足外展、足跟外翻，还经常合并胫骨向外旋转。但需与严重的先天性垂直距骨作区别诊断（Leach，2006）。

跟骨外翻角度随着年龄不同而不同，3 岁儿童平均 6.3 度（2 度～24 度），4 岁 5.6 度（2 度～21 度），5 岁 5.3 度（2 度～20 度），6 岁儿童 4.5 度（2 度～13 度）（Pfeiffer & Kotz，2006）。

婴儿跟骨外翻足如果与生理性髋部外转同时发生，就会造成整个下肢过度外转现象，呈现典型的外转姿势（沈渊瑶，1999）。

生理性跟骨外翻足不需要治疗，足部过度背屈在 3～6 个月时就会消失，然后胫骨向外旋转也会在儿童站立或行走时开始改善。大多数儿童在 2 岁时，足部与下肢就有正常外观（沈渊瑶，1999）。然若踝跖屈角度不能被动弯至 0 度，就须考虑以石膏矫正（McKee-Garrett，2011）。

二、额面角度偏差

额面角度偏差有两种，分生理性及病理性。临床上以生理性最常见，多发生在胫骨，少在股骨（沈渊瑶，1999）。

（一）生理性膝内翻

生理性膝内翻又称生理性 O 型腿或弓形腿，新生儿及婴儿（小于 1 岁）下肢常有轻度到中度的弓形及内旋，这是由于胎内姿势所造成的。这种弓形外观，其实是髋部外转，加上胫骨向内旋转的结果。等儿童开始能站立且独走后，弓形的情形就会在半年至一年之间自动矫正。婴儿一般约有 15 度的生理性膝内翻，到 1 岁时约 10 度，到 2 岁时，大部分儿童的下肢就会有笔直而自然的外观。如果 2 岁以后，随着生长，膝内翻角度没有逐渐改善，就须给予治疗，包括使用髋膝踝支架、膝踝支架鞋或接受手术治疗（沈渊瑶，1999；Leach，2006）。此外，要注意膝内翻是否属病理性的，如布朗特氏病（Blount's disease）（Leach，2006；McKee-Garrett，2011）。

（二）生理性膝外翻

生理性 O 型腿自动修正后，往往因修正过度而产生不同程度的膝外翻。这种个人差异，在儿童约 4 岁时出现，到 5 ~ 8 岁时就自动消失。儿童在 7 岁时的膝外翻角度约与其成长后的情况相同（Rosenfeld，2011b）。若合并有扁平足或胫骨外旋，膝外翻看起来更明显。与生理性 O 型腿一样，生理性膝外翻极少需要治疗（沈渊瑶，1999；Staheli，2003），只有极少数严重个案才会影响跑的功能及有前膝部的疼痛（Rosenfeld，2011b）。

（三）病理性膝内翻

导致病理性膝内翻的可能原因包括：布朗特氏病、营养不良、新陈代谢骨头疾病、骨头发育不良、外张、发炎、肿瘤（Rosenfeld，2011c）。

布朗特氏病，也叫原发性胫骨内翻，是病理性膝内翻的主因。特征是胫骨近端骨骺的内侧发生生长抑制，因而造成胫骨进行性的内翻。膝内翻可发生在成长中儿童的任何年龄。由发病年龄的不同可分为幼儿型（<4 岁）及青少年型（大于 11 岁）二型。较常见的幼儿型变形较严重，而青少年型变形较轻微（Rosenfeld，2011c）。

1. 临床症状

布朗特氏病主要发生在黑人、女性、肥胖者身上。骨干骺端内侧有明显的鹰嘴状突出、胫骨内扭转及长短脚等。幼儿型约 80% 侵犯两侧，一般在独立行走后就开始恶化（Rosenfeld，2011c）。青少年型缓慢进行膝内翻变形，起初主要症状是疼痛，不是变形。

2. 放射线摄影评估

要评估病理性膝内翻，需作立姿的下肢前后照及侧面照。幼儿型布朗特氏病的主要特征是，近端骨干端内侧有碎片合并隆凸的阶梯变形，且鹰嘴状突出。晚发型骨骼的变化比幼儿型较不明显。

3. 治疗

一旦 X 光确定布朗特氏病诊断，就要开始治疗。对于小于 3 岁只有轻微变形的儿童，可考虑用矫具治疗，50% ~ 80% 可得到适当的矫正（Rosenfeld，2011c）。幼儿型布朗特氏病需要手术的条件是：矫具处理失败、有中度到重度的变形，最好于儿童 4 岁前进行以避免复发（Rosenfeld，2011c）。青少年型布朗特氏病用保守疗法疗效不佳，因为此时儿童已太大、配合度差、骨骼继续生长的空间不多，宜考虑手术（Rosenfeld，2011c）。术后物理治疗与辅具为物理治疗师提供的服务（Lowes & Orlin，2005）。

三、杵形足

杵形足即马蹄内翻足（见图 6-9），其发生率为 1/1000 ~ 3/1000（Magriples，2011），男：女 = 2:1，约 50% 是两侧发生。如果家族中有一人得此症，其手足间发生率会达 3%，其后代发生率则高达 20% ~ 30%（Scoles，1988；Wynne-Davies，1964）。其常见的 ICD-10 位码为：Q66.0。其 APTA 较佳执业指引形态主要为 4B。

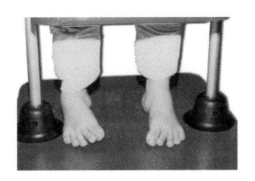

图 6-9　马蹄内翻足

杵形足有时非单纯足部畸形，合并整下肢异常，可分为先天型、畸胎型或综合征型与姿势型等三种（McKee-Garrett，2011）；以先天型杵形（75%）为最多。先天型是单有杵形足而无其他先天问题；畸胎型则并发神经肌肉疾病，例如脊髓发育不良、先天性多关节硬化症；姿势型可能因胎内姿势造成，可被动调到正中姿势（沈渊瑶，1999；McKee-Garrett，2011）。

1. 临床症状

足部呈不同程度的僵硬，小腿肌肉或稍有萎缩，胫骨、腓骨及足部的骨骼稍微发育不全。

2. 治疗

先天型通常在出生后给予操作治疗、支架及石膏；姿势型则给予操作治疗（McKee-Garrett，2011），大约经由连续性石膏就能矫正（沈渊瑶，1999）。

保守疗法包括使用胶布、可塑型副木及连续性石膏矫正。连续性石膏矫正是保守疗法的主要方式。到 3 个月大还无法由临床或 X 光评估上得到改善，就应考虑开刀。3 ~ 12 个月大的儿童，在手术后进行关节松动及使用连续性石膏效果良好（Leach，2006）。

四、扁平足

（一）定义与流行率

扁平足又称 pes planus，意为低足弓或无足弓。目前尚无统一定义（Napolitano et al，2000），为青少年运动员足痛的常见原因（Chorley & Powers，2011）。其常见的 ICD-10 位码为 Q66.5、M21.4，APTA 较佳执业指引形态接近 4B。扁平足最主要的特征是于站立下距骨下关节群过度外翻，距骨跖屈，跟骨相对于胫骨跖屈，舟状骨屈曲与外展以及前足外旋（Napolitano et al.，2000）。

足弓是由正常的足部骨头及关节结构组合成类似弓箭的"弓"，再由足底的跖膜及后胫骨肌等肌腱组合成类似弓箭的"弦"，以提供足底在支撑体重时有避震的弹簧功效。足弓在出生后数年逐渐形成（Cappello & Song，1998），由于内侧足弓尚未发育完全而且足底有肥厚的软组织，几乎所有 2 岁以下婴幼外观是扁平足。

扁平足流行率受年龄、性别以及体重三个因素影响。于 3 ~ 6 岁儿童，流行率随年龄增加而减少，3 岁儿童约 54%，6 岁 24%（Pfeiffer & Kotz，2006）。男童（52%）高于女童（36%）（Pfeiffer & Kotz，2006），然而于非洲及不同年龄层的研究显示，男童的足弓比女童高（Igbigbi et al.，2005）。肥胖者扁平足流行率高于正常体重者（Pfeiffer & Kotz，2006）。此外，不同严重度扁平足的流行率不同，3 ~ 6 岁儿童柔软性扁平足的流行率为 44%，而病理性扁平足则小于 1%（Pfeiffer & Kotz，2006）。扁平足的危险因素包括韧带松弛、肥胖、下肢旋转性变形，有胫骨内翻、足跖屈及足部变形等（Napolitano et al，2000）。

（二）分类与评估

临床常分为柔软性与病理性（僵硬性）扁平足两种（Chorley & Powers，2011）。扁平足常见评估的方法为在站姿下测量足底印及内侧足弓高度（见图6-10）（Kanatli et al.，2001）。

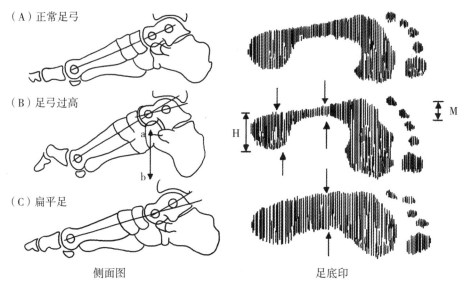

（A）正常足弓

（B）足弓过高

（C）扁平足

侧面图　　　　　　　　　足底印

足弓指数 =M/H，H 后足跟最大宽幅，M 足弓最宽处

图 6-10　足部足弓与足底印的评估

根据 Harris 等人的研究而提出的儿童扁平足临床指引指出，根据病史、病理学检查与特殊诊断程序等，诊断可分为 7 大类，而有 7 个临床路径（Harris et al.，2004，2005），分别为柔软性扁平足、僵硬性扁平足、内收内翻足畸形及其他原因扁平足等。僵硬性扁平足分先天性垂直距骨、先天性跗骨融合、腓骨肌痉挛无融合、医源性伤后畸形，分别有四个临床路径（Harris et al.，2004，2005）。

根据德国骨科学会，扁平足分为柔软性及病理性。学前柔软性扁平足，外翻角度小于 20 度，可能会自动矫正。病理性扁平足的定义是外翻角度大于 20 度及／或有病理性障碍。以跟骨外翻角度分类，0 ~ 4 度为正常；5 ~ 20 度是生理性扁平足；外翻大于 20 度是病理性扁平足（Pfeiffer & Kotz，2006）。用足底印分类，内侧足弓明显为正常；内侧足弓不明显为中度扁平足，内侧足弓显著凸出则为重度扁平足（Pfeiffer & Kotz，2006）。

（三）治疗与预后

柔软性扁平足又分无症状与有症状两种。无症状柔软性扁平足不需治疗，会随着年龄增加而改善，只要定期检验即可（Staheli，2003；Harris et al.，2005）。婴儿柔软性扁平足很少造成障碍，若无症状则不需矫正鞋（Cappello & Song，1998）。柔软性扁平足若因跟腱紧缩造成，后续容易有问题，必须牵拉跟腱（Cappello & Song，1998）。有症状的柔软性扁平足仅在经保守治疗一段时间无效后，才考虑手术（Cappello & Song，1998）。

柔软性扁平足以外的其他类型视严重度有不同治疗方法。包括药物止痛、物理治疗、运动治疗、适当的鞋具与手术治疗（Harris et al.，2005）。鞋具方面，依不同的问题、不同的治疗目的，其适合的矫正鞋不同，有如矫正鞋（目前受争议）、重量轻的步鞋、适当的足弓支撑及强健的鞋后跟（用以降低鞋子内缘的磨损）（Leach，2006）。手术治疗仅施行于变形与症状严重或快速恶化者。骨关节手术一般尽量延至骨骼发育成熟后施行（Harris et al.，2005；Cappello & Song，1998）。2006年的一篇研究显示，大于90%的3～6岁扁平足幼儿所接受的治疗是非必要的（Pfeiffer & Kotz，2006）。

五、脊柱侧弯

脊柱额面排列异常，卡柏角度大于或等于10度，即定义有脊柱侧弯（Patrick，2006；Scherl，2007；Weiss & Goodall，2008），通常合并脊椎旋转（Scherl，2007）。卡柏角度小于10度称为脊柱不对称，不具长期临床意义（Scherl，2011b）。其常见的ICD-10位码为：M41、Q67.5。其APTA较佳执业指引形态主要为4F。

脊柱侧弯的病因，过去归为（Cordover et al.，1997）：①功能性脊柱侧弯：脊柱本身没问题，侧弯是因坐骨神经痛、背部肌肉拉伤、歇斯底里症或发炎等因素造成的，一旦这些因素去除之后，脊柱即可回复正常形态。②结构性脊柱侧弯：脊柱出现构造上的异常无法随姿势而改变。又分三大类：先天性，因先天脊柱构造异常所致；神经肌肉性，次发于神经肌肉疾病，可能是结构性或功能性的，如脑性瘫痪或肌肉失养症；原发性，即原因不明（Scherl，2011a）。

对于脊柱侧弯的描述，以曲度顶端方向及偏离或转离中线最远的脊椎所在部位命名，如果偏离或转离中线最远的脊椎是在胸部，且曲线顶端在右侧则称为右侧胸椎侧弯（Scherl，2011b）。

原发性脊柱侧弯依发现年龄分为三型：婴儿型（0～3岁），少年型（4～9岁）及青少年型（≥10岁）。其中青少年型原发性脊柱侧弯（占80%～85%）最常见（Scherl，2011b），又以右侧胸椎侧弯为最多（Patrick，2006）。本节以下将以青少年型原发性脊柱侧弯（adolescent idiopathic scoliosis，AIS）为主讲述。

AIS 的诊断可以由临床及 X 光检查确认，其诊断标准为：发现的年龄大于10 岁，卡柏角度＜ 10 度，且非特定原因造成（Scherl，2011a）。

1. 流行率

AIS 于青少年占 2% ~ 4%，其中只有约 10% 因角度较大需要干预（Patrick，2006）。在轻度原发性脊柱侧弯中，女性发生只略高于男性；重度者女性发生率远高于男性。约 20% 的儿童其家属有相同的病况，可能有遗传倾向（Scherl，2011a）。

2. 临床症状

除脊柱侧弯外，大部分 AIS 如果有疼痛，也不至于引起功能性的活动限制，其背部疼痛只是比一般群体稍高，极少数个案合并有神经肌肉问题（Scherl，2011a）；较严重者的胸椎侧弯（卡柏角度 ≥ 70 度）会影响心肺功能（Scherl，2011a）。曲度严重者会导致外观问题，进而影响身心发展，人际关系与就业机会（Lenssinck et al.，2005）。AIS 的原因与角度增加原理目前尚不十分清楚，除怀疑韧带与胶原蛋白异常外，两侧脊旁肌不平衡、感觉与姿势控制功能障碍也可能是原因（Patrick，2006）。

3. 评估

评估 AIS 时，除了解病史外，还要测量个案的身高及代表第二性征发育情形的唐纳阶段，以了解其骨骼发育阶段（Scherl，2011a），从而判断其侧弯角度恶化的危险性。

脊柱侧弯常用的筛检方法为姿势对称性检查、"亚当向前弯腰测试"与脊椎侧弯度数仪。

姿势对称性检查：儿童背向检查者站着，检查者先观察儿童站姿，并检视儿童两肩是否等高，肩胛下角是否在同一平面，骨盆是否不对称。若肉眼观察不明显，但疑似有不对称的现象时，则辅以铅垂线法（陈耘生与黄千芬，2001；钟佩珍等，1998），即利用铅垂线自第 7 颈椎的棘突垂下，并观察铅垂线是否偏离脊柱和臀沟。

"亚当向前弯腰测试"：又称"向前弯腰测试"，请儿童双脚张开与肩同宽，脚趾向前，膝关节伸直，并向前弯腰至躯干与地面平行，且让两手自然下垂，同时调整其姿势使其肌肉放松。然后检查者坐于儿童的正后方以两眼水平凝视儿童背部，并触诊背部以确定是否有不对称的情形。若以上的检查方法发现：儿童的背部出现一侧较高的突起及背部轮廓出现不对称的现象，且以上两点不是因单侧背肌丰厚所造成的，则可认定体前弯测验为阳性反应（Scherl，2011a）。学龄儿童"向前弯腰测试"的敏感度与特异度会随曲度与部位而不同（Scherl，

2011a），整理如表6-3所示。

表6-3 学龄儿童"向前弯腰测试"与脊椎侧弯度数仪的敏感度与特异度

标准	向前弯腰测试		脊椎侧弯度数仪（5度）	
	敏感度 /%	特异度 /%	敏感度 /%	特异度 /%
胸椎侧弯卡柏角度 ≥ 10 度	74 ~ 84	78 ~ 93	NA	NA
胸椎侧弯卡柏角度 ≥ 20 度	92 ~ 100	60 ~ 91	71	83
腰椎侧弯卡柏角度 ≥ 20 度	73	68	51	83
脊柱侧弯卡柏角度 ≥ 40 度	83	99	—	—

（整理自 Scherl, 20011a）

脊椎侧弯度数仪：主要测量躯干旋转的角度，判断侧弯度数的，切截点为5度、7度或10度。如果以7度当作转介的切截点，则转介率为 3%；如果以5度当标准，则转介率为 12%。一般而言，脊椎侧弯度数仪的旋转角度跟卡柏角度并不呈线性关系，通常概括推论旋转7度相当于卡柏角度20度。脊椎侧弯度数仪的信度，测试者间测量误差为 2 ~ 2.2 度，测试者内则为 1.2 ~ 1.6 度，腰椎处的误差高于胸椎（Scherl, 2011a）。

4. X 光检查

X 光检查通常用来诊断及决定脊椎侧弯的类别、严重度，以及骨骼的成熟度。由 X 光可得卡柏角度的测量及骨成熟指数。骨成熟指数（等级 1 ~ 5）反映了肠骨的 apophyseal 线成长的中止，它广泛用来在孩子们中描述骨骼成熟的程度。在骨成熟指数为 0 ~ 3 的孩子们中，曲度行进恶化的可能性更高。通常要照会 X 光检查的条件为脊椎侧弯旋转角度大于 7 度，且临床检查确定有脊椎侧弯。通常是在站立姿势由后面角度摄影，从第 7 节颈椎到骨盆，曲度由最上与最下颈椎的垂直线交角而得（见图6-11），测试者间与测试者内的卡柏角度误差约 5 度（Scherl, 2011a）。

5. 预后

2/3 的 AIS 个案在骨骼成熟前会有侧弯角度增加现象。曲度恶化的可能性与性别、骨骼年龄、弯曲部位及弯曲程度等因素有关。女性曲度增加的危险性较男性高 10 倍（Scherl, 2011a），AIS 发现越早，曲度越高，其曲度恶化的危险性越高。脊椎侧弯恶化的危险性以青春期为最严重，但若在骨骼系统发育成熟后侧弯卡柏角度小于等于 30 度就较少继续恶化（Scherl, 2011a）。AIS 个案死亡率与一般人相同（Scherl, 2011a）。

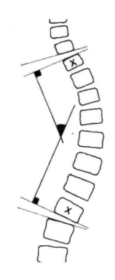

图 6-11   脊柱侧弯测量卡柏角度

对平均 14 岁卡柏角度 <50 度的 AIS 个案追踪至骨骼成熟，32% 青少年其角度增加小于 5 度。另 68% 角度增加大于 5 度，约 34% 角度增加大于 10 度，18% 大于 20 度，只有 8% 大于 30 度。脊椎侧弯的角度在骨骼成熟时卡柏角度大于 40 度的 AIS 个案，若无治疗，其可能在骨骼成熟后继续恶化；卡柏角度大于 50 度者通常在骨骼成熟后每年约增加 1 度（Scherl，2011a）。

6. 治疗

有关 AIS 个案处理的一般指引如下（Scherl，2011a）：

（1）躯干旋转小于 7 度，建议每 6 个月追踪一次，但只有躯干旋转大于 7 度才需要照 X 光。

（2）卡柏角度小于 20 度时，只要追踪观察。

（3）骨盆生长板初期（骨成熟指数 2 以内的骨盆生长板初期），卡柏角度为 20 ~ 29 度者，需密切追踪，如果 3 ~ 6 个月间卡柏角度改变 < 5 度，则须考虑给予背架。

（4）骨盆生长板初期，且卡柏角度为 30 ~ 45 度者，需要背架。

（5）骨盆生长板初期，且卡柏角度为 40 ~ 50 度者，得考虑支架或开刀。

（6）卡柏角度大于 50 度时，通常需要开刀干预。

（7）骨成熟指数 < 3，至骨成熟指数 4 ~ 5（即骨骼成熟）后 1 年，至少每 6 ~ 9 个月需照 X 光追踪。骨骼成熟且卡柏角度小于 40 度者，可以不需要例行追踪，但角度介于 40 ~ 50 度者则需依个别需要处理。

背架：过去研究显示，AIS 个案中只有约 0.2% ~ 0.3% 需要背架或手术（Weiss & Goodall，2008）。给予背架的适应证包括：①骨骼未成熟，即骨成熟指数为 2 且卡柏角度在 30 ~ 40 度时；②在追踪期间，3 ~ 6 个月卡柏角度增加 5 度。背架的禁忌证包括：骨骼已成熟且卡柏角度大于等于 50 度。当个案需要背架时，医师、支架师与物理治疗师需组成一个团队定期追踪与干预（Scherl，2011b）。轻度侧弯可用密尔瓦基背架矫正，这种背架的设计可以将上至颈椎下至荐椎包住，因此常用在高位胸椎侧弯者；若是较低位者，如腰椎或腰荐椎侧弯，一般建议波士顿背架（陈博光，2009）。背架种类繁多，但尚无实证显示何种背架疗效较好（Lenssinck et al., 2005）。

运动包括：姿势运动（躯干伸肌控制，腹肌与臀大肌肌力增强运动），脊柱、胸大肌与下肢牵拉运动，呼吸运动。运动及神经肌肉电刺激的疗效尚待探讨（Patrick，2006）。

7. 治疗成效

AIS 治疗成效受很多因素影响，截至 2009 年尚缺乏足够证据。一篇回顾文献认为有实证等级不高的研究支持门诊物理治疗与住院康复对 AIS 的成效，前瞻性的多中心或是统合分析都支持支架疗效，但尚无临床对照研究支持骨科手术的疗效（Weiss & Goodall，2008）；仍有部分实证等级不高的研究支持支架及运动的成效，但是，到目前为止无实证来支持电刺激的疗效（Lenssinck et al.，2005）。

六、长短脚

（一）定义与病因

长短脚，即两脚脚长差异大于或等于 2.5 厘米（Leach，2006）。其常见的 ICD-10 位码为 M21.7。其 APTA 较佳执业指引形态主要为 4B。

其产生的原因为股骨与胫骨两者或其中之一，由缩短或过度生长所导致，病因包括：

（1）先天性原因，例如：肢体缺损或半边肥大。

（2）由于感染或骨折而减缓了生长速度。

（3）神经肌肉疾病、肿瘤或外伤会导致过度生长。

临床症状包括不正常的姿势及步态、脊柱侧弯等。

（二）评估

临床测量的方法没有 X 光检查准确。最常用的方法是测量前上髂棘（anterior superior iliac spine，ASIS）到内踝间的距离，这个方法可以消除骨盆倾斜所造成的误差。另一方法是用不同厚度的木块来垫高短肢，使骨盆两侧的肠骨脊等高，木块的高度就是两边长短差异的长度（见图6-3）。计算机断层扫描摄影被认为是准确度最高的测量方法（沈渊瑶，1999）。

（三）治疗

治疗时要注意造成长短脚的原因、骨骼年龄、成年后最终两脚相差多少、预期成年后的身高、肢体神经肌肉的情况、关节受侵犯的程度及儿童与父母的精神心理等问题。如果两腿腿长差异在1~2厘米，保守疗法为用鞋垫将腿较短的一侧垫高。通常若预测成年后差距会大于2厘米，就需要治疗。可用手术和非手术的方式来达到平衡的目的。非手术的方法包括矫具和义肢。手术的方法有较长肢缩短、较短肢拉长，或两者同时使用。预计差距在2~5厘米，用骺融合术；差距5厘米以上，则用骨骼延长术（沈渊瑶，1999；Leach，2006）。术前与术后皆须有物理治疗，术后除卫生教育、运动治疗与功能训练外，冰敷与经皮神经电刺激可用以降低疼痛（Leach，2006），此外，在儿童的功能范围内鼓励其参与学校与社区活动（Leach，2006）。

第六节　幼年期风湿性关节炎

儿童时期风湿性疾病（自体免疫、胶原血管或结缔组织疾病）为体内结缔组织的发炎性反应。风湿性疾病常见的表征包括滑膜炎（关节炎）、关节滑膜发炎现象或韧带附着至骨头始端部位的发炎现象（骶骼骨关节炎、跟腱炎、掌肌束炎）、浆膜炎或浆膜束的发炎现象、肌肉炎或肌肉发炎、自体抗体的产生以及血管炎（沈渊瑶，1999）。

一、定义与流行率

幼年期风湿性关节炎（juvenile rheumatoid arthritis，JRA）指发生在16岁以前，原因不明的关节疼痛与僵硬，症状持续6周以上。其发生率为0.05‰~0.2‰（Grom，Glass，2011）。虽名为幼年期风湿性关节炎，但它并不是成人风湿性关节炎的翻版，而是另有其独特的问题。目前以"幼年期原发性关节炎"称之（Lehman，2011）。其常见的ICD-10位码为M08。其APTA较佳执业指引形态主要为4E。

二、分类

幼年期风湿性关节炎的类型依不同学会分类不同，美国风湿性学会依发病初期 6 个月的临床症状分为三大类型（见表6-4）（Klepper，2006；Lehman，2011）：

表6-4　幼年期风湿性关节炎的三大类型（发病初期 6 个月的临床症状）

类型	受损关节数	病发年龄	男/女比例	临床症状	预后
少关节	≤ 4 个	幼儿，尖峰期 1~2岁	1/5	ANA 阳性反应，良好，虹膜睫状体炎，眼疾，少有身体系统性症状	除了少有重度关节炎
多关节	≥ 5 个	儿童期，尖峰期 1~3岁	1/3	中度身体系统性症状、虹膜睫状体炎	RF− 者优于 RF+ 者
系统性	多个	任何年龄	1/1	身体系统性症状：发烧、起疹子、器官肥大	变异性大

注：RF = rheumatoid factor（风湿性因子）ANA = antinuclear antibody（抗原子核抗体）
（整理自 Klepper，2008；Klepper，2006）

（1）少关节型 JRA：约占50%。这类型儿童的受损关节 ≤ 4 个，以下肢关节最常见，关节受损程度并不严重，仅有少数会有关节粘黏性脊椎炎，少数有全盲并发症。少关节型又分多种明显的次群体且有不同预后。

（2）多关节型 JRA：约占40%。受损关节为对称性的四肢大小关节，女孩多于男孩。在 3 岁左右发病者，通常血清中有类风湿因子，以后会逐渐发展成为成人风湿性关节炎。

（3）系统性型 JRA：约占10%。病发在儿童期，受损的关节有的是四肢的大小关节，有的则是以膝关节为主的下肢关节。有的儿童症状逐渐减轻，有的则会持续恶化。有间断性发烧、起疹子症状（Lehman，2011）。

较年幼的少关节型，约在 2 岁时是病发的高峰期，这类儿童较少有全身性疾病表征，而且外观通常是健康的。病发的关节主要为大关节；依病发的情况，膝关节最常发生，其次为踝关节和肘关节，髋关节则很少发生；手和足部的小关节偶尔有肿胀的现象，患儿很少抱怨疼痛，通常早期稍有肿胀，不会有发炎疼痛等症状；几个月后关节出现挛缩，JRA 才被诊断出来，而这些关节疾病鲜少具毁坏性。非对称性关节疾病极可能会导致局部生长异常，尤其在膝关节处，因为它可导致患侧的脚长过度生长。偶尔有视觉障碍、红眼现象。

多关节型病发的儿童可分为两个次群体：①血液类风湿性因子阴性反应（较常见）；②血液类风湿性因子阳性反应。多关节型中，手和足部的小关节往往遭到侵犯，而大关节也常受侵犯；颈部脊椎、颞骨和下颌骨关节、胸锁骨关节和远侧指间关节也可被影响。全身性疾病往往比患有少关节疾病的儿童常见，慢性疾病的轻微贫血、白血球增加、发烧、淋巴腺病变、肝脾肿大和疲倦、厌食都是可能出现的症状。

系统性型 JRA 为此种疾病中变化最大且最少见的，它是 JRA 当中唯一无男女性别差异的。临床表征为病童的病发年龄通常不超过 16 岁，通常显现病态外观且至少持续数周 39.4℃以上的高烧，随之出现有红斑状斑纹、肝脾肿大及淋巴腺病变，尤其在发烧过程中出现烦躁不安和关节痛，肌肉痛也是明显特征。这些鲑鱼色的小红斑随着发烧而出现在躯干、四肢，几乎不发痒。在病程的前数周甚至 6～8 个月无关节炎的症状发生，直至后期慢性多关节炎才可能发生而且呈现严重的症状。

儿童期关节炎的一般特性如下："晨间僵硬"是 JRA 的典型特征，患儿很少能够明确抱怨僵硬状况，常对"早晨动作较慢"或"需要时间去放松"之类的问题回答"是"。这种状况可借早晨提早起床、进行温暖的晨浴或在晚上使用热垫或电热毯获得改善；伸展运动亦有所助益。僵硬往往在一段无运动时间后复发，因此在一天之中大人往往要提供患儿更多额外活动的时间以改善症状。

疼痛对 JRA 儿童来说是多变的。许多儿童仅感觉些许疼痛甚至无疼痛感，此疾病被诊断之前，长期关节炎或屈曲性关节挛缩现象已经发生，关节挛缩可能因儿童缺乏运动造成；有些患儿则有明显疼痛或不舒服。在系统型和多关节型 JRA 中可能发生全身性生长迟滞，若使用类固醇则会加重症状。

三、评估

除了一般物理治疗学检查之外，"幼年型关节炎功能评估量表"（Juvenile Arthritis Functional Assessment Scale，JAFAS）是专为关节炎儿童设计来评估功能受限的量表。JAFAS 里有 10 个项目及完成所需时间（Lovell et al., 1989）：

（1）扣上衬衫纽扣（所需标准时间：22.4 秒）。

（2）脱掉套头毛衣（所需标准时间：14.6 秒）。

（3）两脚穿上袜子（所需标准时间：27.2 秒）。

（4）用刀叉将食物切断（所需标准时间：12.8 秒）。

（5）上床睡觉（所需标准时间：3.4 秒）。

（6）起床（所需标准时间：2.9 秒）。

（7）在站姿下从地板上拾起东西（所需标准时间：2.4 秒）。

（8）站—坐—站的转位方式（所需标准时间：4.0 秒）。

（9）不需辅具行走 15 米（所需标准时间：15.1 秒）。

（10）走上五阶阶梯（所需标准时间：3.7 秒）。

以 3 分制计分，计分为 0 分时表示儿童执行活动符合或超过标准时间；1 分表示儿童缓慢地执行活动；2 分表示儿童无法执行活动。整个评估不需 10 分钟便可完成。此量表也经修订成"幼年型关节功能评估报告"（Juvenile Arthritis Functional Assessment Report，JAFAR），可由家长填写，报告儿童功能状况（Lovell et al.，1989）。

四、预后

少关节型的预后优于多关节型与系统性（Klepper，2006）。幼儿型少关节型 JRA 中约 10% 患者有严重关节炎，其中一些可能会进展成多关节疾病。幼儿型少关节型 JRA 的女性患儿预后较佳，而有 RF+ 多关节型 JRA 的预后较差。若由于患侧腿部过度生长而造成腿部长度明显不协调，此患儿可能会有严重的骨盆倾斜，且合并有脊椎侧弯及步态异常；通常在正常（较短）腿侧的鞋中放置衬垫物来矫正就可使两腿长度相同且可正常步行。

一些系统性 JRA 患儿在患病之后会有间歇性发烧，其余（25%）则在没有重复发烧的过程中渐渐转变为慢性、毁坏性的多关节疾病。在 JRA 病程中很少会死亡，但有全身性疾病的患儿却会死亡，尤其免疫功能异常的患儿，常因心肌炎或感染而死亡；若 JRA 伴随有凝血异常的现象亦可能会致命（沈渊瑶，1999）。

Wallace 和 Levinson 在 1991 年进行了关于 JRA 长期疗效的文献回顾，且讨论了在关节被破坏之前，针对发炎给予早期且激进的处理疗效。在关节炎病发后 10 年，22%～71% 单一关节幼年型 JRA，40%～50% 多关节 JRA，25%～28% 系统性 JRA 的儿童其关节炎疾病仍进行中（Wallace & Levinson，1991）。

Ruperto 及其同事针对美国与意大利幼年型 JRA 儿童进行 5 年以上的世代研究，他们评估这些儿童的功能状况、疼痛情形、健康状况与生活质量，结果显示长期疗效良好（Ruperto et al.，1997）。

具有 RF+ 多关节 JRA 的儿童，其关节被侵蚀得最为严重（Schaller，1983）。单一关节幼年型风湿性关节炎儿童的功能状态佳，但可能会有与视力相关的并发症。长期下来，JRA 的儿童会有骨骼肌肉系统的并发症，例如：挛缩、姿势不良与局部生长受阻（Klepper，2006）。

五、治疗

大部分患儿对阿司匹林或非类固醇的消炎剂有不错的反应，可减低关节炎或全身性症状如发烧。年幼型少关节 JRA 使用局部类固醇眼药水和散瞳剂通常可成功治疗葡萄膜炎（沈渊瑶，1999）。但一些类固醇药物可能也会对儿童的生长产生一些副反应。运动、物理治疗或职能治疗都可协助儿童的关节或肌力维持在良好的状况，只有极少数的儿童需要接受手术治疗，甚至进行人工关节置换（Klepper，2006）。

这类儿童通常可在一般班级上课，因此老师与同学对此疾病的了解与接纳非常重要。可安排一些较轻松、非撞击性的活动，如游泳、骑脚踏车、打羽毛球、丢球等。对于受伤的关节可咨询医师或治疗师，使用一些护套或支架，以减轻其关节负担或增加动作功能。平时多鼓励儿童活动其关节以保持关节活动度及肌肉力量。对于膝关节受损的儿童，应尽量减少上、下楼梯，避免给予关节过多压力（Klepper，2006）。为增加儿童身体活动、团体休闲或运动的参与程度，可利用 ICF 模式，先从儿童感兴趣的运动项目开始思考（见图 6-12）。

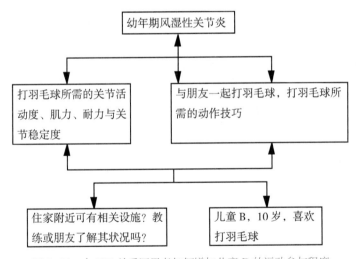

图 6-12　由 ICF 关系图思考如何增加儿童 B 的运动参与程度

认知行为治疗（cognitive behavior therapy，CBT）普遍被用于儿童的心理情绪问题的处理，因此已证实可用在 JRA 儿童对关节疼痛的因应，并进而促进其功能（Walco et al. 1992）。

患童的物理治疗有其正面影响，因为仔细的医药处理、物理治疗、支架及精神支持可改善 JRA 患童的生活质量（Schneider et al.，1992）。有关关节障碍的物理治疗处理请参考本章附录 6-1（APTA，2001）。

第七节　其他小儿肌肉骨骼系统障碍

一、先天性肌肉斜颈症

（一）定义与流行率

先天性肌肉斜颈症（congenital muscular torticollis，CTM，又称developmental muscular torticollis），torticollis的字面意思是脖子扭了，故其定义是指一侧的胸锁乳突肌太短、挛缩，可能是肌肉本身的异常（肌肉性斜颈），也可能次发于中枢神经系统或上段颈椎的异常。其常见的ICD-10位码为Q68.0。其APTA较佳执业指引形态主要为4B。发生率预估为1%～2%，儿童通常在2～4周，斜颈的症状会明显出现（Macias & Gan，2011）。

（二）病因与分类

胎内姿势不良、生产时受伤、胸锁乳突肌室间综合征及遗传等，曾被提出是婴儿期斜颈的相关因素（沈渊瑶，1999）。臀位产者发生率较高（Macias & Gan，2011）。

CTM分为以下三类（Cheng et al.，2001）：

（1）胸锁乳突肌肿块（sternocleidomastoid tumor，SMT）：在胸锁乳突肌（sternocleidomastoid muscle，SCM）上可触摸到明显的肿块，X光检查结果正常。

（2）肌肉性斜颈（muscular torticollis，MT）：SCM较紧，但没有肿块，X光检查结果正常。

（3）姿势性斜颈（postural torticollis，POST）：SCM不紧且没有肿块，X光检查结果正常。

（三）临床表征与症状

头部会倾向一侧且转向对侧；SMT型在胸锁乳突肌上会触摸到硬块，大部分2～6个月时肿块就会消失，无后遗症，少部分则造成肌肉纤维化（台湾小儿骨科医学会，2000；Macias & Gan，2011）。有些会有斜头畸形或不对称颜面，有时会合并视觉及前庭系统的问题。

CTM儿童或许还有其他肌肉骨骼异常，例如：髋部发育障碍（7%）、内收跖、杵形足，和C1-C2半脱位（Macias & Gan，2011）。严重的个案，其活动限制会类似轻度半身麻痹个体（Karmel-Ross，2006）。

（四）评估

可以根据先天性肌肉斜颈症成效评估表评估斜颈儿童的分数（见表6-5），项目包括关节活动度、颈部肌肉的不对称性及脸部肌肉的对称性等，了解其预后（Cheng et al., 2001）。此外，尚要评估动作功能与姿势反应，如翻正反应。先天性肌肉斜颈症成效评估表分数 ≥ 16分是预后良好，12 ~ 15分预后好，6 ~ 11分预后一般，<6分则预后不良。

表6-5　先天性肌肉斜颈症成效评估表

项目	分数/分			
	3	2	1	0
颈被动旋转角度限制	<5度	6 ~ 10度	11 ~ 15度	>15度
颈被动侧弯角度限制	<5度	6 ~ 10度	11 ~ 15度	>15度
颅颜面不对称	无	轻度	中度	重度
紧带	无	侧	侧，锁骨	锁骨，胸骨
头倾斜姿势	无	轻度	中度	重度
父母主观评估（外观与功能）	极佳	好	可	差

（参考自 Cheng et al., 2001）

（五）治疗方法

CTM 也许可自行恢复，但也可能无治疗而有明显的头部或脸部不对称姿势。治疗内容包括摆位、照顾的手法、牵拉和经由主动动作的诱发，使头部保持在正中的位置（Macias & Gan, 2011）。

治疗的目的包括排除潜在的疾病、增加颈部活动范围和矫正外观变形等。在转介物理治疗之前，医师会先做颈部 X 光检查，以确定颈椎没有骨骼问题才进行。适合物理治疗干预的对象为年纪小于1岁的儿童、经数周伸展运动后有进步的个案、没有潜在颈椎异常或中枢神经系统等问题的儿童。物理治疗干预的方法如下：

（1）被动牵拉挛缩的胸锁乳突肌，先进行侧弯方向的牵拉，再牵拉旋转方向（Emery, 1994）。有骨骼异常婴儿不得进行牵拉运动（Macias & Gan, 2011）。CTM 新生儿在1岁前徒手治疗是有效及安全的。徒走牵拉通常1周由物理治疗师依标准程序执行3次，然后家长也被教导摆位以及照顾手法（Cheng et al., 2001）。

（2）诱发头部主动动作矫正：利用视觉吸引或翻正反应，诱发头转向或侧弯到另一侧。

（3）按摩胸锁乳突肌肿块或挛缩的胸锁乳突肌。

（4）摆位与携抱姿势，适度将头部摆正或呈略为牵拉姿势。并考量婴儿床或婴儿座椅位置的安排。

（5）热疗：热敷垫、热毛巾。

（6）支架。一种叫作管子型支架的颈圈在 4～5 个月时开始使用，以辅助牵拉运动（Macias & Gan，2011）。

上述方法亦可由物理治疗师指导家长在家进行，婴儿 2～4 周必须重新评估一次，如果在居家训练 4～6 周之后，关节活动度或紧张的程度并未改善，则门诊物理治疗就必须开始（Macias & Gan，2011）。症状轻微者，大约需 3 个月的物理治疗；严重者需约 6 个月的治疗时间，平均物理治疗时间为 4.7 个月，大多都可得到良好的结果（Canale et al.，1982；Emery，1994）。

婴儿在 1 岁之内接受保守性的物理治疗至少有 84% 得到良好的结果。Emery 在 101 位斜颈婴儿的研究中，发现婴儿在 1 岁之前接受物理治疗则有 99% 会完全恢复（Emery，1994）。

如果儿童到医院时已有脸部不对称的现象，预后较差；年龄超过 1 岁才进行（或是还在进行）物理治疗的儿童，效果一般都不太好。1 岁之后进行 6 个月保守治疗效果仍不显著或在治疗之前即出现明显脸部不对称才会考虑手术治疗，最佳手术治疗时间在 1～4 岁。

手术原则是（台湾小儿骨科医学会，2000）：

（1）找出且放松所有挛缩的组织，包括胸锁乳突肌及其周边的构造。

（2）缝合刀口前头可作全范围的转动。

（3）开刀后两周内开始做物理治疗以防复发。手术方式是切开胸锁乳突肌的肌腱或延长肌腱。

术后物理治疗为（Shepherd，1995）：

（1）穿戴支架或颈圈以维持儿童头部于正中位置。

（2）术后 36 小时开始进行运动治疗与牵拉。

（六）预后与疗效

完全恢复或评定疗效好坏的标准（Canale et al.，1982；Emery，1994；Taylor & Norton，1997）如下所述：

（1）外观：休息时无头部倾斜、无颜面不对称及斜头畸形不明显（不对称或畸形的现象为：患侧眼睛位置往下、健侧枕骨突出、患侧颧骨扁平、两耳的大小及位置不同等）、胸锁乳突肌无肿块。

（2）关节活动度：颈部关节角度趋近正常或受限＜30度、被动颈旋转角度大于75度、被动颈侧弯大于40度。

（3）动作表现：出现完全头部翻正反应。

（4）其他：无胸椎侧弯的情形。

在物理治疗干预后，颈部活动度及其他不对称情形皆获得改善。Taylor 追踪23位平均3.8个月的先天性斜颈儿童18个月，发现仍有16%存在头部倾斜，但是66%的个案无脸部不对称的情形，主动颈部旋转由限制18度降至6度，被动颈部旋转由限制8度到限制3度，91%的患者肿块皆消失。被动及主动关节活动度相差仅3~6度，翻正反应可完全出现（Taylor & Norton，1997）。

Binder 对277名个案作回溯性研究，发现不管严重程度如何，斜颈儿童在12个月内接受保守疗法，70%可完全恢复（Binder，1987）。另外 Adam 发现在治疗前关节活动度如果受限大于30度，且胸锁乳突肌有纤维性硬块，治疗时间需增加至3个月以上（Adam，1996）。

影响治疗时间长短的因素包括：

（1）起始治疗的年龄：学者提出起始治疗年龄与完全恢复之间关系密切，3个月前接受治疗有92%会完全恢复，且治疗时间小于3个月（Adam，1996）。在1岁之前接受治疗，预后明显好于在1岁之后接受治疗者；但如果大于1岁后再接受保守疗法则效果不好，小于1岁早期接受治疗者比晚期接受治疗者接受开刀比例明显减少，且有较满意的结果（Canale et al.，1982；Emery，1994）。

（2）起始的严重程度：如颈部关节度受限情形及头脸部不对称程度（Binder，1987）。1994年 Emery 追踪110位，年龄0.5~15岁，且皆在2岁前接受治疗者，评估其被动颈部旋转及侧弯的关节活动度，结果发现起始的旋转角度与治疗时间长短有密切相关（Emery，1994）。

在长期的追踪发现经由手术之后都有不错良好的结果（Macias & Gan，2007）。颈部旋转角度小于15度的，姿势性斜颈的有96%，肌肉性斜颈的有68%，胸锁乳突肌肿块性斜颈的有28%。后续接受手术比率，姿势性斜颈为0%，肌肉性斜颈为3.1%，胸锁乳突肌肿块性斜颈为7.5%；因此姿势性斜颈接受物理治疗的疗效佳（Cheng & Wong，2001）。手术治疗的适应性是当儿童经过6个月的保守治疗及有很明显的斜颈，脖子侧弯>15度，肌肉仍有肿块，以及根据先天性肌肉斜颈症成效评估表中预后差者（Cheng & Wong，2001）。

二、肢体缺失儿童

（一）定义

截肢定义为肢体有缺失，可分为先天性或后天性（Stanger，2006），也分为上肢或下肢截肢，其 APTA 较佳执业指引形态为 4J。儿童截肢 60% 为先天性的，40% 后天性的（Stanger，2006）。

（二）先天性截肢

先天性肢体缺失分为横向缺失与纵向缺失。横向缺失有些是由缺损之处以下均有发育障碍的末端型；或是远端近端均正常，只有中间一段缺损的中间型。纵向缺失是指只有肢体的半边（如前臂的桡侧）缺失者（Stanger，2006）。

（三）后天性截肢

后天截肢大都因外伤，少部分因肿瘤和严重烧烫伤而须手术截肢（Stanger，2006）。上肢截肢分成肘上截肢（above elbow amputation，A/E）与肘下截肢（below elbow amputation，B/E）。上肢截肢的长度，是以残肢占健侧肢体的百分比表示，并根据此点来分类。肘上截肢的残肢是越长越好，肘下截肢的残肢则是占 35% ~ 80% 为宜。若为两侧上肢截肢，则很难算出上肢原来应有的长度与截肢长度的百分比值，且一般而言手的长度和身高成正比，因此可用 Carlyle Index 来估计，做义肢时才不至于过长或过短（American Academy of Orthopaedic Surgeons，1992）。Carlyle Index 的公式如下：

$$上臂长 = 身高 \times 0.19$$
$$前臂长 = 身高 \times 0.21$$

1. 肘上截肢（A/E）

以肩峰至外上髁长度为 100%。患侧由肩峰至断端长度除以健侧肩峰至外上髁长度所得的百分比值表示为残肢长。依残肢所留下长度的百分比分类如下：

（1）肩胛切除：切到肩胛骨。

（2）肩关节离断：残肢长度为 0% ~ 30%。

（3）短的肘上截肢：残肢长度为 30% ~ 50%。

（4）标准的肘上截肢：残肢长度为 50% ~ 90%。

（5）肘关节离断：残肢长度为 90% ~ 100%。

2. 肘下截肢（B/E）

外上髁至桡骨茎状突长度为 100%。患侧外上髁至断端长度除以健侧肢外上髁至桡骨茎状突长度所得的百分比为肘下截肢长。依残肢所留下长度的百分比分类如下：

（1）非常短的肘下截肢：残肢长度为 0% ~ 35%。

（2）短的肘下截肢：残肢长度为 35% ~ 55%。

（3）长的肘下截肢：残肢长度为 55% ~ 100%。

（4）腕关节离断：切到手腕。

（5）部分手部截肢。

下肢截肢较少用百分比来定长短，而是直接量残肢的长度。膝上截肢（A/K）的长度由坐骨粗隆量起，有人从大转子或肠骨前上脊（ASIS）开始量残肢长度，其实是非标准量法。膝下截肢（B/K）的长度是由内胫高原（medial tibial plateau，MTP）量到骨端或软组织末端。

膝上截肢的残肢越长越好。因为力臂较长，较容易控制义肢，而且比较不会有肌力不平衡的问题，如髋关节外展的动作，是由臀中肌完成的，其终端在大转子；而髋关节内收肌的终端，则在靠近膝盖上踝处，所以残肢越短，内收肌受到的影响也越大，造成内收肌和外展肌不平衡的现象。类似状况也发生在髋伸肌与屈肌上。如果因截肢造成肌力不平衡，容易有髋外展与屈曲挛缩。

膝下截肢的残肢则以 15 ~ 20 厘米为佳，原因如下：

（1）胫骨下 1/3 处，血液循环不佳，若残肢太长会影响愈合。

（2）小腿由上而下越来越细，但到了脚踝附近又比较粗一点，若采行 Symes 截肢再装上义肢，脚踝部分会粗得不协调，反而不好看。

（3）残肢若太短，义肢套筒可能易脱落。

下肢截肢的分类如下：

（1）半骨盆切除：骨盆切除一半或全部。

（2）髋关节离断。

（3）膝上截肢。

（4）膝关节离断：内胫高原下 5 厘米内。有时会把髌骨留下，移到下面去，让病人不穿义肢时，可以跪与部分承重。

（5）膝下截肢。

（6）踝关节离断：视是否保留跟骨或将跟骨做修正等有不同名称，如最常见的踝关节离断为 Syme 截肢，即踝关节以下全部切除，且两边内外踝也切掉；若有留下部分跟骨移至踝关节下，称为 Pirogoff 截肢；跟骨全部留下，并转 90 度置于踝关节下为 Boyd 截肢；踝关节离断留下跟骨及足底皮肤使得断端可以承重。

（7）足部分截肢：以所截肢部分长短有不同名称。

（四）临床表征与症状

儿童截肢的特点如下：

（1）患童仍在成长中，义肢必须经常修改。

（2）动作控制仍在发展中，经验较少，但进步潜能大。

（3）婴幼儿身体印象未完全成型。

（4）正式的义肢训练，需等待患童的语言与认知发展达某程度才能教导。

（5）需要父母参与。

先天性截肢或后天性截肢的婴幼儿，一般不会有身体印象肢体缺损的失落感，不太需要适应，但较大儿童的后天截肢，往往需较长的适应期。因外伤、肿瘤或烧烫伤而截肢的儿童，会有多重问题。

（五）评估

（1）截肢处评估：截肢的部位、长度与功能的丧失程度有关。膝下截肢的患者，其足部的动作可由其他肌肉来代偿，无论残肢长短，几乎可以走出正常的步态；膝上截肢患者的残肢越长，则越容易控制义肢（Shurr & Cook，1990）。

（2）后天截肢者残肢的成熟程度：残肢是否已经缩小、是否仍然肿胀、有无幻觉和幻痛。后天截肢儿童比先天性截肢者有较高比例的幻觉症状（Stanger，2006）。

（3）后天截肢者残肢的压力—感觉与压力—忍受区域：指残肢能耐受和不能耐受压力的地方在哪里。有疤的地方会影响义肢的选择。

（4）截肢控制关节的能力与关节活动度。

（5）肌力。

（6）本体觉、运动觉与感觉。

（7）动机与运动耐受力。

（8）后天截肢者需评估尚存肢体的构造与肢体的完整性。

（9）儿童截肢义肢计划幼儿功能调查表（Child Amputee Prosthetics Project-Functional Status Inventory for Toddlers），适用于 1～4 岁幼儿；学前版（Child Amputee Prosthetics Project-Functional Status Inventory for Preschool Children）适用于 4～7 岁儿童。两个量表可以评量截肢儿童接受义肢后的成效（Stanger，2006）。

（六）干预

儿童截肢者治疗方法原则同成人，但因其成长及发展特性，仍有不同干预重点（林慧芬，1996；American Academy of Orthopaedic Surgeons，1992；Stanger，2006）。

（1）根据发展阶段而给予适当义肢，如下肢为开始站立，上肢为俯卧开始用手撑起上半身；上肢义肢的末端装置约 18 个月大时给予；膝上截肢儿童 2 岁前给无膝关节的义肢。

（2）先天性双侧上肢截肢儿童应可允许其使用下肢进行游戏与生活自理。

（3）适当摆位姿势，防止不对称或关节挛缩／变形。

（4）弹性绷带包扎：后天截肢者利用弹性绷带包扎以促进残肢的成型与缩小。

（5）按摩：

①按抚：减少残肢水肿。

②摩擦：伤口有粘黏、硬块需要按摩，减少残肢伤口粘连。

③叩击：减少幻痛和过度敏感。

（6）运动：目的在加强肌力、避免挛缩、增进功能。

①维持或增加躯干、健侧与患侧的肌力与关节活动度。

上肢截肢：应加强肩部肌肉，包括健侧的肌力，如上提、下压、屈曲及前突等。

下肢截肢：膝下截肢患者应加强髋部伸肌、外展肌与膝伸肌，有助于日后的行走。膝上截肢患者则要加强髋关节各方向肌肉力量的训练。

②增进姿势与平衡。

③增进协调能力。

④增进运动耐力，包括心肺耐力。

⑤义肢训练：教导患者如何穿脱义肢、使用与控制义肢。行走训练包括穿与不穿义肢的行走与移位步态矫正。

（7）后续照顾要点如下：

①截肢的卫生：痒的时候，不要用手抓，尽量用手轻拍或用湿毛巾擦一下。

②数天不穿义肢时，要绑弹性绷带。

③不要过于肥胖。

④如体重改变或是成长中的小孩，应每 6 个月到医院检查义肢是否太小。

⑤义肢坏损的修护。

三、烧烫烧

（一）烧烫伤流行病学

在 1998—1999 年，中国台湾地区的平均发生率为 2.485‰；平均住院率为 0.617‰；平均死亡率为 0.019‰。烧烫伤不论是发生率、住院率，还是死亡率均

为男性高于女性；住院病患以 5 岁以下儿童居多（白璐等，2001）。其常见的
ICD-10 位码为 T20-T32。其 APTA 较佳执业指引形态主要为 7B-7D。

（二）儿童的烧烫伤与成人不同

（1）儿童皮肤较薄，常使烧烫伤的深度误判为较浅。

（2）儿童体表面积与体重的比率较大，基础代谢率相对较高。

（3）儿童生理耐受度较差，且多种器官功能尚未成熟，使肺水肿及脑水肿
的概率较高（董光义，2011）。

（4）在计算烧烫伤面积时，由于儿童、幼童体型与大人不同，需另行用程
序估计（Moore & Robinson，2006），如 1 岁以下儿童，头部占 18%，一下肢
占 13.5%（Migliore，2008）。

（三）分类

（1）依烧伤的原因可分为：热液烫伤、火焰伤、化学伤、电伤、爆炸伤、
接触性灼伤、放射线灼伤等。

（2）依损伤深度与面积分类见表 6-6、表 6-7。

表 6-6　依损伤深度分烧烫伤的程度

	损伤深度	症状	处理与预后
一度	表层	仅表皮外层损伤，未伤及真皮层，皮肤局部红热肿胀、剧痛、敏感	不需要特殊方式治疗，仅需换药及伤口保护即可，约 1 周内即可愈合，不会留下疤痕
浅二度	表皮和真皮上 1/3	皮肤红肿、有水泡产生、表皮破损、表面热感、对冷空气敏感。	伤口将于 10～14 天内愈合，不需植皮手术，可使用生物性敷料或合成性敷料覆盖伤口；剧烈疼痛和灼伤，少有残留疤痕，但伤口颜色需 3～6 个月始恢复正常。
深二度	表皮和真皮深部	皮肤呈现淡粉红色，表皮脱离，白色大水泡，因为神经末梢部分受损，疼痛较浅二度要轻	伤口若不经植皮手术治疗，将于 2～3 周内愈合，有明显残留疤痕，建议于 1 周内使用植皮手术，尽早接受弹性衣及康复治疗
三度	整层皮肤及皮下组织	呈皮革状黑色焦痂或苍白，可有流液现象。由于神经末梢被破坏了，一般反而较不会有剧痛。	重度烧烫伤通常需要特殊医疗，在急救后需尽速送医，伤口若不经植皮手术治疗，将不会愈合，有非常明显残留疤痕，甚至有功能上障碍。建议使用植皮手术，尽早接受弹性衣、康复治疗及定期门诊追踪

（资料来自 Moore & Robinson，2006：1026；三总烧伤中心网页）专业资料参考台湾儿童烫伤基金会网页。

表6-7　烧伤面积估算法，成人与儿童不同

身体部位	占全身表面积比例	
	成人	1～4岁
头部	9%	19%
躯干正面	18%	18%
躯干背面	15%	9%
一下肢	18%	15%
一上肢	9%	9%
生殖器及会阴部	1%	1%

（资料来自Moore & Robinson，2006；Migliore，2008）

（四）干预

烧烫伤伤口的愈合分三个阶段：发炎期、增生期、重塑期。增生期的特点是血管生成、胶原沉积、肉芽组织形成、上皮化、伤口收缩，约在伤后48小时开始（Migliore，2008）；重塑期是重组胶原蛋白，根据伤口的大小，可持续几周甚至到2年（Migliore，2008）。深二度与三度烧烫伤可能在重塑期产生瘢瘤与疤痕紧缩的后遗症（Migliore，2008）。烫伤儿童的物理治疗干预应把握于疤痕成熟前最为有效。儿童疤痕成熟期为伤口愈合或植皮愈合后12～18个月（Migliore，2008；Moore & Robinson，2006），成熟期后保守治疗无效，若能在疤痕初期6个月给予加压、支架或关节运动，常能有效控制瘢瘤与疤痕紧缩（Migliore，2008）。

物理治疗干预的项目包括：疼痛的处理、伤口照护，摆位与副木、连续性石膏、被动关节运动、肌力训练、心肺功能训练、疤痕照护与功能性活动训练（林燕慧等，1996；Migliore，2008）。摆位原则：颈部保持在正中位置、肩关节保持外展、肘关节保持伸直／外旋、髋膝关节保持伸直（Moore & Robinson，2006）。烫伤儿童若有接受植皮，植皮后约4～7天才会稍长好（Migliore，2008），因此第6～7天才可给轻度被动运动（Moore & Robinson，2006），下肢植皮者也才可开始作行走的准备，如开始坐在床边腿下垂1分钟等。被动关节运动不论在伤口愈合哪一阶段都必须慢、施力轻、维持在最后角度一段时间。重塑期的阻力运动、弹性衣与按摩等可有助于控制瘢瘤与疤痕紧缩（Migliore，2008）。

第八节　个案范例

以下介绍一位 1 岁 9 个月的先天性多关节硬化症合并身心发展迟缓女童，根据物理治疗评估资料、专注行走问题、参考文献，预测其将来可达独立行走的决策过程。该童经训练后，约 2 岁 3 个月达成独立行走（见表 6-8）。

表 6-8　先天性多关节硬化症儿童物理治疗评估表资料

编号：_____　　姓名：___XXX___

诊断：___先天性多关节硬化症合并身心发展迟缓、两侧先天性髋关节脱位___

性别：__女__　　年龄：__1 岁 9 个月__　　注意事项：_____

治疗起始时间：

物理治疗：_____　　语言治疗：_____　　职能治疗：_____　　心理治疗：_____

出生体重（%）：_____　　出生身高（%）：_____　　头围（%）：_____

其他检查结果：__X 光两侧先天性髋关节脱位__

达成发展基石的年龄（月）：

头部控制__8 个月__　　翻身__俯卧至仰卧 16 个月，仰卧至俯卧（－）__　　独坐__16 个月__

贴地爬__（－）__　　小狗爬__（－）__　　行走（5 步）__（－）__　　说话（5 个单字）__（－）__

家属的期待：___独立走路与自我照顾___

评估：

1. 环境障碍和整合：__主要照顾者为妈妈，家庭关系：亲子及兄（10 岁）妹互动良好。__

2. 辅具需求与使用：__需要前推式助行器。__

3. 课内外活动执行与参与：__吃饭需协助，对外界小朋友有兴趣，常会持续地注视观察；周末妈妈会带去逛百货公司。__

4. 动作表现、协调与学习：__移位：无法放手走；可用双手扶前推式助行器坐到站，并行走 1.5 米；目前无法长距离推直线行走，不会转弯、不知道停或撞墙后该怎样继续前进；可以扶着小桌子侧走，脚跨出的步伐小，须在监督下执行；转位：下肢加沙包后，不扶东西自己可由坐椅站起来；平衡：站立需单手扶持；静态坐姿平衡良，动态坐姿平衡差至可；其他：不喜趴的姿势；精细动作：可自己拿饼干吃。__

5. 警觉性、注意力、认知、行为：__轻中度认知障碍，处于皮亚杰的次级基模协调阶段；有因果概念，知物体恒存。学习能力：缺乏主动探索动机，对新事物的接受度低，没有模仿的能力。__

6. 体适能：__肌力：全身略低；背肌肌力差，上肢肌力可－，下肢肌力可＋；心肺循环系统：脊椎侧弯并未影响呼吸形态。肌耐力：不足，手无法连续抬高超过 5 次，走路走 50 米会脚软。__

7. 身体机能构造：__变形：两侧先天性髋关节脱位，脊柱胸后凸、侧弯 S 形，右上胸、左下胸、骨盆后倾挛缩；PROM 受限，但其角度范围仍可做出行走动作；PROM（右 / 左）：髋屈曲 0～115 度 /0～105 度，髋外展 0～30 度 /0～25 度，髋内缩正常，膝屈曲 5～150 度 /0～150 度，踝背屈 0～35 度 / 正常；触觉及本体觉正常；肌张力正常。__

续表

8. 其他（如发展评估、职前评估）："婴幼儿综合发展测验"（21 个月）发展年龄 / 发展商数：认知—8 个月 / 53，语言—6 个月 / 52，动作—8 个月 / 13，社会—9 个月 / 66，自理—9 个月 / 53；总量表—8 个月 / 40
儿童及其家庭的优势：家庭支持良好
儿童主要问题：不能独立走路
治疗目标和计划：\
家中执行的训练建议：\

为了制订长期目标，根据 ICF 模式分析小朋友将来是否能独立行走或需要行走辅具。

一、健康情形

先天性多关节硬化症、两侧先天性髋关节脱位、身心发展迟缓、喉咽软化症。

文献资料：先天性多关节硬化症常有脊髓前角 α 运动神经元细胞减少、肌肉细胞减少问题；临床表征上有：肌张力增加，肌腱反射增加，尤其下肢＞上肢（此个案无此问题），肌肉无力，主抗肌与拮抗肌不平衡，主动与被动关节活动度受限，关节挛缩等（此个案有此问题）。

干预处理方式，对于单边髋关节脱位者，由于会造成小朋友双边下肢用力不均，所以建议在 2 岁前手术矫治对于行走会有较佳的预后；至于双边髋关节脱位若不严重则徒手复位即可（此个案双边未曾开刀手术）。

二、身体功能与构造

（1）肌肉骨骼系统：

①肌力：全身略低，但个案上肢可自己抓扶手，下肢可承重及移动重心，上下肢肌力不是行走功能的主要限制因子。

②肌耐力不够好，但不是行走功能的主要限制因子。

③肌张力正常。

④ PROM 有受限，但其角度范围仍可做出行走动作。

⑤先天构造变形：但其变形不是行走功能的主要限制因子。

（2）心肺循环系统：脊椎侧弯并未影响呼吸。

（3）神经系统：

①触觉及本体觉正常。

②平衡：静 / 动态坐姿平衡良 / 差～可；静态站姿平衡差，站立需单手扶持，支持下干扰 COM 有下肢向前跨步动作；因此平衡能力可能是独立行走的主要限

制因子。

（4）认知：处于皮亚杰的次级基模协调；有初步因果概念，知物体恒存；因此认知不是独立行走功能的主要限制因子。

（5）缺乏主动探索动机，新事物的接受度低，没有模仿的能力；因此可能动机是独立行走功能的主要限制因子。

三、活动功能

（1）坐到站，下肢加沙包增加稳定性后，可不扶东西独立站起。

（2）监督下可以扶着小桌子侧走，脚跨出的步伐为小步。

（3）行走能力：无法放手走，监督下可以扶前推式助行器往前走一小段距离，无法控制方向、无法行走长距离，不会转弯、不知道停或撞墙后该如何解决。

四、社会参与

家庭关系互动不错，有时候妈妈也会抱着她去百货公司逛逛。

五、环境因素

（1）家庭支持良好。

（2）家中环境障碍：

①家住 13 楼，有电梯，出入目前还是由母亲携抱。

②在家中可以坐螃蟹车跑来跑去，可前进、转弯、刹车，撞到墙壁也知改变方向；但空间不够大，前推式助行器在家中行走不便。

（3）辅具需求：需前推式助行器或类似辅具，以在家有机会多练习自行行走；家中无前推式助行器和缺乏练习可能是独立行走功能的主要限制因子。

六、个人因素

（1）个人特质：气质中间型。害怕尝试新东西和有点难度的事物。非常依赖母亲，假如妈妈不在身边会一直搜寻妈妈，视线范围内找不到妈妈便会哭。会对人微笑，表情多（会用表情表达情绪）。

（2）在增强下喜欢行走，不排斥用助行器，因此个人因素不是独立行走功能主要限制因子。

预后：

（1）文献指出身心发展迟缓儿童约 2 ~ 2.5 岁时有独立行走能力，再加上 AMC 的考量，预估此个案于 2.5 ~ 3 岁可以独立行走。

（2）三个月长期目标：①独立行走 1 ~ 2 步；②扶助行器连续行走 100 米，

会自行控制方向；③家人知道并会进行环境安排使个案练习扶物行走时间增加（如可在家中用鞋柜围成方形或平行杆状的安全空间，或提供助行器类物品让个案练习扶物走）。

（3）一个月短期目标：①可牵单手走约 10 步；②协助家长租借好助行器；③家人了解个案练习行走的重要性，并开始设法调整环境，增加个案练习时间。

问题与讨论

1. 何谓儿童成长时期肢体的钟摆现象？

2. 如何运用个案处理模式与 ICF 模式于一个儿童骨科患者的决策过程中？

3. 专业领域所制定的儿童肌肉骨骼障碍分类有哪些？

4. 由髋部 X 光测量发展性髋部发育障碍的指标及其代表意义。

5. 造成生理性 O 型腿或走路呈内八的常见原因为何？简述其治疗方法。

6. 简述儿童柔软性扁平足的定义、分类以及处理方法。

7. 简述脊柱侧弯的病因、预后及治疗。

8. 何谓"长短脚"？请举 2 种评估长短脚的方式并简述其治疗方法。

9. 何谓"斜颈"？其治疗方式为何？

10. 儿童肢体缺失的特色为何？简述其治疗方法。

参考文献可扫描本书封底二维码获得。